V&R

Corina Aguilar-Raab

Systemische Praxis und Buddhismus

Ein Wegweiser für achtsame Therapie und Beratung

Vandenhoeck & Ruprecht

»Solange der Raum besteht und solange es fühlende Wesen gibt, solange möge auch ich verweilen, um das Leid der Lebewesen zu beseitigen.«
Shantideva

Meinen Töchtern Alma und Tilda gewidmet

Bibliografische Information der Deutschen Nationalbibliothek:
Die Deutsche Nationalbibliothek verzeichnet diese Publikation in der Deutschen Nationalbibliografie; detaillierte bibliografische Daten sind im Internet über https://dnb.de abrufbar.

Umschlagabbildung: Mirinae/Shutterstock.com

Satz: SchwabScantechnik, Göttingen
Druck und Bindung: ⊕ Hubert & Co. BuchPartner, Göttingen
Printed in the EU

Vandenhoeck & Ruprecht Verlage | www.vandenhoeck-ruprecht-verlage.com

ISBN 978-3-525-40498-0

Inhalt

Vorwort 9

Einleitung 12

1 Einführung in buddhistische Denkfiguren 14

1.1 Die Ausgangslage: Die Vier Edlen Wahrheiten 17

1.1.1 Die Wahrheit vom Leiden 18

1.1.2 Die Wahrheit von den Ursachen des Leidens 22

1.1.3 Die Wahrheit von der Beendigung des Leidens 27

1.1.4 Die Wahrheit vom Weg zur Beendigung des Leidens 33

1.2 Die Praxis: Der Achtfache Pfad und wie man ihn beschreitet 34

1.2.1 Was ist eigentlich Meditation oder die »Schulung des Geistes«? 37

1.2.2 Warum oder wozu das Ganze – oder welche Bedeutung hat die Motivation? 40

1.2.3 Geist – Bewusstsein – kognitive Prozesse: eine klärende Bestandsaufnahme 42

1.2.4 Zwei Flügel, die wir zum Fortschreiten benötigen: Methode und Weisheit – oder wie wir mitfühlend und weise werden 47

1.2.5 Wie? Was braucht es für Rahmenbedingungen – äußerlich und innerlich –, damit die Anwendung der Methoden auch ihre Wirkungen erzielen kann? 49

1.2.6 Ein didaktischer Grundgedanke oder die Kunst, richtig zu lernen 51

1.2.7 Ruhiges Verweilen und Höhere Einsicht 52

1.3 Achtsamkeit *revised:* Von der buddhistischen Einbettung bis zur säkularen Anwendung 57

1.3.1 Was ist das Objekt der Aufmerksamkeit während der Achtsamkeitspraxis? 60

1.3.2 Achtsamkeit als Technik und/oder Haltung? 60

1.3.3 Säkulare Achtsamkeitsprogramme 64

1.3.4 Hält es, was es verspricht? Wissenschaftliche Evidenz 66

1.3.5 Welche Mechanismen liegen der Wirkungsbreite zugrunde? 69

1.4 Mitgefühl im wissenschaftlichen Kontext und als säkulares Übungsprogramm – mehr als »mit anderen fühlen« 76
1.4.1 Ausgangsbedingung Teil 1: Bindung, Motiv und Intersubjektivität 76
1.4.2 Ausgangsbedingung Teil 2: Evolutionäres Motiv 78
1.4.3 Ausgangsbedingung Teil 3: *In-* vs. *Out-Group* – oder wer gehört dazu? 78
1.4.4 Mitgefühl: »Mögen alle fühlenden Wesen frei sein von Leid und den Ursachen des Leids« 79
1.4.5 Säkulare Mitgefühlsprogramme – am Beispiel des Cognitively-Based Compassion-Trainings CBCT® erläutert 85
1.4.6 Mitgefühl und sein Wirkspektrum 87
1.4.7 Mitgefühl und mögliche Wirkmechanismen 89
1.5 Wir halten fest: Was ist die Quintessenz für die Praxis? 92

2 Systemische Grundkonzepte – systemisches Handwerkszeug 93
2.1 Wo systemisches Denken anfängt und (nicht) aufhört – theoretische Grundlagen 93
2.1.1 Aber zunächst die Ausgangsfrage: Was ist überhaupt ein System? 93
2.1.2 Systemtheorie – Rückkopplung und Rekursivität 94
2.1.3 Kybernetik 94
2.1.4 Selbstorganisation 96
2.1.5 Synergetik 96
2.1.6 Gibt es eine Wahrheit oder konstruieren wir Selbst und Welt? ... 98
2.1.7 Unterschiedliche Systeme 101
2.1.8 Beziehung – oder das Relationale im sozialen Raum 102
2.2 Der systemische Raum – das Praxisfeld 107
2.2.1 Selbst- und grundlegendes Auftragsverständnis einer Systemikerin/eines Systemikers 107
2.2.2 Die andere Seite: Das auftraggebende Klient*innensystem 112
2.2.3 Das Resonanzfeld zwischen Systemiker*in und Auftragssystem: Techniken und Methoden systemischen Arbeitens 115
2.3 Forschung: Eine kurze Abhandlung systemischen Forschens – oder wie die Praxis in ihrer Wirksamkeit belegt ist 120
2.3.1 Allgemeine methodische Aspekte 120
2.3.2 Psychobiologische Aspekte 121
2.3.3 Wissenschaftliche Evidenz systemischer Therapieansätze 122
2.4 Wir halten fest: Bedeutung für die Praxis 123

3 Synergien: Systemisches trifft Buddhistisches 125
3.1 Theoretische Schnittmengen 125
3.1.1 Dynamische Prozesseigenschaften von Selbst und Phänomenen 125
3.1.2 Veränderungslogik und Beeinflussbarkeit 134
3.1.3 Nützlichkeit und Viabilität – oder die Bedeutung des Motivs 136
3.2 Ideen eines sinnvollen Brückenschlags für die Praxis 139
3.2.1 Das Fundament: Selbst-Welt-Regulation 140
3.2.2 Aufmerksamkeitsschulung und Präsenz 142
3.3 Achtsamkeit und Mitgefühl als Ressourcen- und Resilienzfaktoren für praktisch Tätige 148
3.3.1 Selbstbezug 148
3.3.2 Professioneller Anwendungsbezug 149
3.4 Wir halten fest: Wichtiges zusammengefasst 151

4 Achtsamkeit und Mitgefühl im sozialen Kontext 153
4.1 Achtsamkeit mit Paaren und Familien 153
4.2 Mitgefühl in der Partnerschaft 156
4.3 Mitgefühl in der Familie und im Schulkontext 158
4.4 Aktuelle Evidenz säkularer Achtsamkeits- und Mitgefühlsprogramme in sozialen Kontexten 161
4.5 Besondere Überlegungen des Einsatzes von Achtsamkeit und Mitgefühl in sozialen Kontexten mit Psychopathologien 164
4.6 Wir halten fest: Wichtiges auf den Punkt gebracht 165

5 Nichts geht über Praxis und Erfahrung 166
5.1 Schulung der Sinneswahrnehmung oder die Schärfung der Sinne 167
5.2 Atemfokussierung – Atemachtsamkeit 173
5.3 Ressourcenpraxis 175
5.4 Einfachheit und Loslassen praktizieren 176
5.5 Meditation »Offenes Gewahrsein« 178
5.6 Unerschütterlich wie ein Berg – oder die eigene Mitte finden 181
5.7 Selbstfürsorge – Selbstmitgefühl 183
5.8 Reflexionspraxis: Wandel und Vergänglichkeit 186
5.9 Achtsame Yogapraxis 187
5.10 Achtsames Sprechen und Zuhören – dyadisches Üben: Variante 1 192
5.11 Achtsames Sprechen und Zuhören – dyadisches Üben: Variante 2 196

5.12 Einsichtsdialog ... 202
5.13 Wertschätzung und Dankbarkeit – oder wie wir alle miteinander verbunden sind ... 205
5.14 Mitgefühl für andere – mit allen verbunden (als individuelle Praxis) 208
5.15 Mitgefühlspraxis für andere – dyadische Praxis ... 210
5.16 Geben und Nehmen auf Basis des Atems – *Tong-len* ... 213
5.17 Selbstreflexion – analytisches Denken üben ... 215
5.18 Dyadische Selbstreflexion zur möglichen Veränderungsinitiierung 219
5.19 Selbstreflexion im Dialog – soziale Perspektivenerweiterung ... 221
5.20 Beobachten – Beschreiben, Erklären und Einordnen schulen ... 224
5.21 Achtsamkeit und Mitgefühl in der systemischen Praxis – ein Anwendungsbeispiel ... 226

Epilog ... 229

Danksagung ... 231

Literatur ... 233
Quellen ... 233
Weiterführende Literaturempfehlungen ... 250
Achtsamkeit, Mitgefühl, Weisheit und Ethik ... 250
Buddhismus ... 251
Systemische Ansätze und systemisches Arbeiten ... 251
Weiterführende Links und Online-Ressourcen ... 252

Anhang ... 254
Anhang A: 51 Geistesfaktoren ... 254
Anhang B: Übersichten deutschsprachiger Fragebögen zu Achtsamkeit und Mitgefühl ... 256
Anhang C: Auswahl an Fragebögen zu Achtsamkeit, Mitgefühl und Beziehungsqualität ... 258

Stichwortverzeichnis ... 275

Vorwort

Systemische Praxis und Buddhismus stehen für Handlungen und Kontexte, die auf den ersten und auch auf den zweiten Blick nur sehr wenig miteinander zu tun haben. Daher scheint es vermessen, diese in einem Buchtitel zu vereinen. Auf der einen Seite ein Zugang zu Beratung und Therapie, der aus theoretischen Entwicklungen unter anderem in Biologie, Physik, Soziologie und Psychologie in der zweiten Hälfte des 20. Jahrhunderts hervorgegangen ist und für ein westliches, (post-)modernes Verständnis des Menschen und seiner Einbettung in die soziale Umwelt steht. Auf der anderen Seite eine spirituelle Tradition, die vor ca. 2500 Jahren in Indien ihren Ausgang genommen hat und in verschiedenen Spielarten und kulturellen Ausgestaltungen zu einer prägenden Philosophie und Religion im asiatischen Raum geworden ist. Wo sollen sich dabei Anknüpfungspunkte finden und wo liegen die Gemeinsamkeiten?

Es handelt sich hier um zwei Ansätze, man könnte sie auch Philosophien oder Weltzugänge nennen, die um Erkenntnis und ein Verständnis der Welt ringen, mit dem Ziel, daraus Orientierung für ein praktisches Handeln in der Welt zu gewinnen. Systemiker*innen und Buddhist*innen sind von der Motivation getrieben, die Lebensbedingungen von Menschen in ihrer jeweiligen Gesellschaft zu verbessern, indem sie, basierend auf einem reflektierten Weltverständnis, sich positionieren und handeln. Dies beginnt mit der Betrachtung und Beobachtung des Menschen eingebettet in seine Welt und mündet in engagiertem Handeln.

So steht am Anfang beider Ansätze ein tiefes Erkenntnisinteresse, das in einer entsprechenden Epistemologie wurzelt. Und bereits an der Basis dieser beiden Zugänge, deren kulturelle Herkunft unterschiedlicher nicht sein könnte, zeigen sich verblüffende Übereinstimmungen. Beide Zugänge reflektieren in ihrer Erkenntnistheorie den nicht überwindbaren Konflikt, dass die Erkenntnissuchende mit ihrer jeweiligen, sie zur Erkenntnis befähigenden Ausstattung gleichzeitig auch Teil dieser Welt ist. Somit ist eine Erkenntnis der Welt – im Sinne der Selbstreferenzialität – auch immer geprägt von der eigenen Beschaffenheit und kann diese nicht überwinden. Der systemische Ansatz fußt auf (neuro-) biologischen Grundlagen, der Buddhismus beschäftigt sich mit der Natur des Geistes. Aus dieser Perspektive lassen sich Selbst und Welt nicht voneinander trennen, und so lehnen beide Zugänge die Idee einer unabhängigen Welt und objektiver Wahrheiten ab. Es handelt sich in beiden Fällen um Prozessphilosophien, die die fortgesetzte, mannigfaltige wechselseitige Interaktion auf allen Systemebenen als Grundgerüst unserer Welt sehen.

Doch es geht nicht um erkenntnistheoretisches Philosophieren um seiner selbst willen. Das Ziel ist, ein Verständnis für das menschliche Handeln zu entwickeln – einschließlich dessen Begrenztheit. Es ist vor allem die Überwindung der Überbewertung des Individuums, die sich aus der Einsicht der mannigfaltigen Vernetzungen und wechselseitigen Bedingtheiten ergibt. Aus der Prozessphilosophie entwickelt sich ein Denken in Zusammenhängen, ein Handeln, das die Verwobenheit der Menschen in ihrer Welt, ihre soziale und ökologische Interdependenz, ins Zentrum stellt.

Welche Handlungsmaximen resultieren nun aus diesen Einsichten? Eine umfassende Antwort auf diese Frage findet sich in dem vorliegenden Buch von Corina Aguilar-Raab. Trotzdem sollen hier im Vorgriff einige wenige Aspekte beleuchtet werden. Ein Verständnis für die komplexen Abhängigkeiten von Systemen gemahnt zur Zurückhaltung und zum initialen Schauen und Verstehen. Unser erster Handlungsimpuls ist oft von linearen Kausalideen geprägt. Somit steht die Beobachtung am Anfang sowohl der systemischen Praxis als auch der Achtsamkeitspraxis, einer der zentralen Säulen der buddhistischen Lehre. Und diese Beobachtung muss sich zunächst freimachen und bestehende Konzepte zurückstellen. »Könnte es nicht alles auch ganz anders sein?«, heißt es in der systemischen Praxis. Den Erfahrungen mit einer kindlichen Neugier begegnen, als mache man sie zum ersten Mal, ist die entsprechende buddhistische Maxime. Es geht bei dieser Art des Beobachtens darum, Einsichten zu gewinnen, die der wechselseitigen Abhängigkeit von Ich und Welt, von Einzelnem und System Rechnung tragen. Im Buddhismus wird dabei oft von *erfahrungsbasierter Erkenntnis* gesprochen. Diese entsteht nicht aus abstraktem Philosophieren, sondern aus Einsichten, die aus der Beobachtung von Zusammenhängen und wiederkehrenden Mustern resultieren. Ein Zugang der für ein systemisches Handlungsverständnis sicherlich genauso zutreffend ist und damit die empirische Orientierung beider Ansätze betont, wobei hier Empirie dezidiert als Orientierung an der Erfahrung verstanden wird.

Über eine säkularisierte Achtsamkeit haben buddhistisch geprägte Praktiken mittlerweile längst Eingang in die Psychologie und Psychotherapie genommen. Diese Integration ist aber mehr von einem Pragmatismus geprägt, der ausschließlich die Empirie in einem objektivierenden Sinne als theoriefreie Frage nach der Effektivität in den Vordergrund stellt und nicht nach einer handlungsleitenden Fundierung fragt. Die Begegnung von systemischer Praxis und Buddhismus ermöglicht auch eine theoretische Befruchtung, die unser postmodernes Weltverständnis maßgeblich anreichern kann. Das tragende Element in dieser Begegnung ist für mich das stets wiederkehrende Staunen über die verblüffende Konvergenz dieser beiden Ansätze, obwohl deren kulturellen Ursprünge nicht unterschiedlicher sein könnten.

Stefan Schmidt

Einleitung

Das Konzept der *Achtsamkeit* – oder auch *Mitgefühl* – hat seit der Etablierung des »Mindfulness-Based Stress Reduction«-Programms (Achtsamkeitsbasierte Stressreduktion) durch Jon Kabat-Zinn in den 1970er Jahren ein wachsendes Interesse nicht nur in psychologisch-medizinischen Fachbereichen, sondern insbesondere in der breiten Öffentlichkeit entfacht. Achtsamkeit und Mitgefühl haben ihre Wurzeln im Buddhismus, die trotz der Säkularisierung für ein tiefgehendes Verständnis von besonderer Bedeutung sind. Dazu zählt die buddhistische Erkenntnistheorie, die betont, Erkenntnisse explizit prozessorientiert und erfahrungsbasiert zu erzielen, und nahelegt, unser psychisch-geistiges Potenzial auszuschöpfen, um Leiden nachhaltig zu überwinden.

Systemische Grundkonzepte reichen von den System-, Komplexitäts-, und Chaostheorien bis hin zu Modellen der Selbstorganisation auf Basis von zirkulären und sich wechselseitig bedingenden Funktionsprinzipien von Systemen unterschiedlicher Organisationsebenen von der Mikro- über Meso- bis hin zur Makroebene. Aus ihnen werden Problemdefinition und -überwindung im Sinne systemischer Handlungsmaxime abgeleitet.

Einer der wichtigsten Vorreiter eines Synergieversuchs war Francisco J. Varela, der sich selbst in buddhistisch-kontemplativen Praktiken übte und dem es ein besonderes Anliegen war, einen Brückenschlag zwischen der buddhistischen und wissenschaftlichen Perspektive zu wagen, aber auch die *Erste-Person-Erfahrung* als eine ernstzunehmende Erkenntnisquelle im westlich-wissenschaftlichen Kontext zu legitimieren und hervorzuheben.

In diesem Buch werden zunächst die buddhistische Erkenntnistheorie im Zusammenhang mit den *Vier Edlen Wahrheiten* – Grundlage aller buddhistischen Schulen – sowie der sogenannte *Achtfache Pfad* detailliert erläutert. Hervorgehoben werden das Konzept der Achtsamkeit und des Mitgefühls, da beide, im Sinne säkularer Haltungen und Methoden, besonderen Anklang gefunden haben und weitreichende Implikationen für den sich weiter entwickelnden psychosozialen Arbeitsbereich mit sich bringen.

Im zweiten Kapitel werden Theorien, Hintergründe und Anwendungsbezüge systemischen Arbeitens zusammenfassend dargestellt, um darauf aufbauend im dritten Kapitel Parallelitäten dieser Ansätze abzuleiten: Neben dynamischen Prozessen und der wechselseitigen Eingebundenheit wird darauf eingegangen, wie Veränderungsprozesse angestoßen werden und welche Rolle die Motivation spielt. Schließlich geht es um einen Brückenschlag zwischen buddhistisch-achtsamkeits- und mitgefühlsbasierten und systemischen Herangehensweisen für die eigene emotionale Hygiene zur Stärkung der Resilienz, aber auch im Sinne von Möglichkeiten, kontemplative Methoden in die systemische Praxis zu integrieren.

Es wird anschaulich dargestellt, wie Synergien sinnvoll gelingen können, aber auch, welche möglichen Unterschiede dieses Unterfangen begrenzen. Forschungs- und Praxisbezüge werden anhand aktueller empirischer Studien und anwendungsbezogener Beispiele zu Interventionen in unterschiedlichen Kontexten vorgestellt, beispielsweise in der Einzelarbeit, bei Paaren und Familien.

Übungsanleitungen im letzten Kapitel unterstützen die eigene Praxis und den anwendungsbezogenen Einsatz in der therapeutisch-beraterischen Arbeit. Das Buch ist sowohl für interessierte Theoretiker*innen als auch für Praktiker*innen im psychosozialen Bereich gedacht, die Anregungen suchen, wie ein systemisches Grundverständnis durch buddhistische achtsamkeits- und mitgefühlsbasierte Ideen bereichert werden kann.

1 Einführung in buddhistische Denkfiguren

> *»Was aus Bedingungen geboren ist, ist ungeboren, denn es ist ohne inhärentes Entstehen. Was von Bedingungen abhängig ist, wird leer genannt. Wer diese Leerheit kennt, bleibt unbewegt.«*
>
> (Auszug aus dem Sutra über die Fragen des Königs der Nagas, Anavatapta, zit. nach Dalai Lama, 2004, S. 118)

Ich sitze beim Frisör und blicke auf eine Buddhakopfstatue: gekräuselte Löckchen, nach oben zulaufend, lange Ohrläppchen, Proportionen stimmig, langgezogene Augen, halb geöffnet, ein sanftes Lächeln. Ein Punkt zwischen den Augenbrauen ziert sein Gesicht. Die Botschaft? Eine neue Styling-Idee oder Entspannung und Wellness? Ja, auch ein Frisör ist schon längst nicht mehr nur ein Hairstyling-Spezialist, sondern adressiert, wonach alle so sehr suchen, nach etwas, das der Hektik im Alltag etwas entgegensetzt. Hier geht es also ums Durchatmen.

Acht-sam-keit – nicht zu verwechseln mit bloßer Aufmerksamkeit – bedeutet, mit der Gegenwart stets verbunden bleiben zu können, ohne auf das, was da an inneren Erlebnissen auftauchen mag, wertend zu reagieren, sondern anzunehmen, was auch immer kommen mag. Es ist eine Praxis der inneren Gelassenheit ohne das Abdriften in Vergangenes oder Zukünftiges.

Jon Kabat-Zinn – Molekularbiologe, emeritierter Professor der Medical School der University of Massachusetts, USA, und Begründer des »Mindfulness-Based Stress Reduction«-8-Wochen-Gruppenprogramms (MBSR) (vgl. Kap. 1.3) – hat Buddha vermutlich dazu verholfen, Einzug in alle möglichen öffentlichen Kontexte zu finden: Nicht nur beim Frisör, auch im Gartencenter, im Fitnessstudio, in jeder Illustrierten finden sich Einladungen zum Abschalten. Es geht längst nicht (mehr) um eine spirituell-religiöse Idee. Zur Ruhe zu kommen und aus dem Hamsterrad herauszutreten, scheint ein Bedürfnis zu sein, für das die Einführung der Achtsamkeitspraxis als säkulare »Technik« eine Türöffnung war und ist. Über die Fachleute in spirituellen Kontexten hinaus haben Gesundheitsexperten diesem Thema einer breiten Öffentlichkeit Zugang verschafft.

Neben dem Bedürfnis nach mehr Ruhe und Gelassenheit spielt zunehmend auch der wohlwollende Umgang mit eigenen leidvollen, teils unausweichlichen Erfahrungen sowie denen der anderen eine zunehmend bedeutende Rolle: Immer mehr Menschen fragen sich, wie sie leben und ihre Beziehungen aktiv gestalten wollen. Was trägt dazu bei, mich sicher und friedlich verbunden mit mir und anderen zu fühlen? *Mitgefühl* als grundlegende menschliche Qualität, die wie *Achtsamkeit* auch vertieft werden kann, bringt einige Antworten mit sich.

Wenige wissen jedoch, wo diese Denkfiguren und Konstrukte ihren Ursprung nahmen. Um Schlussfolgerungen möglich zu machen und sich Sinnzusammenhänge erschließen zu können, ist es äußert hilfreich, den Kontext nachzuvollziehen und die ursprüngliche buddhistische Einbettung selbst eines säkularen *Konzepts* wie dem der Achtsamkeit – und wie wir später noch sehen werden auch des Mitgefühls – nachzuskizzieren.

Als der historische Shakyamuni Buddha, Siddhartha Gautama, vor ca. 2500 Jahren nach sechsjähriger Askese mit 35 Jahren in Bodhgaya, im heutigen Bundesstaat Bihar in Nordindien, unter dem Bodhibaum Erleuchtung erlangte, ging es um mehr als um Verwöhnung und Entspannung (Brück, 2007). Nachdem dieser junge Mann zeit seines Lebens von Alter, Krankheit und Tod und anderen Hässlichkeiten des menschlichen Daseins abgeschottet worden war, war die Konfrontation mit Ende zwanzig umso schockierender. Doch durch Beobachtung von genau diesen Dingen hatte er sie zu hinterfragen begonnen und sich auf die Suche nach Antworten, Möglichkeiten und Wegen gemacht, um den Schwierigkeiten und leidvollen Erfahrungen etwas entgegenzusetzen.

Obwohl er als Begründer des Buddhismus als der viertgrößten Weltreligion gilt, ist der Buddhismus im eigentlichen Sinn keine Religion. Buddhistisches Gedankengut ist ein auf Logik basierendes System von »Erklärungen und Techniken zur Beseitigung von Leiden« (Dagyab Kyabgön Rinpoche, 2010, S. 16). Als nichttheistisches und ideologiefreies System geht es um einen auf Erkenntnistheorie und menschlichen Werten beruhenden Erfahrungsprozess, der einen Mittelweg frei von den Extremen des Eternalismus und Nihilismus aufzeigt. Dieser (Lern-)Prozess – basierend auf Hören, Nachdenken und Meditieren – fordert stets dazu auf, anhand eigener valider Erfahrungen und Schlussfolgerungen Erklärungen, Erscheinungen etc. zu hinterfragen – wohl wissend, dass Veränderung im Denken, Fühlen und Handeln nur auf Basis von verkörperten Erfahrungen und Überzeugungen möglich wird: »Nehmt nichts von dem, was ich euch lehre, einfach aus Glauben oder aus Respekt vor mir an, sondern überprüft es selber, als ob ihr Gold kauftet« (zit. nach Dalai Lama, 2005, S. 13). Entgegen der historisch-gesellschaftlich gängigen Handhabung, sich von einer geistigen Brahmanenelite Glaubenssätze einzuverleiben, zeigte Shakyamuni Buddha auf, dass alle Menschen in gleicher Weise das Potenzial in sich tragen, sich auf Basis eigener Erkenntnisse durch kontinuierliche Verfeinerung des *Geistes* bzw. *Bewusstseins* (vgl. Kap. 1.2.3) zu entwickeln und schließlich Leiden vollständig zu überwinden. Jeder Interessierte wird dazu aufgefordert, Aussagen, Theorien bzw. Lehrreden einer sorgfältigen Analyse zu unterziehen und sie mit Blick auf vier Grundsätze (tib. *rigs-pa bzhi*) zu untersuchen. Diese Grundannahmen sind zentral für das buddhistische Gedankengut: (1) der Grundsatz der Abhängigkeit (tib. *ltos-pa'i rigs-pa*), (2) der Grundsatz der Wirkungsweise (tib. *bya-ba byed-pa'i rigs-pa*), (3) der Grundsatz des Nachweises durch die Vernunft (tib. *tshad-ma'i rigs-pa*) und (4) der Grundsatz der Natur der Dinge (tib. *chos-nyid-kyi rigs-pa*) (Berzin, 2019d). Zusammengefasst beinhalten diese Grundsätze:

1. (Grundsatz der Abhängigkeit) Es gilt zu verstehen, dass Wirkungen und Resultate auf Ursachen und Rahmenbedingungen beruhen. Möchte ich mich positiv verändern, muss ich wissen, was eine positive Eigenschaft oder Verhaltensweise bedingt und begründet – welche Voraussetzungen müssen erfüllt sein?
2. (Grundsatz der Wirkungsweise) Weiter ist es wichtig, die Funktionsweise oder Wirkungsbreite eines Phänomens zu analysieren und zu erkennen. Dazu gehören grundlegende Funktionsprinzipien, aber auch Verstärker- oder Inhibitionsprozesse. Ohne dieses Wissen gibt es keinen Antreiber oder auch keinen Anreiz; es geht um das grundlegende *Vertrauen* darauf, dass eine bestimmte Methode eine bestimmte Wirkung erzielt oder ich selbst über die Fähigkeit verfüge, etwas zu bewirken – psychologisch gesprochen vergleichbar etwa mit dem Konzept der Selbstwirksamkeit (Bandura, 1998).
3. (Grundsatz des Nachweises durch die Vernunft) Darüber hinaus muss etwas logisch, per Schlussfolgerung nachvollziehbar sein bzw. nicht im Widerspruch zu einer »gültigen« Erkenntnisgrundlage stehen. Ein gesunder Menschenverstand kann an dieser Stelle schon probat sein oder aber auch die eigene nichtbegriffliche, unmittelbare Erfahrung, die uns zeigt, ob etwas funktioniert bzw. vernünftigerweise »stimmt« oder eben nicht.
4. (Grundsatz der Natur der Dinge) Schließlich sollte ich gemäß einem allgemeinen Realitätsprinzip eine Analyse vornehmen, ob etwa eine Methode auf Basis natürlicher Bestehensweisen und Tatsachen wirksam sein kann oder nicht – wie etwa, dass Wasser nass, die Erde rund und Phänomene dem Wandel unterworfen sind.

Auf Basis eigener Erkenntnisse zeigte Sakhyamuni Buddha Methoden auf, sich seiner Möglichkeiten über den Fokus nach innen bewusst zu werden und anhand eines inneren Veränderungsprozesses einen grundlegenden Wandel im *Geist* zu vollziehen, der leidvolle Erfahrungen nachhaltig überwindet.

Im Laufe der Zeit hat sich eine Vielzahl buddhistischer Strömungen und Schulen entwickelt, die alle auf den historischen Buddha und seine Lehrreden zurückgehen. Grob lassen sich zumindest die Sravakayana- und die Bodhisattvayana-Strömungen voneinander trennen – die jeweils wiederum eine Vielzahl an Subströmungen und Traditionslinien beinhalten, welche sich im Hinblick auf die jeweiligen Konzeptualisierungen von Methoden, Techniken, strukturellen Einbettungen und anzustrebenden Endpunkten wie Nirvana vs. Erleuchtung (Befreiung vs. Allwissenheit) unterscheiden (Brück, 2007; Dalai Lama, 2009; von Allmen, 2016). Trotz einiger wichtiger Unterschiede ist allen die Grundlage der sogenannten *Vier Edlen Wahrheiten* und des *Achtfachen Pfades* gemein, die den Kern buddhistischen Gedankenguts darstellen und daher im Folgenden ausführlicher thematisiert werden.

1.1 Die Ausgangslage: Die Vier Edlen Wahrheiten

In der ersten Lehrrede des Buddha, die sich an seine ersten fünf Schüler in Sarnath, nahe dem heutigen Varanasi in Nordindien, richtete, lehrte er die *Vier Edlen Wahrheiten.* Diese werden aus zweierlei Gründen als »edel« bezeichnet: da sie entweder von »Edlen« bzw. Autoritäten gelehrt werden oder weil sie den »Verstehenden veredeln« (Peljor, 2019). Weiter werden diese Vier »Wahrheiten« genannt, da durch die Meditation über sie eine Art Zustand frei von »(Kognitions-)Fehlern« bzw. Irrtümern (also »wahr« im Unterschied zu »irrtümlich«) erreicht wird, der den Eintritt in die Pfade zur Befreiung bzw. Allwissenheit ermöglicht.

Die Vier Edlen Wahrheiten sind die Wahrheit

1. vom Leiden,
2. von den Ursachen des Leidens,
3. der Beendigung des Leidens und
4. dem Weg zur Beendigung des Leidens.

Da sich der Weg erfahrungsbasiert vollzieht, geht es darum, zunächst die »wahren Leiden« zu »erkennen« und sie nach der Erkenntnis ihrer wahren Ursprünge »aufzugeben«. Die ersten beiden Wahrheiten umreißen damit das »konflikthafte« Set von Ursache und Wirkung – nämlich wie wir den Zyklus von Existenzen in *Samsara* betreten und aufrechterhalten, das heißt im Daseinskreislauf, der von unkontrollierbaren, wiederkehrenden Wiedergeburten geprägt ist: Dies ist im Grunde mehr oder weniger unser Istzustand.

Die »wahre Beendigung« des Leidens ist zu »erlangen«, und zwar durch das »Vertrautwerden« mit (vgl. tib. *gom* für Meditation) bzw. das »Kultivieren« von (vgl. sanskr. *bhavana*) den »wahren Pfaden«, die letztendlich zur Beendigung des Leidens führen (vgl. Kap. 1.2). Damit sind die letzten beiden Wahrheiten das »vollkommen reine« Set von Ursache und Wirkung – in der Weise, wie man *Nirvana* bzw. Befreiung von diesem zyklischen Existenzkreislauf erlangt: Im Gegenzug ist hier also der potenzielle Zielzustand gemeint.

Die Wahrheiten werden gemäß ihren Verwirklichungen in genau dieser Reihenfolge dargestellt – also zuerst das Resultat, dann die jeweilige Ursache. Erst das Verstehen, die Einsicht und die Erkenntnis können Beweggründe sein, um sich von etwas zu befreien bzw. befreien zu wollen, von dem ich überhaupt überzeugt bin, dass sich die entsprechenden Fesseln lösen lassen.

1.1.1 Die Wahrheit vom Leiden

Was bedeutet Leiden an dieser Stelle? Ist dies vergleichbar mit dem Leidensdruck psychisch belasteter Personen oder wie weit geht hier das Verständnis leidvoller Erfahrungen? Außerhalb des buddhistischen Systems betrachtet ist es schwierig zu erkennen, was alles in die Kategorie von »Leiden« fällt. Eine grobe Unterteilung von Leiden wäre dreierlei, wovon wir in unserem Alltagsverständnis die erste Kategorie auch als Leiden anerkennen würden:

1. *Das Leiden des Leids* – was alle Empfindungen des Körpers und Geistes umfasst, die schmerzhaft sind (sanskr. *vedana;* tib. *tshor ba;* Merkmal der Erfahrung im Sinne von »angenehm«, »unangenehm« oder »neutral« bezogen auf Körper oder Geist/Psyche; vgl. auch die fünf *Skandhas* unter 3.).
2. *Das Leiden der Veränderung* beinhaltet Erfahrungen, die zunächst als angenehm empfunden werden, sich dann aber aufgrund unserer Verkennung der nicht inhärenten (aus sich heraus; per Eigencharakteristikum), veränderlichen Natur als unangenehm erweisen. Wir gehen oft von Glücksmomenten aus, die sich aber aus dieser Perspektive nicht als nachhaltiges Glück erweisen. Simple Beispiele wären, wie ein angenehmes Sonnenbad sich schnell in eine nicht auszuhaltende Hitze verwandelt, sich ein Essen mit einer besonderen Genusserfahrung bald hin zu einem Anreiz des Überdrusses und des unangenehmen Völlegefühls entwickelt oder ein romantischer, naher Liebhaber zu einem entfremdeten, aggressiven Erzfeind degradiert. Die vermeintliche Suche nach angenehmen Sinneserfahrungen, bei denen wir ohne zu hinterfragen die positiven Eigenschaften den Objekten selbst als inhärent zugehörig zuschreiben, führt in der Regel zu einer Leiderfahrung und zu einem unstillbaren Versuch, sich diese Erfahrungen wiederholt einzuverleiben, stets mit dem Ausbleiben eines nachhaltigen Zufrieden- oder Glücklichseins.
3. Das *allesdurchdringende Leiden* ist schwerer nachzuvollziehen, da es auf einigen Vorannahmen beruht. Es bezieht sich auf die Annahme unserer Bestehens- und Erfahrungsweise. Unser Körper-Geist-Gefüge basiert auf einem Konglomerat aus fünf sogenannten Skandhas bzw. Aggregaten (netzwerkartiges Zusammenwirken nichtstatischer, zusammengesetzter Phänomene; tib. *zag-bcas-kyi phung-po lnga*). Diese teilen sich in Folgende auf:

1. das Formaggregat (u. a. die formgebenden Elemente, aber auch Sinnesobjekte/-kräfte: Augen – visuelle Objekte; Ohren – auditive Objekte; Geruchssinn – olfaktorische Objekte; Geschmackssinn – gustatorische Objekte; körperlicher (Tast-)Gefühlssinn – Objekte, die Druck, Bewegung, Wärme etc. ausüben und »gefühlt« werden können; im buddhistischen Verständnis noch zusätzlich ein *Geist*- bzw. kognitiver Sinn – alle kognitiven Reize/Auslöser),
2. das Aggregat der Empfindung (angenehm, unangenehm, neutral; nach Berzin, 2019a, »der Empfindung eines Grades an Glücklichsein«),
3. das Aggregat der Unterscheidung (Wahrnehmung und damit »Unterteilung von …« oder auch »Auseinanderhalten von …«),
4. das Aggregat der Gestaltungsfaktoren bzw. zusammengesetzten Faktoren (gleichzeitige und nicht gleichzeitige Faktoren, oft auch beschrieben als karmische Gestaltungsfaktoren),
5. das Bewusstseinsaggregat (sechs Hauptbewusstseinsarten; verschiedene tibetisch-buddhistische Schulen erläutern zum Teil zwei weitere Hauptbewusstseinsarten, auf die an dieser Stelle nicht eingegangen wird): Es geht dabei um das grundlegende Gewahrsein, zum Beispiel dass es sich bei einem Bild um ein visuelles Objekt handelt, also ein wahrnehmendes visuelles Bewusstsein im Sinne eines Sehbewusstseins.

Diese fünf Aggregate zeigen Wirk- und Funktionsprinzipien, die sich gegenseitig bedingen und das gesamte, subjektive und dynamische Erfahrungsspektrum ausmachen. Unter dem Einfluss von leiderzeugenden (unheilsamen) Handlungen von Körper, Rede und *Geist,* das heißt von konflikterzeugenden Emotionen und karmisch-bedingten, ursächlich angelegten »Eindrücken« (*imprints,* Faktoren die in ihrer Funktionsweise eine Wirkung nach sich ziehen, sofern die gegebenen Rahmenbedingungen »passen«)[1], ist zu jeder Zeit aufgrund der fünf Aggregate die Bedingung gegeben, die bei Vorhandensein aller weiteren nötigen Ursachen und anderer Einflussfaktoren zu leidvollen Erfahrungen führen kann.

Die fünf Aggregatfaktoren sind nichtstatische, sondern dynamische Phänomene, die sich ständig verändern. Ihre jeweilige Beteiligung an einem

1 Karma, karmische Impulse oder Eindrücke werden allgemein als »Tat« übersetzt, gemeint ist aber eine Tat inklusive ihrer Konsequenzen, selbst wenn diese erst zeitlich versetzt manifest werden. Die Gesetzmäßigkeiten, die dabei zugrunde gelegt werden, sind, dass Handlungen und Resultate »sicher« sind (sich gegenseitig bedingen, wenn man so will, also folglich eine durchgeführte Handlung immer eine Folge nach sich zieht), dass die Handlungen und ihre Konsequenzen anwachsen, keine Folgen resultieren, sofern auch »zuvor« quasi keine Handlungen mit Körper, Sprache oder *Geist* vollzogen wurden und schließlich einmal vollzogene Taten inklusive ihrer Folgen nicht verloren gehen werden, das heißt, nicht einfach so folgenlos bleiben, wobei dies nichts über den zeitlichen Charakter verrät.

Erfahrungsmoment erfolgt nicht linear, nacheinander geordnet, sondern alle fünf sind stets in komplexer Beziehung zueinander befindlich aktiv und jeweils für einen Erfahrungsaugenblick vergänglich. Sie bilden zwar die Grundlage für die Benennung der Person als »Ich«, »Mein« oder »Selbst«, folgen aber dem gleichen Prinzip wie alle zusammengesetzten Phänomene, dass sie jeglicher inhärenter Natur entbehren (vgl. Leerheit in Kap. 1.1.3). Sie bilden quasi die Grundlage für die beiden zuerst beschriebenen Arten von Leiden. Wie wir im weiteren Verlauf sehen werden, werden die fünf Aggregate im Grunde erst auf Basis von Unwissenheit bzw. konflikterzeugenden Emotionen und karmischen Eindrücken hervorgebracht (vgl. die *Zwölf Glieder des Abhängigen Entstehens* in Kap. 1.1.2).

Die Ausführungen zu den drei Arten von Leiden werden durch andere oder weitere Unterteilungen ergänzt. Weitere Aufzählungen von leidvollen Erfahrungen sind zum Beispiel Geburt, Altern, Sterben, Konfrontation mit Ungewolltem/Verabscheuten, Getrenntsein von Ersehnten/Geliebten, unerfüllte Wünsche und weitere durch »Anhaftung« bedingte Phänomene. Dieser Perspektive folgend sind wir alle an leidvolle Erfahrungen gebunden, und zwar nicht durch von der Norm abweichendes Erleben und Verhalten wie in der klinischen Psychologie thematisiert, sondern weit grundlegender und unsere Realität durchdringender.

Alle wollen es, »glücklich sein« – doch was ist damit gemeint? Vor diesem Hintergrund ist die Frage nachvollziehbar, was im umgekehrten Sinne mit »Glück« und Wohlbefinden gemeint sein könnte. Die meisten Menschen mögen wohl auf die Idee kommen, dass Vergnügungen glücklich machen. Dazu gehören alle möglichen angenehmen Sinneserfahrungen: ein gutes Gefühl, erzeugt durch ein leckeres Menü, ein nach Blumen duftendes Zuhause, ein weichwarmes Bett, schön anzusehende Dinge und Menschen um uns herum, wohlklingende Klänge … Auch die Befriedigung unserer Wünsche und Sehnsüchte, ein wichtiger, einflussreicher Mensch von Ansehen und Status zu sein, sowie Erfolg, Kraft und Schönheit auszustrahlen, gehören dazu.

Glück im buddhistischen Sinne ist nicht mit Vergnügen bzw. Spaß haben und Bedürfnisbefriedigung gleichzusetzen. All diese »äußerlich« bedingten Sinneserfahrungen und auch die Erfüllung von diesen »groben« Wünschen führen natürlich – wenn auch kurzfristig – zu angenehmen Erfahrungen. Sie sind sicher auch teilweise lebenserhaltend und notwendig und damit nicht minder wichtig. Allerdings – wie die meisten Menschen schon selbst erlebt haben – sind diese angenehmen Erfahrungen nicht von Dauer und oft führen sie nicht einmal zu Zufriedenheit. Stattdessen entsteht das Gefühl, mehr davon oder anderes »haben« zu wollen bzw. tun zu müssen. Ein glücklicher Zustand ist im Gegenzug eher mit einem zufriedenen, in sich ruhenden, gleichmütigen oder auch freudvollen Geisteszustand verbunden.

Was sind die Ursachen und Rahmenbedingungen, damit wir einen solchen Zustand erleben, etwas, das nicht flüchtiger Natur ist und nicht einer Gier entspricht, die nach »höher, schneller, weiter« strebt, da die angebliche Fülle sich oft doch so »leer« anfühlt? Übergeordnet gehört dazu weniger, was wir erreichen, erzielen oder uns anschaffen, als vielmehr, auf welche Art und Weise wir Beziehungen zu uns, zu anderen und den Dingen um uns herum gestalten. Das »Wie« ist ausschlaggebend. Messe ich mir, den anderen und den Dingen (inklusive der Natur und Umwelt) einen besonderen Wert bei, so werden – geboren aus einer respektvollen, achtsamen und wohlwollenden Haltung – sinnerfüllte Handlungen und Gestaltungsmöglichkeiten. Wichtige Elemente dabei sind das zugrunde liegende Verständnis unserer Verbundenheit mit anderen Menschen und der Natur und unserer bedeutsamen Einflussnahme durch das, was und wie wir unsere Taten umsetzen oder eben nicht – seien sie scheinbar noch so unbedeutend. Öffnet sich unser Herz für die Dinge im Leben, die uns Bedeutung, Sinn und Qualität verleihen, erst dann können wir im eigentlichen Sinne von Glück, Freude und Wohlergehen sprechen.

Der Wunsch, andere – aber auch wir selbst – mögen glücklich sein, wird an dieser Stelle mit dem Wort »Liebe« beschrieben (siehe Berzin, 2019e, vgl. *bhavanas* bzw. »die vier Unermesslichen«; Pali *appamaññā,* sanskr. *apramana*). Um in diesem Sinne eine Verbindung herzustellen, braucht es eine friedvolle Geisteshaltung, die eben von dieser Warmherzigkeit getragen wird, beginnend bei uns selbst. Aus Mangel- und Insuffizienzgefühlen ist dies nicht möglich. Interesse, Wohlwollen und Mitgefühl für andere entwickeln zu können, beinhaltet gleichwohl, sich dabei authentisch und aufrichtig selbst miteinzubeziehen. Ist dies nicht der Fall, so wird eine scheinbar altruistische Haltung und das damit verbundene Tun eher zu einer Art psychologischem Kompensationsmechanismus. Am Ende geht es dann darum, den eigentlich vorhandenen inneren Mangel durch mein Verhalten zu anderen ersetzen zu wollen, aber damit auch ungünstig verstrickt zu sein, nämlich immer dann, wenn in diesem Sinne Abhängigkeiten entstehen, »Ich brauche dich und deine Bedürftigkeit, um mich selbst gut zu fühlen, um etwas für dich tun zu können, damit ich mich so fühlen kann, wie ich gerne sein möchte!«, oder auch von materiellen und Sinneserfahrungen getriebene Abhängigkeiten: »Ich kann erst glücklich und zufrieden sein, wenn ich mir dieses Auto leisten kann.«

Viele Menschen interpretieren diese Logik als eine Notwendigkeit der Entsagung und Enthaltsamkeit von diesen Annehmlichkeiten des Lebens. Das ist sicherlich nicht damit gemeint. Entsagung im buddhistischen Sinne meint vielmehr, sich von Haltungen und Handlungen fernzuhalten, die mir und anderen Schaden zufügen könnten. Auf diesen Kontext angewendet hieße das, sich von inneren Abhängigkeiten und Anhaftungen, sich letztlich aller konflikterzeugenden Emotionen und Geisteshaltungen zu entledigen. Dazu gehören Anhaftungen an materielle Dinge, sich auf starre Vorstellungen zu versteifen oder an Ideen, Meinungen und eigenen Blickwinkeln unflexibel festzuhalten. Etwas zu genießen, das möglich ist, ist also nicht konträr, aber es ist eben nicht die eigentliche Quelle von Glück. Es ist die innere Freiheit, sich an mir, an anderen und der Natur zu erfreuen, so wie ich die Dinge in ihrem Gefüge erfahre, ohne sie daher notwendigerweise anders haben oder mehr davon haben zu wollen. Daher sind die eigentliche Quelle von Glück unsere inneren Qualitäten: in Verbundenheit mit sich und der Welt einen inneren Raum schaffen für Wohlwollen, Mitgefühl, freudiges Interesse und Gleichmut.

Um die Konzeption der Edlen Wahrheiten besser verstehen zu können, sind die Ausführungen zu den sogenannten drei Merkmalen der Existenz des Selbst und der (zusammengesetzten Phänomene) sehr hilfreich:

1. Das erste Merkmal ist die Unbeständigkeit. Es bedeutet, dass alle zusammengesetzten Phänomene dem Wandel unterworfen und damit unbeständig sind.
2. Das zweite Merkmal ist die Unbefriedigung. Alle diese zusammengesetzten Phänomene – einschließlich unseres Selbst –, aber auch die Dinge der physikalischen Welt können keine nachhaltige, endgültige Befriedigung bringen. Sie sind nicht die eigentliche Quelle von Zufriedenheit und Wohlergehen.
3. Das dritte Merkmal ist das sogenannte »Nichtselbst«. Sowohl die Person als auch die Phänomene sind weder unabhängig noch unvergänglich, sondern ein Resultat aus stets dynamischen, zusammenwirkenden und auch bedingten und bedingenden Prozessen.

Im Grunde wird hier ein Widerspruch zwischen Erscheinung und tatsächlicher Bestehensweise deutlich (vgl. Leerheit in Kap. 1.1.3): Die Überwindung grober bis hin zu subtilen leidvollen Erfahrungen hängt von meiner Erkenntnisschulung ab, und zwar einführend neben dem analytischen Verstehen vor allem von der erfahrungsbasierten Erkenntnis. Habe ich diese beschriebenen Existenzmerkmale nicht nur verstanden, sondern eine direkte Einsicht, so sind damit meine grundlegende Unwissenheit und die Anhaftung überwunden. Meine übliche Funktionsweise wird so grundlegend transformiert. Ängste, Unsicherheiten und grobe Motive wie Hass, begehrliches Anhaften, Eifersucht etc., die zur Erhaltung meiner Ego- bzw. Ich-Anhaftung dienen, sind nicht mehr länger Antreiber unseres Erlebens und Verhaltens.

1.1.2 Die Wahrheit von den Ursachen des Leidens

Da es sich beim buddhistischen Gedankengut um einen erfahrungsbasierten Veränderungsprozess handelt, liegt die Annahme zugrunde, dass Veränderung potenziell möglich ist. Wir sind also nicht hilflos bestimmten Absolutismen und vollkommenen Determinismen ausgeliefert (im Sinne eines vorbestimmten Geschehens), sondern haben die Möglichkeit der Veränderung basierend auf Kausalitäten, die nachzuvollziehen sind.

Ein wichtiger Aspekt ist dabei das Verständnis von dem, was potenziell in uns angelegt ist: Die sogenannte Buddhanatur (tib. *sangs-rgyas-kyi rigs*) ist in jedem fühlenden Wesen vorhanden. Buddha hat gelehrt, dass alle fühlenden Wesen Erleuchtung erlangen können und dieser leidfreie Zustand nicht bestimmten Wesen vorbehalten ist. Dies liegt daran, dass wir alle gemeinsame Voraussetzungen dafür erfüllen.

Die Natur des Geistes im Sinne eines sich in jedem Augenblick fortsetzenden Kontinuums beinhaltet die Fähigkeit, etwas zu erkennen, also Informationen aufzunehmen, sich zu entwickeln und positiv beeinflusst zu werden. Unsere konflikterzeugenden Emotionen wie zum Beispiel Hass und das, was als karmische Anlagen quasi gespeichert wird, tasten diese Natur bzw. Grundfunktionen des Geistes nicht an. Diese bleiben bestehen, ungehindert dessen, wie stark wir beispielsweise gerade anhaften oder uns irren. Dies verhält sich analog dazu, wie etwa die Sonne ihre Wirkkraft nicht verliert, nur weil Wolken sie bedecken. Die Sonne und ihre Strahlen mit ihren Eigenschaften und in ihrem Wirkungsgefüge bleiben erhalten, sind jedoch vorübergehend nicht sichtbar. Die Buddhanatur ist in diesem Sinne unbefleckt von all den Verunreinigungen der sogenannten Geistesgifte wie Unwissenheit, Hass und Anhaftung.

Die Wurzel leidvoller Erfahrungen und Zustände sind die grundlegende Unwissenheit (tib. *ma rig pa;* sanskr. *avidya*) und alle weiteren, damit verbundenen konflikterzeugenden, störenden Emotionen und Geisteshaltungen (tib. *nyon mongs pa:* konflikterzeugende Geistesfaktoren; vgl. auch weiter unten 8. Glied des Abhängigen Entstehens) sowie karmische Eindrücke bzw. Impulse. In den Darlegungen zu den *Zwölf Gliedern des Abhängigen Entstehens* wird dies als eine fortführende Kette von aufeinanderfolgenden, teils jedoch gleichzeitig wirksamen Faktoren beschrieben, die unseren leidvollen Existenzkreislauf ausmachen.

Die Wurzel, das heißt die Ignoranz und die unheilsamen bzw. »verunreinigten« Handlungen von Körper, Rede und Geist – verunreinigt deshalb, da sie auf Unwissenheit beruhen –, bezeichnet das 1. Glied, während die karmischen Impulse als das 2. Glied beschrieben werden.[2] Natürlich stellt sich sofort

2 Das zweite Glied der *Zwölf Glieder des Abhängigen Entstehens* wird auch als Absicht (tib. *sems pa*, sanskr. *cetana*) bzw. als Bewegung, richtungsweisend für den Geist bezeichnet; es bewegt den Geist »automatisch« zum Objekt der Wahrnehmung hin, nicht zu verwechseln mit dem psychologischen Begriff der Motivation und einer auf Kognition beruhenden Absicht, etwas zu tun.

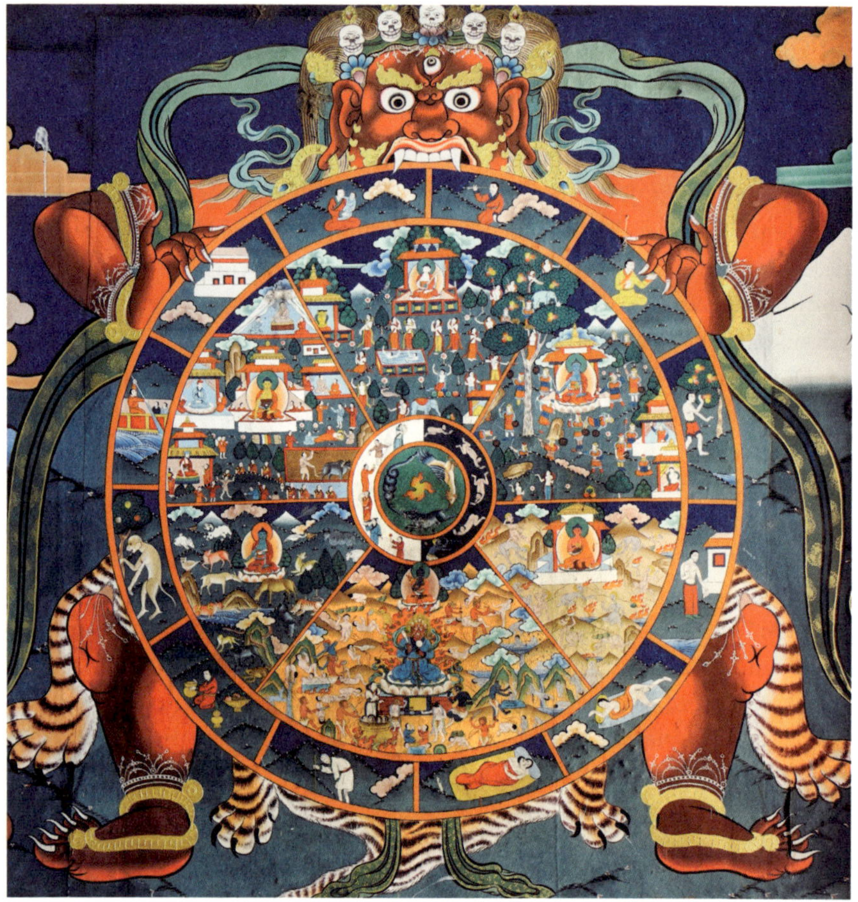

Abbildung 1: Der Daseinskreislauf (tib. *tsipa korlo*). © Elke Hessel

die Frage: Unwissend in Bezug auf was? Hier gibt es verschiedene Ebenen und Schichten. Im Grunde meint es die Verkennung der tatsächlichen Realität der Natur der Phänomene und der Tat-/Handlungs-Konsequenz-Verkettung. Es ist ein mentaler Faktor, der sich auf ein »fehlerhaftes Wahrnehmen« bzw. eine mangelnde, ignorante Unterscheidungsfähigkeit bezieht (Chandrakirti, 2004; Hopkins, 2008; Kerzin, 2019). Alle konflikterzeugenden, leidvollen Emotionen und Handlungen mit Körper, Rede und Geist entstehen auf Basis eines von Unwissenheit getränkten Geistes: unwissend, dass die Phänomene anders bestehen, als sie erscheinen – nämlich in einem wechselseitig bedingten Entstehens- und Vergehensprozess (Philosophie der *Leerheit;* skt. *śūnyatā;* tib. *stong-pa-nyid*) und unwissend hinsichtlich dessen, dass Handlungen Konsequenzen nach sich ziehen und miteinander verknüpft sind (nicht zwangsläufig zeitlich-linear; Grundgedanken: »Karma« – siehe Fußnote 1, S. 19).

Die Zwölf Glieder des Abhängigen Entstehens: In den Zwölf Gliedern des Abhängigen Entstehens (tib. *rten-'brel yan-lag bcu-gnyis* in Gyatso u. Woodhouse, 2011) wird dieser nichtlineare, sondern komplexe Prozess näher erläutert (Berzin, 2019c): Unser Geist als fortlaufende Aktivität ist ein Kontinuum aus Erfahrungsmomenten, was sich nach der buddhistischen Logik vor dieser Geburt und nach unserem Sterben (stets) vollzieht. Mit den zwölf Gliedern werden mindestens zwei bis drei Lebenszyklen dargelegt. In Abbildung 1 werden im äußeren Ring die Zwölf Glieder des Abhängigen Entstehens, danach die sechs Daseinsbereiche und in der Nabe die drei konfliktterzeugenden Emotionen bzw. Geistesgifte Hass, Anhaftung bzw. Gier und Unwissenheit dargestellt.

1. »Unwissenheit« oder »Nichtwissen« darüber, wie wir existieren (tib. *ma-rig-pa:* »Mangel an Gewahrsein«),
2. »Beeinflussende Impulse« oder »karmische Formationen« (tib. *'du-byed;* sanskr. *samskara;* Aspekte bzw. Impulse, die unser zukünftiges Leben beeinflussen; vgl. *karma,* Fußnote 1, S. 19): Bei diesem Faktor geht es um eine Art inneren Antreiber, etwas so zu tun, wie wir es gewohnt sind, gemäß »alten«, früheren Verhaltensmustern. Daraus lässt sich auch ableiten, warum sich bestimmte Impulse für Erleben und Verhalten fast »zwanghaft«, unbewusst aufdrängen und sich bei zunehmender Wiederholung verstärken. Missverständlicherweise wird dies häufig als »Schicksal« oder »Vorbestimmung« verstanden. Dies würde der Idee von Unbeeinflussbarkeit oder von »außen« folgen. Stattdessen haben wir gemäß der tibetisch-buddhistischen Karmatheorie jedoch Gestaltungsspielräume, da jede aktuelle Handlung mit Körper, Sprache und *Geist* zwar impulsartig auf vorhergehenden Verhaltensweisen beruht und bei gegebenen Umständen ausgelöst wird. Gleichzeitig ist jede Handlung aber auch gestalt- und veränderbar und beinhaltet wiederum eine Ursache für wieder zukünftige Impulse, sich in einer bestimmten Weise zu verhalten. Dies hängt unter anderem mit den menschlichen kognitiven Fähigkeiten zusammen, Entscheidungen, Verhalten und Verhaltenskonsequenzen antizipieren zu können. Zum Beispiel aufgrund einer grundlegenden Unterscheidungsfähigkeit, was mehr oder weniger zielführend ist, die ich noch weiter schulen kann, sowie einer zunehmend erlernbaren Impulskontrolle, muss ich meinen ggf. impulsartigen, sich aufdrängenden Reaktionen eben doch nicht folgen (vgl. u. a. Mechanismen der Achtsamkeit in Kap. 1.3.5).
3. »Bewusstsein« bzw. »aufgeladenes Bewusstsein« (tib. *rnam-shes*) zum Zeitpunkt der Ursache bzw. des Ergebnisses, je nachdem von welchem Blickwinkel aus man es betrachtet,

4. Name und Form bzw. »benennbare Geisteskräfte mit oder ohne feste Form« (tib. *ming-dang gzugs*),
5. die sechs Grundlagen oder Sinne bzw. »Anreger der Wahrnehmung« (tib. *skye-mched*),
6. Kontaktbewusstsein (tib. *reg-pa*),
7. Gefühl, Empfindung bzw. »Empfinden eines Grades von Glück« (tib. *tshor-ba*),
8. Gier, Begierde (tib. *sred-pa*) oder Anhaftung, zum Beispiel alles Angenehme haben, behalten und sich einverleiben wollen, alles Unangenehme, Aversive ablehnen und sich davon fernhalten wollen und schließlich auch das Anhaften, weiter existieren zu wollen. Damit umfasst dieser Faktor eine wesentliche Ursache für das Manifestwerden des leidvollen Daseinskreislaufs, dass wir eine Wiedergeburt mit den fünf Aggregaten wiederholt annehmen.
9. Greifen nach, Ergreifen oder Herbeiführen (tib. *len-pa*): Damit sind die störenden, quälenden, bzw. konflikterzeugenden Emotionen oder Geisteshaltungen gemeint.
10. Werden bzw. »Weiterexistenz« (tib. *srid-pa*) als ein Überlebensdrang, verbunden mit dem karmischen Impuls zur Weiterexistenz,
11. Geburt bzw. Empfängnis (tib. *skye-ba*),
12. Altern und Sterben (tib. *rga-shi*).

Unter der Kontrolle von Unwissenheit über die tatsächliche Bestehensweise von Selbst und Welt entsteht die zwanghafte Tendenz zum Werden: sich gebunden an den Daseinskreislauf immer in Wiederholungen wiederzufinden, unsere Existenz zu »sichern«.

Mit dem 2. Glied wird insbesondere das sogenannte »werfende« Karma erläutert. Damit ist eine Tendenz, ein Drang oder eine Art Schwingung gemeint, die uns »in die Richtung einer Handlung zieht« (Berzin, 2019c), die wir schließlich ausführen. Auf diese Weise zeichnet sich eine Art Verstärkerprozess ab – ganz unabhängig davon, ob der Impuls in sich positive bzw. nicht schädliche oder negative bzw. schädliche Züge hat. Das werfende Karma bezeichnet also die Kraft, eine bestimmte zukünftige Wiedergeburt anzunehmen.

Unser geistiges Kontinuum (3. Glied) bzw. unser Geistkontinuum ist durch die karmischen Eindrücke aufgeladen. Einerseits entsteht diese Aufladung quasi in jedem Erfahrungsmoment (Zeitpunkt der Ursache) und andererseits wird es zur Ursache für zukünftige Erfahrungen, zum Beispiel die nächste Wiedergeburt (Zeitpunkt des Ergebnisses).

Somit haben wir mit diesen ersten Gliedern die »kausalen, werfenden Faktoren«. Mit dem Bewusstsein zum Zeitpunkt des Ergebnisses handelt es sich dann bereits um die Wiedergeburt, die befruchtete Eizelle und schließlich die damit verbundenen, resultierenden Aggregate (4. Glied: Erst mit der Empfängnis entsteht die Basis für die Elemente des Körpers [Form] und auch im Ansatz für die Geisteskräfte bzw. erweiterten kognitiven Fähigkeiten oder geistige Aktivität, aber noch nicht ausdifferenziert, daher wird dieses Glied auch als »Name« bezeichnet).

Das 5. Glied bezieht sich auf die Sinneszellen und Sinnesobjekte, das 6. Glied auf das Ausbilden des Unterscheidungsaggregats und das 7. Glied auf das Aggregat der Empfindungen mit angenehmer, unangenehmer oder eher neutraler Gefühlsregung. Diese weiteren drei beschriebenen Glieder bezeichnen das Resultat des werfenden Karmas im Sinne einer Art »Reifung«. Erst bei gegebenen Umständen und Bedingungen wird ein karmischer Eindruck aktiv und kommt zur Reife. Dies ist allerdings nicht als ein vorhersehbarer und linearer Prozess einer Wenn-Dann-Abfolge zu verstehen.

Die Glieder 8 (Begierde), 9 (herbeiführende, konflikterzeugende Emotionen/Haltungen) und 10 (Werden) sind die Ursache dafür, was vor dem Versterben aktiviert wird, so dass karmische Resultate manifest werden, unter anderem in Bezug auf zukünftige Wiedergeburten.

Das 11. Glied »Empfängnis« ist die Basis für die Geisteskräfte, vergleichbar mit dem vierten Glied. Das 12. Glied setzt schließlich direkt nach der Wiedergeburt ein. Wir altern gemäß dieser Darstellung bereits ab der befruchteten Eizelle, bis wir sterben.

Die ersten zweieinhalb Glieder vollziehen sich in jedem Augenblick und bedingen sich kausal. Wir sammeln quasi werfendes Karma an. Die Glieder 8, 9 und 10 treten kurz vor dem Tod auf (realisierend-kausal), während der zweite Teil des 3., das 4., 5., 6. und 7. Glied die Resultate des »geworfenen« Karmas sind und damit keine unmittelbare Ursache für eine Wiedergeburt. Die letzten beiden beziehen sich auf das, was »sich aus dem Realisierten ergibt«.

Das, was im Rahmen der Vier Edlen Wahrheiten mit »wahrer Beendigung« beschrieben wird, meint ein Aufhören des zwanghaften Gebundenseins an den leidvollen Daseinskreislauf. Dies gelingt endgültig, wenn wir unseren Geist schulen bis hin zur nichtkonzeptuellen Wahrnehmung der Leerheit (Kap. 1.1.3) und auf diese Weise das Ansammeln von karmischen Eindrücken beenden.

1.1.3 Die Wahrheit von der Beendigung des Leidens

Wenn ich verstanden habe, was mich leidvollerweise umtreibt, und ich erkannt habe, worin dies wurzelt, entsteht der Wunsch, dem grundlegend zu entgehen – und einen Zustand zu erreichen, der frei ist von genau diesen leidvollen Erfahrungen und seinen Wurzeln. Damit sind das Erlangen von vollkommener Freiheit (Nirvana) oder die vollkommene Überwindung jeglicher Unwissenheit bzw. Ignoranz und möglicher latenter, karmischer Eindrücke (vgl. Fußnote 1, S. 19) im Geist hin zur vollständigen Freiheit von konflikterzeugenden Emotionen wie Anhaftung/Gier, Hass, Eifersucht/Neid und Stolz/Hochmut gemeint.

Die Annahme einer inhärenten Existenz unserer Selbst und anderer Phänomene sind grundlegend hinderlich, aber Tag für Tag handlungsleitend, da wir in der Regel keine Trennung vornehmen zwischen Erscheinungsbild und tatsächlicher Bestehensweise.

Die Überwindung oder Transformation, die hier beschrieben wird, ist nachhaltig und tiefgreifend: Sie vergeht nicht und kann auch einmal erlangt nicht mehr verloren gehen, da der Erkenntnisprozess, welcher der Erlangung zugrunde liegt, eine tiefgreifende, irreversible, verkörperte und verinnerliche Erfahrung der *Leerheit* ist. Damit ist die Überwindung ein Resultat erfolgreich angewandter Gegenmittel und Methoden, die das Bewusstsein von den wahren Ursachen des Leidens getrennt haben und damit ein anhaltender, innerer Frieden möglich geworden ist. Alle karmischen Eindrücke und Impulse sowie konflikterzeugende Emotionen sind in ihrem Wirken zum Ende gekommen.

Was also ist mit *Leerheit* im buddhistischen Kontext gemeint? Das Konzept der Leerheit ist das Herzstück buddhistischer Philosophie, gemäß dem *Abhidharma*[3] mit der Unterscheidung von zwei Arten von Wahrheiten (konventionell vs. nichtkonventionell bzw. absolut). Im Grunde geht es um eine Beschreibung, auf welche Arten und Weisen die Phänomene der Welt einschließlich der Beschaffenheit der Person existieren. *Leerheit* und *Abhängiges Entstehen* werden dabei stets als zwei Seiten der Medaille beschrieben. Es sind zwei voneinander zu trennende Beschreibungsmöglichkeiten und damit nicht gleichzusetzen, aber das eine tritt ohne das andere nicht auf. Die Beschreibung, dass etwas »leer« ist, ist irreführend: Es geht nicht um »nichts«, sondern vielmehr um eine Abwesenheit einer Art von Existenz, die scheinbar besteht, sich bei genauerem Hinsehen doch in Wirklichkeit anders zeigt.

Mein kohärentes Selbstverständnis von mir als Person scheint als eine in sich geschlossene, unveränderliche, ja fast statische Entität, die aus sich heraus ihre Eigenschaft hervorbringt, fast ohne Ursachen, eben aus sich heraus (inhärent). Das ist die Art unserer Wahrnehmung, wie wir uns selbst erscheinen oder

3 Der Abhidharma gehört zu den Lehrdarlegungen des Buddha – als dritter Teil des buddhistischen Pali-Kanons wird dieser auch als »Korb« bezeichnet. Bei diesen höheren Lehren geht es um eine systematische Darlegung und Unterteilung sämtlicher Phänomene auch mentaler, psychischer Prozesse, wie zum Beispiel ausführliche Beschreibungen von Bewusstseinsprozessen (Ronkin, 2018).

wahrnehmen. Bei genauerer Betrachtung ist es nun jedoch so, dass es eine sich stetige, verändernde Abfolge von Aggregatfaktoren gibt, die komplex und stets zusammenwirken, sich verändern und Momentaufnahmen von Erfahrungen ermöglichen, die später die Grundlage für das sind, als was wir uns empfinden – als Person mit einem »Ich« und »Selbst«. Es entsteht oberflächlich der Eindruck, als wäre diese Person der Akteur, der Entscheider, der Reiter, der die Zügel in den Händen hält.

Aus buddhistischer Perspektive ist das ein Irrtum. Allerdings wäre es auch irrig zu sagen, dass das »Ich«, die Person, überhaupt nicht existent wäre. Das wäre eine nihilistische Sicht, die weder hilfreich ist noch der Realität entspricht, denn wir spüren und erleben tagtäglich von Moment zu Moment, dass das alles doch sehr real existent ist. Konventionell ist das auch genau so: Die Erscheinung der Dinge entspricht der sogenannten »konventionellen« oder auch »relativen« Wahrheit. Allerdings haben wir eben häufig das Gefühl eines ewig andauernden »Ichs«, das wiederum das andere Extrem des Eternalismus beschreibt und auch nicht auf die Realität zutrifft.

Es steht also die Frage im Raum, von welcher Art von Bestehensweise sind wir dann »leer«, sprich, welche Art von Existenz ist eben abwesend und nicht real? Eine genauere Analyse, durch Hören, Nachdenken und Meditieren, scheint hier hilfreich, Aufschluss geben zu können, um den Widerspruch zwischen Erscheinung und tatsächlicher Existenz bzw. Bestehensweise – das heißt der »höchsten« bzw. »absoluten« Wahrheit – auflösen zu können, den Irrtum aufzuheben und ein »korrektes« Verständnis zu erzeugen.

Die Existenz der Phänomene, einschließlich unserer Person, lässt sich nicht allein aufgrund der auffindbaren Dinge auf Seiten der Phänomene erschließen, sondern durch die Logik des *Abhängigen Entstehens* (vgl. Kap. 1.1.2). Nehmen wir die Person als Beispiel: Wir sind weder statisch noch existieren wir ohne Ursachen und bedingende Faktoren, die ihrerseits wieder resultierende Wirkungen erzeugen und damit unsere Bestehensweise und Erfahrungswelt beeinflussen. Man könnte beispielsweise die Eigenschaft, »hässlich« zu sein, nicht als feste Eigenschaft auf die Person beruhend definieren, sondern es braucht das Konzept »Hässlichkeit–Schönheit«, die Benennung, eine Wahrnehmung und Unterscheidung von etwas »Schönem«, und auch dass, wenn es so wäre, jeder, der eine Wahrnehmung hat, die Hässlichkeit als solche immer bei genau dieser Person auch so erkennen würde – die Hässlichkeit läge in der Person selbst. Dem ist aber nicht so.

Worte, Benennungen und Konzepte werden auf zusammengesetzte Phänomene übergestülpt. Damit wird die Komplexität reduziert. Eigenschaften werden gemäß einer »irrigen« Wahrnehmung dem Objekt zugeschrieben und in ihrer

Funktionsweise definiert, allerdings immer mit dem Geschmack, als hätte das »Ganze« nichts mit dem Wahrnehmenden zu tun und wäre quasi »immer« so.

Die inhärente Bestehensweise einer Person kann nicht gültigerweise gefunden werden, da sie nicht existiert. Weiter existieren Phänomene entweder statisch oder nichtstatisch, das heißt, sie sind während ihrer Existenzdauer sozusagen nicht veränderlich oder veränderlich, nicht jedoch beständig im Sinne von »ewig«. Wir haben das Gefühl, dass unsere Person aus einer einzigen Entität besteht. Wir könnten sagen: »Ja, es leuchtet ein, dass wir verschiedene Aggregate bzw. Bausteine in uns tragen«, so wie bereits Richard David Precht sein Buch betitelte »Wer bin ich, und wenn ja, wie viele?«. Aber das entspricht nicht dem Gefühl, die Person »Anna« zu sein. Ich fühle mich nicht als eine aus einer Mehrzahl bestehenden Entitäten, also aus mehr als einer identischen Entität. Man könnte auch vermuten, dass man entweder der Körper oder der Geist ist, weder beides noch keines von beidem, aber auch dabei gilt: Bei genauerer Analyse kommen wir zu dem Ergebnis, dass wir womöglich eine andere Art unserer Existenz beschreiben und definieren müssen, als sie uns gemeinhin erscheint.

Das konventionelle »Ich« oder »Selbst« besteht demnach zum Beispiel in Abhängigkeit von verschiedenen Faktoren. Wenn es keine Ursachen, Begleitfaktoren und Rahmenbedingungen und Wirkungen gäbe, bräuchten wir uns nicht mit ethischen Werten und dem auseinanderzusetzen, was wir gerade an leidvollen Momenten erleben. Es gibt also Erfahrungen, die wir machen, ein Fortschreiten im Raum-Zeit-Gefüge, jedoch gleichzeitig in einer Weise, wie wir die Dinge um uns herum nicht augenscheinlich wahrnehmen.

Wir finden uns beispielsweise in einer beruflichen Rolle wieder, zum Beispiel Therapeut*in zu sein, aber was mich als »Person« und »Ich« ausmacht, ist weit mehr, als was die funktionale Arbeitskategorie hergibt – Rolle und Ichidentität sind also nicht ein und dasselbe. Weder war diese Person früher Therapeut*in noch ist sie dies in allen Situationen, in allen Lebenslagen, noch für immer und für jedes Gegenüber. Das würde bedeuten, mein »Ich« sind mehrere Entitäten, jeweils fest und unveränderlich und »Ich« in der Mehrzahl bestehend.

Die »So-heit« meiner Person bzw. die »absolute« Wahrheit entspricht der Leerheit, leer von inhärenter (aus sich heraus entstandener), wirklicher, kohärenter, unabhängiger, bleibender Existenz. Es gibt kein »Ich« als Person, auf das ich deuten könnte, keine substanzielle Identität, keine von unseren Erfahrungen getrennte Entität.

Aus buddhistischer erkenntnistheoretischer Sicht können wir das, was wir erfahren, wissen, aber nicht zwangsläufig verstehen. Jede Übersetzung birgt Gefahren – insbesondere, wenn die Begrifflichkeiten wie im Tibetischen eine

Vielzahl an Bedeutungen in sich tragen. Was heißt es vor diesem Hintergrund, etwas zu »verstehen«? (Berzin, 2019f). Ein Objekt wahrzunehmen, bedeutet, es mithilfe kognitiver Mechanismen festzuhalten, sich dessen bewusst zu werden oder zu sein und es als ein Objekt in Abgrenzung zu anderen zu erkennen. Dies kann konzeptuell oder auch nichtkonzeptuell vonstattengehen.

Eine gültige einfache Wahrnehmung wird hier von einer schlussfolgernden unterschieden. Auf Basis einer Kette von Argumenten entstehen Schlussfolgerungen. Aus dem, was ich wahrgenommen habe, schließe ich noch weitere Implikationen. Schlussfolgerndes Wahrnehmen ist immer auch konzeptuell, was bedeutet, dass es auf einer Zuordnung zu Kategorien basiert: Die Wahrnehmung von bestimmten Formen und Farben, die sich vom Hintergrund abheben, lassen mich ein Objekt sehen, das ich der Kategorie »Hund« zuordne. Das heißt aber nicht zwangsläufig, dass ich verstehe, dass es ein Hund ist, der sich üblicherweise so und so verhält. Etwas zu begreifen und etwas zu verstehen, sind zwei unterschiedliche Dinge. Gemäß der buddhistischen Terminologie beinhaltet »Begreifen« zwei Aspekte: die Korrektheit bzw. Präzision – ein Wort wie »Sonne« als Wort »Sonne« auch gehört zu haben und nicht etwas anderes – und die Entschiedenheit bzw. Gewissheit, dass es so ist, sich also sicher sein, dass es das Wort »Sonne« war, das man gehört hat.

Es zeigt sich eine Kombination aus vier möglichen Weisen, etwas zu begreifen oder wahrzunehmen: Ich kann etwas korrekt wahrgenommen haben, mir jedoch dennoch unsicher sein (+, –). Ich kann etwas inkorrekt wahrgenommen haben, mir aber sicher sein, dass ich es korrekt wahrgenommen habe (–, +). Ich kann allerdings auch etwas inkorrekt wahrgenommen haben und mir dessen nicht sicher sein (–, –), und ich kann etwas korrekt wahrgenommen haben und mir sicher sein, dass ich es korrekt wahrgenommen habe (+, +). Das bedeutet, dass man etwas gültigerweise erkennen kann oder nicht bzw. ein korrektes oder fehlerhaftes Verständnis von etwas hat und sich diesbezüglich sicher sein kann oder daran zweifelt.

Zugrunde gelegt wird hier eine Unterscheidungsfähigkeit (vgl. Aggregat der Unterscheidung/Wahrnehmung in Kap. 1.1.1), zum Beispiel das Erkennen von Farben oder Formen durch das Abheben vor einem andersfarbigen oder geformten Hintergrund. Darüber hinaus kann sich das Begreifen explizit oder implizit vollziehen – ein akustisches Signal erzeugt eine Schwingung und damit ein Geräusch –, jedoch erst mit dem impliziten Begreifen weiß ich, wie ich das Geräusch zuordne, dass ein Motorgeräusch beispielsweise bedeutet, dass hinter mir ein Auto angefahren kommt.

Ob eine Wahrnehmung gültig ist oder nicht, hängt nach Dharmakirti (indischer Nalanda-Gelehrter im 7. Jahrhundert) von drei Aspekten ab (zit.

nach Dunne, 2004): Die Wahrnehmung steht im Einklang mit einer allgemein anerkannten Konvention (Tatbestand: Kontakt zwischen zwei Gegenständen macht ein Geräusch), sie steht nicht im Widerspruch zu einem *Geist,* der die konventionelle, relative Wahrheit als gültig wahrnimmt (gemäß einer Gesetzmäßigkeit: Fällt ein Stift zu Boden, hören alle Menschen in der Regel ein Geräusch des Aufpralls), und auch nicht im Widerspruch zu einem *Geist,* der auch die absolute Wahrheit als gültig wahrnimmt (d.h. gemäß der Leerheit, geistige Benennung auf Basis von Ursachen und Bedingungen). Wenn ich mit Sicherheit wissen möchte, ob ich etwas korrekt wahrgenommen habe, so braucht es eine Art Ausschlussverfahren gemäß einer sorgfältigen Analyse.

An dieser Stelle kommt im tibetisch-buddhistischen Kontext eine soziale Aktivität ins Spiel – ein dialogisches Gespräch bzw. die Debatte, zum Beispiel um in diesem Prozess zunehmend zu einem weniger fehlerhaften und schließlich korrekten Verständnis zu kommen, wodurch die Präzision und Entschiedenheit infolge steigen. Es ist eine Art, intersubjektives Schlussfolgern und damit ein präzises und sicheres Erkennen zu erzeugen.

Ein Verständnis von etwas braucht eine korrekte und entschiedene Wahrnehmung bzw. ein Begreifen, aber auch eine Art kontextuelle sinngemäße Einbettung und Bedeutungszuschreibung. Verstehen hängt damit auch mit etwas »kennen« zusammen, inklusive der erwartbaren Implikationen. Verstehen braucht nach wiederholter Analyse und Ausschluss möglicher Alternativen irgendwann keinen mühevollen, aufwendigen Analyseprozess – dann, wenn ich mir erfahrungsgemäß ein Begreifen einverleibt habe, ein Wissen, das sowohl präzise als auch entschieden bzw. eindeutig ist.

Wenn wir dies auf die fünf Aggregate beziehen, kann eine Verbindung wie folgt hergestellt werden: Im Kontakt zwischen Subjekt und Objekt entsteht ein Aufnehmen aller der damit verbundenen Reize und ihrer Informationen (wie ein Spiegel: Gestalt erkennen durch Informationsaufnahme). Durch das Erkennen von Gemeinsamkeiten kann ich meine Wahrnehmung bestimmten verallgemeinernden Kategorien zuordnen (Gefühl). Darüber hinaus entsteht eine Diskrimination, also eine unterscheidende Wahrnehmung, die Eigenheit des Objekts zu erkennen bzw. zu spezifizieren (Wahrnehmung). Schließlich gibt es einen darin liegenden Aufforderungscharakter, der mich dazu bewegt zu (re-)agieren (Gestaltungsfaktoren). Dies alles geschieht vor dem Hintergrund eines bestimmten Bewusstseins bzw. Verstehens oder Erkennens im Sinne eines Bedeutungszusammenhangs – zu wissen, um was es sich handelt. Das alles macht eine Erfahrung aus und beinhaltet verschiedene Stufen eines Erkenntnisprozesses basierend auf einem komplexen Gefüge von Reiz-Reaktions-Ursache-Wirkungs-Komplexitäten (vgl. Kap. 2.1).

1.1.4 Die Wahrheit vom Weg zur Beendigung des Leidens

Habe ich identifiziert, wohin ich möchte, braucht es geeignete und befahrbare Wege zum Ziel. Diese werden oft als »Pfade« beschrieben, die im eigenen Geist zu realisieren sind. Glücklicherweise gibt es verschiedene Wege, die zu einem Ziel führen können. Um dieses zu erreichen, muss der Weg jedoch – das heißt die Methoden – geschickt und nachhaltig (im Sinne von wirksam) eingesetzt werden, um das Ziel auch wirklich zu erreichen. Ich muss nicht nur den Weg kennen, ich muss ihn auch gehen, oder nicht nur von der Medizin wissen, ich muss sie auch einnehmen. An der Stelle kommen wir häufig an eine Schwelle, da Mühe, Engagement, Ausdauer und Geduld erforderliche Randparameter sind, die wir am liebsten außer Acht lassen. Der Weg ist ein Prozess der inneren Reifung, den man nur begrenzt von »außen« beschleunigen kann.

Die »wahren Pfade«, von denen an dieser Stelle die Rede ist, beziehen sich auf bewusstseinsbedingte Zustände und Prozesse. *Samsara* und *Nirvana* sind keine Orte, die man verlassen oder betreten kann, sondern innere, psychisch-bedingte Faktoren, die wir kultivieren, realisieren und verwirklichen. Begrenzung, Befürchtungen und Ängste auf der einen Seite und Freiheiten, Loslassen und Befriedung auf der anderen Seite finden im *Geist* statt.

Die Methoden, die ich einsetzen kann, lassen sich als die *Drei Höheren Schulungen* differenzieren – »höher« deshalb, da sie dem Motiv der »Entsagung« des Daseinskreislaufs folgen: (1) Ethik bzw. ethische Disziplin, (2) Konzentration und (3) Weisheit. Darin zusammengefasst findet sich der sogenannte *Achtgliedrige Pfad* – ebenfalls angetrieben durch den Wunsch, nachhaltig Befreiung zu erlangen. Dabei geht es nicht ausschließlich um die Anhäufung von intellektuellem Wissen, sondern um verinnerlichte Erfahrungen, die transformierende und nachhaltige Einsicht beinhalten.

Zusammenfassend beinhalten die *Vier Edlen Wahrheiten:*

1. Edle Wahrheit: Die Konfrontation mit Leiden auf unterschiedlicher Weise ist unausweichlich.
2. Edle Wahrheit: Es gibt ursächliche, nicht zwangsläufig lineare und begleitende Umstände, die das Leid bedingen, und Rahmenbedingungen, die es mitbedingen.
3. Edle Wahrheit: Diese Ursachen berühren nicht den Kern grundlegender Seins- und Funktionsweisen (sanskr. *Tathāgatagarbha,* übersetzt Buddhanatur), so dass Veränderung möglich ist.
4. Edle Wahrheit: Mit der Verantwortungsübernahme eröffnet sich ein Möglichkeitsraum, wirksame Methoden einzusetzen, wie etwa das Kultivieren von Achtsamkeit. Langfristig kann dies zu einem dauerhaften, vollkommen friedvollen, leidfreien Zustand führen.

1.2 Die Praxis: Der Achtfache Pfad und wie man ihn beschreitet

Ich könnte beim Frisör darauf warten, durch die Anwendungen einer Person von außen zu mehr Ruhe und Gelassenheit zu finden, also unter wenig Anstrengung und eigener Mühe zu mehr Entspannung kommen – der allgemeine Wellnessgedanke eben. Allerdings ist das, was mit der vierten Edlen Wahrheit beschrieben wird, ein erfahrungsbasierter Ansatz: Es gibt keinen Weg, außer man geht ihn selbst; kein Heilmittel wird seine heilende Wirkung entfalten, wenn ich nicht selbst dazu bereit bin, die Medizin einzunehmen. Um auf dem Weg mein tiefliegendes Potenzial zur Entfaltung zu bringen und meinen Geist von allen emotionalen und kognitiven »Schleiern« zu »reinigen«, so dass wahre nachhaltige Freiheit vom Daseinskreislauf möglich wird, braucht es verschiedene Praxisebenen: neben der Ethik auch die Konzentration und die Weisheit.

Klassischerweise werden folgende Subpraktiken zugeordnet: Zur (1) Ethik bzw. zur Schulung der außergewöhnlichen ethischen Disziplin gehören die (1.1) »Rechte Rede«, das (1.2) »Rechte Handeln« bzw. die »Rechte Grenze des Handelns« und die (1.3) »Rechte Lebensführung« bzw. der »Rechte Lebenserwerb«, während zur (2) Konzentration bzw. zur Schulung in außergewöhnlicher vertiefter Konzentration das (2.1) »Rechte Bemühen«, die (2.2) »Rechte Achtsamkeit« und die (2.3) »Rechte Konzentration« zählen. Die (3) Höhere Weisheit bzw. die Schulung in außergewöhnlichem unterscheidenden Gewahrsein unterteilt sich in die (3.1) »Rechte Anschauung« bzw. »Ansicht« und in das (3.2) »Rechte Denken« bzw. den »Rechten Gedanken« (vgl. Berzin, 2019b).

Diese acht Aspekte werden als »Rechte« Pfade, Übungen und Praktiken bezeichnet, da sie mit Heilsamem, das heißt mit Nutzbringendem, für sich selbst und andere verbunden sind und Unheilsames, also Destruktives und Schädigendes für sich und andere verhindern. Es werden dabei zusammenfassend Techniken beschrieben, die von einer sehr groben bis hin zu einer sehr subtilen Ebene reichen und dabei von einer Außen- hin zu einer nach innen gerichteten Orientierung einen inneren Entwicklungsprozess stimulieren. Dieser Prozess bedient sich psychischer Fähigkeiten und verfeinert, verstärkt und vertieft sie durch eine kontinuierliche und angemessene Praxis.

Rechte Rede: Bei dieser Praxis stehen die Kommunikation und die innere Haltung im Vordergrund. Getragen von einer Haltung der Harmonie und Schadensvermeidung geht es um Ehrlichkeit in der Wortwahl und um eine wohlwollende und freundliche Art und Weise sich auszudrücken. Um den richtigen Zeitpunkt bemüht, gehört dazu auch, das richtige Maß zu finden und weniger Unnützes als vielmehr Sinnvolles aus- oder anzusprechen. Destruktive Rede gilt es zu vermeiden, das heißt, nicht zu lügen, nicht entzweiend zu sprechen und keine groben, verletzenden Worte zu verwenden.

Rechtes Handeln und Rechte Grenze des Handelns: Auf körperlicher Ebene sind ebenfalls konstruktive Verhaltensweisen zu kultivieren (Leben bewahren, Besitz anderer schützen, sich sexuell angemessen verhalten), während destruktive und Schaden anrichtende Verhaltensweisen zu vermeiden sind (töten, stehlen, sexuelles Fehlverhalten).

Rechte Lebensführung: Das eigene Leben zu unterhalten, sollte auf Basis von Tätigkeiten erfolgen, welche andere nicht schädigen, sondern dem Gemeinwohl von Nutzen sind. Schädigende Tätigkeiten auf der einen Seite können unter anderem Waffenproduktion und -verkauf oder das Töten von Tieren sein. Auf der anderen Seite stehen jeweils gegenteilige, positive, helfende Tätigkeiten wie etwa heilende oder soziale Berufe bzw. solche, die dem Allgemeinwohl dienen.

Rechtes Bemühen: Dabei geht es um den Aspekt wie die Motivation, die das eigene Handeln mit Körper, Rede und Geist von Schädlichem und Destruktivem abwendet und nutzbringende Qualitäten in den Vordergrund stellt.

Rechte Achtsamkeit (vgl. Kap. 1.3): Achtsamkeit kann auch mit Vergegenwärtigung übersetzt werden (vgl. auch Pali *sati* als Gegenwärtigsein bzw. Gewahrsein) und bezieht sich auf das Üben der sogenannten *Vier Grundlagen der Achtsamkeit* (tib. *dran-pa nyer-bzhag*): Vergegenwärtigung in Bezug auf den (1) Körper, auf das (2) »Empfinden verschiedener Grade von Glücklichsein« (Berzin, 2019 g) bzw. Gefühle sowie im Hinblick auf (3) den Geist[4] und (4) die Phänomene[5]. Die *Vier Arten der Achtsamkeit*[6], die im sogenannten *Satipaṭṭhāna Sutta* (Lehrreden des historischen Buddha) erläutert werden, beruhen auf der Idee, dass die damit verbundene Praxis ein direkter Weg zur Befreiung darstellt, das heißt zu einem Zustand völliger Leidfreiheit (Analayo, 2010). Das progressive Durchschreiten der Achtsamkeitspraxis gerichtet auf den »Körper«, die »Gefühle«, den »Geist« und die »Phänomene« ist ein Prozess vom rudimentär grobem hin zu feinem Wahrnehmen und Erkennen der Bestehensweise, des Entstehens und Vergehens der jeweiligen Aspekte und damit der (Natur von) Vergänglichkeit per se. Am Ende steht die Vertiefung mit dem Fokus auf den *Vier Edlen Wahrheiten,* dem essenziellen Kernstück aller buddhistischen Traditionen.

4 Bei der Ausrichtung auf den Geist geht es um das Aggregat des Bewusstseins und die sechs Sinnesbewusstseinsarten inklusive des Denkens selbst.

5 Dabei geht es um den Fokus auf das Aggregat der Unterscheidung bzw. des Wiedererkennens sowie weitere beeinflussende Faktoren und statische Phänomene.

6 Folgende Eigenschaften gelten für alle vier Fokusse der Achtsamkeit: vergängliche und unbefriedigende Natur und leer von inhärenter Existenz sowie einem beständigem Wesenskern.

Rechte Konzentration: Während einer kontinuierlichen Meditationspraxis vertieft sich auch zunehmend die Fähigkeit der Konzentration als eine meditative Fähigkeit.

Rechte Ansicht: Dabei geht es um das Verstehen aller Aspekte der Vier Edlen Wahrheiten: Probleme und leidvolles Erleben sowie ihre Ursachen, Erleben und Verhalten, welche die Ursachen vollständig aufheben, und die vollkommene Zielerreichung, die Entwicklung des innewohnendes Potenzials und der nachhaltigen Befreiung aus diesen leidvollen Zuständen.

Rechter Gedanke: Bei dieser Praxis geht es um die Entwicklung guter Absichten. »Gut« deshalb, da sie von Wohlwollen, Gewaltlosigkeit und schließlich emotionaler Ausgeglichenheit charakterisiert werden.

Zusammengefasst könnten man den Prozess des *Achtgliedrigen Pfades* so beschreiben[7]:

1. Zuerst wird dargelegt, was als eigentliches Gegenmittel gegen die Unwissenheit eingesetzt werden muss. Während der zunehmenden Vertiefung der Meditation und in den Zeiten zwischen den Meditationssitzungen wird die unbegriffliche Wahrnehmung geschult, das heißt die *Rechte Ansicht,* bei der verschiedene Aspekte der Vier Edlen Wahrheiten und das Nichtvorhandensein von einem »inhärenten Selbst« bzw. einer »Seele« im Vordergrund steht und schließlich realisiert wird.
2. Mit dem *Rechten Gedanken,* der dabei hilft, andere zu überzeugen, geht es um Handlungen, wie etwa Unterweisungen im Einklang mit Buddhas Lehrreden zu geben.
3. Schließlich ist es wichtig, dass andere Vertrauen in einen entwickeln. Dies wird durch *Rechte Rede* (z. B. Wahrheit sprechen, Lügen vermeiden), durch *Rechte Grenze des Handelns* (z. B. Leben erhalten, Töten vermeiden) und durch *Rechten Lebenserwerb* (z. B. vermeiden von Erpressung, Bestechung etc.) erzeugt.
4. Schließlich kommen solche Faktoren zusammen, die als ein Gegenmittel dienen: Dies sind die *Rechte Bemühung,* die *Rechte Vergegenwärtigung* und die *Rechte vertiefte Konzentration,* wobei alle Meditationen über die Aspekte der Vier Edlen Wahrheiten die Leerheit umfassen. Für alle drei braucht es einen Zustand der völligen Vertiefung, setzt also schon mit relativ hohen Voraussetzungen auf Seiten des Praktizierenden an.

7 Gemäß der Schrift »Die Mitte von den Extremen unterscheiden« (tib. *dBus-mtha' rnam-'byed,* sanskr. *Madhyantavibhanga*) des tibetischen Gelehrten Matreya (Berzin, 2019b).

1.2.1 Was ist eigentlich Meditation oder die »Schulung des Geistes«?

Im buddhistischen Kontext ist Meditation ein zentraler Bestandteil des Achtfachen Pfades. An dieser Stelle soll der Begriff »Meditation« jedoch etwas weiter ausgeführt werden, da ihr in einer Vielzahl von Kulturen eine besondere Bedeutung zukommt. Der Begriff der Meditation findet sich inzwischen in jedem Selbsthilferatgeber und ist in den Medien allseits vertreten. Auch in der Forschung wurden 2018 allein etwa 500 wissenschaftliche Artikel zum Thema Meditation publiziert (PubMed, 2019c). Allerdings wird häufig weder eindeutig noch klar die Bedeutung vermittelt. Der Interessierte bleibt zurück mit unbeantworteten Fragen oder Verwirrung – häufig gekoppelt mit Halbwissen oder gar fundamentalistischen Ideen. Dies liegt nicht zuletzt daran, dass die Wissenschaft es bisher kaum geschafft hat, eine eindeutige Definition vorzulegen, welche die gemeinsamen Merkmale und spezifischen Besonderheiten beschreiben und die damit einhergehenden Aspekte ausreichend erklärt.

Meditation hat in vielen Traditionen, religiösen und/oder spirituellen Strömungen einen wichtigen Platz. Übergreifend begründet sie eine Ansammlung von verschiedenen Methoden, die entweder explizit oder implizit körperliche Bewegungen miteinbeziehen, wie im Yoga oder in der Gehmeditation, oder nicht, wie bei vielen Varianten üblicher Sitzmeditationen.

Abgeleitet aus dem Lateinischen von dem Wort *meditatio* kommen wir zu »nachdenken«, »sinnende Betrachtung« oder »religiöse Versenkung«, während *meditari* mit der indogermanischen Wurzel *med* die Aspekte von »ermessen« oder »geistig abmessen« hineinbringt. Im Duden heißt es »sinnende Betrachtung« oder eine auf »Religion, Psychologie oder Philosophie bezogene mystische, kontemplative Versenkung« (Duden, 2018; aus dem Lat. *contemplatio* = Betrachtung). Im Pons-Wörterbuch wird etwas weiter ausgeführt, »die Religion, Psychologie, Philosophie betreffend der Vorgang, dass jemand durch Anwendung bestimmter Techniken (der Körperhaltung, Atmung, Konzentration, durch das Wiederholen bestimmter sprachlicher Formeln usw.) einen bestimmten Zustand des Bewusstseins herbeiführt, in dem er Wahrheiten erkennt und seine Konzentration völlig in einem Punkt gesammelt ist«(Pons, 2019). Obwohl damit zumindest im Ansatz die Technikbandbreite sowie eine Zustandsbeschreibung angedeutet wird, so bleibt auch diese Definition sehr vage und schließt möglicherweise einige Meditationsarten aus. Neben der Methode und den Zuständen kann die Dynamik im Sinne eines zeitlichen Verlaufs und im Sinne der Setvariablen, also die Person betreffend, wie auch die Settingvariablen, die Umgebungsbedingungen betreffend, berücksichtigt werden.

Um der Forderung nachzugehen, dass es insbesondere bei der wissenschaftlichen Erforschung um ein Mindestmaß an Transparenz mit einer möglichsten klaren Beschreibung des Forschungsgegenstandes geht, nicht zuletzt für eine bessere Vergleich- und Interpretierbarkeit der Ergebnisse – was leider immer noch in einer Vielzahl von aktuellen wissenschaftlichen Publikationen nicht der Fall ist – so haben Nash, Newberg und Awasthi (2013) versucht, eine Art Orientierungsmatrix aufzustellen, um nachvollziehen zu können, worum es bei »einer vermeintlichen Meditation« überhaupt geht.

Übergeordnet grenzen sie zunächst Methoden von Zuständen ab. Während Ersteres verschiedene psychische Trainingstechniken umfasst, wird Letzteres als ein kausales Resultat einer »erfolgreichen« Anwendung dieser Methoden bezeichnet, beides gilt als zugehörig zur Meditation. Sie versuchen, ein Dritte-Person-Paradigma einzuführen, bei dem Meditation nicht nur nach einfachen beobachtbaren Charakteristika oder Kategorien definiert wird, sondern als Methoden und Zustände sowie deren Interaktionen in einem distinkten dynamischen Prozess: »Meditation (is understood) as a dynamic process with separate stages that unfold over time; a new taxonomic system which uses a well-established third-person paradigm, in conjunction with some necessary first-person perspectives, to formulate three Linnaean-type overarching Domains[8]; and describing and segregating methods within each Domain according to a table of taxonomic keys« (Nash et al., 2013, S. 3).

So lässt sich vor dem zeitlichen Hintergrund ein Meditationsprozess nach mindestens sechs Phasen differenzieren:

1. Der Ausgangspunkt der Meditation bezieht sich auf einen gewöhnlichen Wachbewusstseinszustand, bei dem ein sogenanntes Ruhezustandsnetzwerk (vgl. *default mode network* in Raichle et al., 2001) aktiv ist mit Gedanken, die im Grunde stimulusunabhängig frei flottieren.
2. Es kommt zu einer Absichtsbildung, eine formale Meditation zu beginnen. Die Bedeutung von Volitionsprozessen im Sinne von bewusst und willentlich und einer Art Daueraufmerksamkeit spielen dabei eine besondere Rolle.
3. Es kommt schließlich zu vorbereitenden Handlungen, wie etwa der Gestaltung des Settings etc.

8 Die »three Linnaean-type overarching Domains« sind: Die *affektive Domäne* repräsentiert die Methoden zur Erlangung bestimmter, erhöhter affektiver Zustände. Die *Null-Domäne* beinhaltet die Methoden zur Erzeugung eines erhöhten, leeren, nichtkognitiven Zustands – frei von phänomenologischen Inhalten, während der kognitive Bereich alle Methoden umfasst, die zu erhöhten kognitiven Zuständen wie etwa Achtsamkeit, Einspitzigkeit oder Einsicht führen.

4. Schließlich wird die eigentliche Meditationsmethode angewandt, verknüpft mit einer bestimmten Zielvorstellung. Wie Lutz und Kollegen (Lutz, Slagter, Dunne u. Davidson, 2008) dazu ausführen, könnte man auch zusammenfassend diese als eine Familie von komplexen, emotionalen und aufmerksamkeitsbezogenen, regulatorischen Trainingssystemen verstehen, mit unterschiedlichen Zielideen, inklusive des Kultivierens von Wohlbefinden und emotionaler Balance.
5. Als daraus folgendes Resultat der erfolgreich angewandten Methode kann es zu veränderten Wachbewusstseinszuständen kommen, die als *enhanced mental states* (EMS) bezeichnet werden.
6. Es folgt schließlich die Absicht, die formale Meditationseinheit im Sinne der Anwendung der Methode zu beenden (Nash et al., 2013).

Die taxonomischen spezifischen Schlüsselaspekte, die ebenfalls dazu dienen sollen, genauer zu beschreiben, was jeweils mit Meditation als Untersuchungsobjekt gemeint ist, werden wie folgt erläutert: 1. Welche spezifischen »kognitiven Strategien«, wie fokussierte Aufmerksamkeit, Visualisierung etc., werden eingesetzt? 2. Was ist das »Objekt« der Aufmerksamkeit, zum Beispiel ein visuelles oder auditives? 3. Ist ein bestimmtes Wissen »Voraussetzung«, zum Beispiel im Hinblick auf religiöse, philosophische Gedankengebäude? 4. Wird mit offenen oder geschlossenen »Augen« meditiert? 5. Ist ein »statischer« oder ein »kinetischer« Prozess involviert bzw. 6. ein »stiller«, ein »akustischer« oder eine Kombination aus beidem? 7. Gibt es eine bestimmte »Körperposition«, die eingenommen werden sollte? 8. Handelt es sich bei der Durchführung um einen »intrinsischen« oder »extrinsischen« Prozess, zum Beispiel im Sinne einer geleiteten Meditation? 9. Wird schließlich etwas bezüglich des »Atmens« bzw. der Atemkontrolle notwendigerweise instruiert?

Auch in der indischen bzw. (indo tibetisch-)buddhistischen Welt wird Meditation als ein Überbegriff für eine Sammlung von verschiedenen Methoden verstanden. Abgeleitet vom Sanskritwort *bhavana* geht es um das Kultivieren von »guten« Qualitäten, also um einen konstruktiven Entwicklungsprozess unseres Bewusstseins. In erster Linie werden dabei die vier *bramhaviharas* als »gute« Qualitäten eingeführt (vgl. z. B. Patañjali, 2003), die

1. Liebe bzw. Freundlichkeit (sanskr. *maitri*),
2. das Mitgefühl (sanskr. *karuna*),
3. die Mitfreude bzw. bestärkende Zuwendung (sanskr. *mudita*)
4. und schließlich der Gleichmut (sanskr. *upeksa*).

Die Meditation im Sinne des Kultivierens von etwa Mitgefühl heißt, sich mit seinem Bewusstsein auf diesen inneren Bedeutungsprozess und den damit verbundenen Zustand einzulassen, ihn zu vertiefen und schließlich einen Veränderungsprozess in Einstellung und Persönlichkeit zu erzielen. Also am Ende geht es darum, jemand zu werden und zu sein, der von Mitgefühl getragen körperlich wie auch psychisch stets aus Mitgefühl heraus entscheidet und handelt.

Im Tibetischen finden wir den Begriff *gom* im Sinne von »vertraut werden mit« bzw. sich nach wiederholter Anwendung von Methoden, die einen konstruktiven inneren Entwicklungsprozess nach sich ziehen, an gute bzw. heilsame Qualitäten »gewöhnen« (vgl. die Ausführungen zum Karmabegriff, Fußnote 1, S. 19).

Die »Schulung des Geistes« ist damit eine Art Gewöhnungsprozess, der verstanden wird als eine positive Entwicklung im *Geist,* verknüpft mit der Herausbildung von positiven Einstellungen und Eigenschaften. Im Gegenzug werden die negativen Entwicklungen entsprechend reduziert oder ganz aufgegeben.

Vor dem tibetisch-buddhistischen Hintergrund werden in aller Regel zwei Meditationsarten voneinander unterschieden: (1) die analytische und (2) die einspitzige Meditation. In der analytischen Meditation, auch als unterscheidende Meditation bezeichnet, geht es um schlussfolgerndes bzw. diskursives (fortschreitendes, begriffliches im Unterschied zu intuitivem, siehe in Dorsch, 2014) Denken. Im Unterschied dazu wird in der einspitzigen oder stabilisierenden Meditation mit der Anwendung von Aufmerksamkeitsprozessen und Achtsamkeit ein positiver Geisteszustand nicht nur hervorgebracht, sondern auch ohne Abschweifung beibehalten.

In der Regel werden diese beiden Arten getrennt, jedoch abwechselnd geübt. Man unterzieht ein gewähltes Objekt einer genauen Analyse, erzeugt darüber ein Vertrautwerden bis hin zu einer inneren Gewissheit und Überzeugung, dann kommt es zu einer einspitzigen Sammlung und damit schließlich zu einer Vertiefung ohne Analyse des Objekts (Dalai Lama, 2005).

1.2.2 Warum oder wozu das Ganze – oder welche Bedeutung hat die Motivation?

Im Rahmen des tibetisch-buddhistischen Ansatzes wird von der Prämisse ausgegangen, dass der menschliche *Geist* über ein Potenzial verfügt, das weit über das hinausgeht, was in der Psychologie als Gegenstand und Möglichkeitsspektrum anerkannt wird. In der säkularen und psychologisch-medizinischen Welt geht es in der Regel mit der Meditation um Zielhorizonte wie Entspannung, zur Ruhe kommen und Zentrierung – teils im Sinne besserer innerer regulatorischer Prozesse, um die Gesundheit zu erhalten oder begleitend herbeizuführen (vgl. Kap. 1.3 und Kap. 1.4). Im buddhistischen Kontext geht es um einen erweiterten Rahmen, nämlich um die Entfaltung des vollkommenen, inneren geistigen Potenzials, was ein tiefliegendes Welt- und Selbstverständnis beinhaltet, und zwar im Sinne des Abhängigen Entstehens (vgl. Leerheit in Kap. 1.1.3) und der damit verbundenen Erkenntnis der Verbundenheit aller fühlenden Wesen miteinander (vgl. Mitgefühl in Kap. 1.4). Um an die Vier Edlen Wahrheiten anzuknüpfen, geht es also um die völlige Befreiung oder Erleuchtung als vollkommene Entfaltung unseres inneren Potenzials. Die Prämisse ist wiederum an den Tatbestand geknüpft, dass alle fühlenden Wesen, auch der Mensch, ihrer Natur gemäß nach Glück und Wohlbefinden streben (vgl. die Ausführungen zum Thema Glück in Kap. 1.1.1) und leidvolle Erfahrungen vermeiden möchten. Dieses Streben ist ein tiefliegendes Motiv oder ein zugrunde liegender Antreiber, der Erleben und Verhalten des Menschen im Grunde jederzeit steuert, ohne dass es ihm möglicherweise zu jeder Zeit bewusst sein würde.

Warum sollte ich also meditieren? Bevor ich eine Methode wie die der Meditation anwende, sollte mir klar sein, aus welchen Gründen ich dies tun sollte. Es braucht eine bewusste Motivation und einen kontextuellen Zielrahmen, eine Klarheit darüber, was ich damit erreichen will. Mit dem Verstehen, welche Vorteile oder Möglichkeiten mit einer »Schulung des Geistes« einhergehen, entsteht Interesse, die nötige Ausdauer und Stabilität, Willenskraft, Freude und ggf. auch der Mut und die Disstresstoleranz, um eine Meditationspraxis auch nachhaltig und kontinuierlich anzuwenden.

Im Sinne der Vier Edlen Wahrheiten gedacht, heißt das: Ich finde mich wiederholt leidvollen Erfahrungen ausgesetzt. Ich analysiere, welche inneren und äußeren Ursachen und Bedingungen dazu beitragen, und kann klar erkennen, dass meine grundlegende Bestehensweise nicht davon angegriffen ist, ich jedoch etwas grundlegend dagegen tun kann. Ich folge der Annahme und der Zielvorstellung – ohne das Ziel bereits entwickelt oder erreicht zu haben –, dass es einen Zustand völliger und nachhaltiger Leidfreiheit gibt. Schließlich analysiere ich verschiedene Methoden, die jeweils unterschiedliche Resultate nach sich ziehen und am Ende zu dem gewünschten Zielzustand führen. Gepaart mit einer entsprechenden Motivation wende ich gezielt und zunehmend Methoden an und gewinne Gewissheit, aber auch freudiges Bemühen, habe die Kraft, die Anstrengung aufzubringen, bis ich schließlich Resultate in meinem Geist erzeuge, also meinen Geist bzw. mein Bewusstsein umgewandelt oder gezähmt habe. Da übergeordnet alle Meditationspraktiken zu den übenden Verfahren gehören, die davon leben, kontinuierlich und wiederholend ausgeübt zu werden, ist die Motivation und die stete Bezugnahme auf die Motivation eine wichtige Triebfeder.

1.2.3 Geist - Bewusstsein - kognitive Prozesse: eine klärende Bestandsaufnahme

Wie wir gesehen haben, spielt sich die Anwendung der Methode, die Praxis, in unserem Geist ab. Aber was ist eigentlich mit *Geist,* mit *Bewusstsein* und mit *kognitiven Prozessen* gemeint?

Im buddhistischen Kontext wird in der Regel der Begriff »Geist« verwendet, der jedoch mit vielen Bedeutungen bestückt ist und nicht allein auf *Bewusstsein* und/oder *Psyche* reduziert werden kann, wie wir diese doch im wissenschaftlichen Sinne oft versuchen einzugrenzen. Auch die Wissenschaft mit ihren unterschiedlichen Disziplinen tut sich nach wie vor schwer, eine eindeutige Definition von zum Beispiel Bewusstsein[9] vorzulegen.

Zusammenfassend könnte man den aktuellen Stand aus einer neurowissenschaftlichen Perspektive womöglich im Sinne Searles zitieren: »Consciousness is entirely caused by neurobiological processes and is realized in brain structures. The essential trait of consciousness that we need to explain is unified qualitative subjectivity« (Searle, 2000, S. 557). Oder an anderer Stelle: »Consciousness consists of inner, qualitative, subjective states and processes of sentience or awareness. Consciousness, so defined, begins when we wake in the morning from a dreamless sleep and continues until we fall asleep again, die, go into a coma, or otherwise become ›unconscious‹« (Searle, 2000, S. 557 f.). Es schimmert über die reduktionistische Perspektive, Bewusstsein und seine Funktionsweisen seien allein gleichzusetzen mit neuralen Prozessen, bereits durch, dass es um eine Art vereinigte, qualitative Subjektivität inklusive unseres Empfindungsvermögens geht, die es zu beschreiben und zu erklären gilt.

Ein anderer renommierter Neurobiologe und Professor für Psychiatrie – Daniel Siegel, der u. a. das *Mindsight*-Programm entwickelt hat (vgl. die Webseite von Siegel, 2019) – versuchte infolge eines interdisziplinären Meetings mit rund 40 Wissenschaftler*innen in den 1990er Jahren, eine Arbeitsdefinition vorzulegen, die sowohl von Linguist*innen, IT-Spezialist*innen, Genetiker*innen, Mathematiker*innen, Neurowissenschaftler*innen, Soziolog*innen und Entwicklungs- und Experimentalpsycholog*innen schließlich als mit dem jeweiligen Forschungsfeld vereinbar akzeptiert wurde: »The human mind is a relational and embodied process that regulates the flow of energy and information« (Siegel, 2011, S. 52).

---

9 An dieser Stelle sei die Leserin darauf hingewiesen, dass es sich dabei nicht um »bewusst« vs. »unbewusst« gemäß der Psychoanalyse handelt.

»Energie« wird dabei als eine Kapazität verstanden, um eine Aktion auszuführen, oder die Fähigkeit, etwas in die Tat umzusetzen, unabhängig davon, um welche Art von Aktion es sich handelt, wie zum Beispiel neuronale Energie beim Denken oder kinetische, wenn wir uns bewegen. »Information« meint dabei alles, was ein Objekt selbst nicht ist, aber an Daten in sich trägt: Ein Lebewesen beispielsweise selbst ist keine Information an sich, enthält aber Daten wie Form, Farbe, Gewicht etc., die als Informationseinheiten definiert werden können. Auch ein Wort oder Begriff ist ein Konglomerat an Informationen, das für uns Bedeutung enthält. Die Bewegungen und die Dynamik des Geistes sind bedingt durch das Zusammenspiel von Energie und Information, wobei der »verkörperte« *(embodied)* Prozess nicht nur über die Psyche inklusive seiner Hirnfunktionen wirkt, sondern auch über das Soma.

»Relational« bezeichnet, dass der Geist aus dem Austausch von anderen und uns selbst erst entsteht (vgl. die intersubjektive Wende bzw. das Konzept der Mentalisierung, z. B. in Buber, 2008; Ermann, 2014). Spüren wir etwa einen Stich im Kopf, können wir diese Empfindungen mit Erfahrungs- und Faktenwissen zusammenbringen, eingebunden in einen sozialen Erfahrungskontext, und die Bedeutung interpretieren, die möglicherweise einen Aufforderungs- und Handlungscharakter in sich trägt, sich zum Beispiel angemessenerweise eine Pause zu gönnen und hinzulegen.

So kann also beschrieben werden, wie unser Geist Informationen durch Energiefluss quasi produziert, was wiederum die Motivation erzeugt, einen Energieaufwand in einer bestimmten Weise – in der Regel adaptiv – hervorzubringen, und zwar in einem dynamischen, beweglichen Prozess, der essenziell unsere subjektive Erfahrung ausmacht. Die Funktionen des Geistes beinhalten damit, das Wechselspiel aus Energiefluss und Informationen zu überwachen und zu regulieren. Das bedeutet so viel, wie diesem Zusammenspiel einzigartige Formen, Muster, Charakteristika und auch unterschiedliche Zielrichtungen vorzugeben, sie zu steuern oder zu regulieren. Der Geist wirkt dabei unter dem Einfluss von Faktoren wie Erinnerungen, Gedanken, Gefühlen, Wahrnehmungen, Einstellungen und Überzeugungen, die veränderlich und flexibel sind. So haben wir die Möglichkeit, die regulatorischen Vorgänge bewusst zu verändern und zu formen, zum Beispiel durch die Anwendung von Meditation.

Im buddhistischen Kontext umfasst der *Geist* (sanskr. *chitta;* tib. *sems*) »eine Aktivität, die von einem Moment zum anderen stattfindet« (zit. nach Berzin, 2019f), eine Vielzahl von Geisteszuständen, die grob, fein oder subtiler Natur sein können. In der Psychologie setzen wir uns in aller Regel ausschließlich mit den groben Zuständen auseinander, die an die Sinnesorgane wie das Auge etc. gekoppelt sind. Wichtige Rahmenbedingungen für das Entstehen von Bewusstsein sind also diese zum Teil äußerlichen oder groben Faktoren, dazu gehören beispielsweise die Hirnstrukturen und -funktionen. Buddhistisch gesehen ist allerdings die entscheidende Hauptursache »der vorausgehende Augenblick des Bewusstseins, dessen Natur Klarheit und Gewahrsein ist. Das nennt man die unmittelbare Bedingung« (zit. nach Dalai Lama, 2005, S. 52 f.). Mit Klarheit ist eine Art Entstehung oder Generierung innerer Repräsentationen gemeint, zum Beispiel von Sehobjekten, während Gewahrsein als geistige Auseinandersetzung aufgefasst werden kann. Beide sind zwei Seiten eines Geschehens, die nicht voneinander als getrennt betrachtet werden können. Bezugnehmend auf die *Leerheit* gibt es kein davon getrenntes »Ich« oder »Selbst«, das als Akteur fungierend diesen Prozess steuern würde (vgl. Leerheit in Kap. 1.1.3).

Die Spuren mentaler Bewusstseinsprozesse, die an frühere Handlungen gekoppelt sind, werden quasi wie latente Potenzen gespeichert und bei gegebenen Rahmenbedingungen als Resultate früherer, ursächlicher Handlungen akut wirksam (vgl. die Ausführungen zu Karma in Fußnote 1, S. 19). Damit ist es erforderlich, dass das Bewusstsein darüber hinaus eine Eigenschaft von »Kontinuität« innehat und in diesem Sinne als »Träger« oder »Speicher« fungiert (selbst wenn diese Begrifflichkeiten im eigentlichen Sinne irreführend sind).

Zusammenfassend kann man sagen, dass die subjektive Erfahrung des Lebens an sich und alle daran geknüpften Aspekte zum Geist gehören. Geistige Aktivität ändert sich von Moment zu Moment und beinhaltet verschiedene geistige Faktoren. Erleben und Verhalten können von uns gesteuert und so auch durch die Anwendung in einer Weise geformt werden, wie es womöglich für uns und andere zielführend, förderlich oder heilsam ist.

Geistige Aktivität beruht auf einer Kombination aus verschiedenen Hauptbewusstseinsarten und Nebengewahrseinsarten (auch als Geistesfaktoren bezeichnet). Die Hauptbewusstseinsarbeiten sind das Seh-, Hör-, Riech-, Geschmacks-, Körper- und das geistige Bewusstsein – bezogen also auf alle Phänomene, auch die psychisch-kognitiven, die uns bewusst werden können. Wie bereits bei den Aggregaten kurz ausgeführt, geht es bei der Funktion des Bewusstseins um das Erkennen der grundlegenden »Natur«, dass also ein bestimmtes Objekt beispielsweise ein auditives ist. Ein Netzwerk aus verschiedenen Nebengewahrseinsarten unterstützt die Hauptbewusstseinsarten bei der kognitiven Erfassung, diese werden dabei je nach theoretischer Färbung unterschiedlich aufgezählt und definiert (z. B. gemäß dem Theravadasystem 52 Arten, teils auch 51 entsprechend den Erklärungen von Vasubandhu, »Behandlung der Fünf Aggregatsfaktoren« oder Asangas »Anthologie besonderer Themen des Wissens«, Letzteres folgt der Madhyamakaschule; vgl. Berzin, 2019h).

Es gehört beispielsweise eine Aufzählung von fünf allgegenwärtigen Faktoren als Grundlage jeder Wahrnehmung dazu, wie die Aufmerksamkeit, aber auch fünf objektfeststellende Geistesfaktoren, wie die Vergegenwärtigung, die elf konstruktiven Emotionen wie die moralische Selbstachtung, die Unerschütterlichkeit/Hasslosigkeit etc., die sechs störenden Grundemotionen, wie sehnsüchtiges Verlangen, Ärger, sowie die zwanzig Nebenfaktoren eines konflikterzeugenden Geistes, zum Beispiel Eifersucht, und zuletzt vier wandelbare Faktoren wie der Schlaf, wenn auch die Aufzählungen in den klassischen Texten nicht erschöpfend alle potenziell möglichen Geisteszustände definieren (für eine Übersicht vgl. Anhang A). Diese Faktoren sind zusammengesetzt und folgen dem Prinzip des Abhängigen Entstehens.

Als Nebengewahrseinsarten können beispielsweise »Aufmerksamkeit« als geistiges Aufnehmen, »Vergegenwärtigung« im Sinne von Nichtvergessen (Achtsamkeit) und »geistige Fixierung« im Sinne von Konzentration unterschieden werden. Während wir uns mit der Aufmerksamkeit mit einem Objekt kognitiv auseinandersetzen, so bedeutet Vergegenwärtigung, dass wir das Objekt quasi nicht vergessen – das Erfassen des Objekts bleibt aufrecht. Erst wenn wir das Objekt geistig fixieren, entsteht eine Art Verweilen mit oder bei dem Objekt. Vertieft sich diese Art der Konzentration, so entstehen weder ein Abschweifen noch eine geistige Dumpfheit und auch keine Erregtheit. Wichtig zu verstehen, ist, dass Konzentration nicht heißt, dass wir nichts anderes mehr wahrnehmen, aber es entstehen keine inneren Ablenkungen mehr – das ist ein großer Unterschied.

Darüber hinaus wird ein »vorherrschendes Gewahrsein« erläutert, dass weder durch die Hauptbewusstseins- noch die Nebengewahrseinsarten beschrieben wird. Man könnte es als zugrunde liegende »Qualität« umschreiben, nämlich, auf welche Weise man im Grunde ein Objekt wahrnimmt und sich ein Prozess des Erkennens vollzieht: reflektierendes Gewahrsein (spiegelgleich), unterscheidendes Gewahrsein etc.

Ziel der Meditation im buddhistischen Kontext ist es also, alle möglichen sowie die »richtigen« Ursachen in der richtigen Weise und Reihenfolge anzusammeln und dementsprechend den Geist zu schulen, damit das volle Potenzial des Geistes zur Entfaltung gebracht werden kann.

Wieder zurück zu einer allgemeinpsychologischen Sicht, um diese Prozesse in seinen Grundideen zu verstehen: Der Begriff der *Kognition* bzw. *kognitive Prozesse* fallen in diesem Kontext ebenfalls immer wieder und verdienen daher eine kurze Beachtung. Vereinfacht geht es um Prozesse der Informationsverarbeitung von Seiten des Menschen und die damit verbundenen psychischen Funktionsbereiche im Sinne aller Denk- und Wahrnehmungsvorgänge sowie der psychischen Folgeerscheinungen, wie zum Beispiel etwas zu wissen. Stimuli werden wahrgenommen, Neues wird gelernt, mit Erinnertem abgeglichen, Wissen verarbeitet, Handlungen vorbereitet und geplant, Probleme gelöst etc. Auch Vorstellungskraft, Einstellungen, Ideen, Selbstreflexivität etc. sind bedeutsam, wie auch emotionale Prozesse eng mit kognitiven verbunden (Maturana u. Varela, 1990; Varela, 1993; Varela, Thompson u. Rosch, 1995).

Da vor allem Aufmerksamkeitsprozesse, die auch zum Überbegriff »Kognition« gezählt werden können, im Bereich *Contemplative Science* vielfach untersucht werden, soll etwas genauer darauf eingegangen werden. Aufmerksamkeit kann in *Intensität, Selektivität* und *räumliche Wahrnehmung* unterteilt werden.

Zur Intensität gehören kurzfristige und längerfristige Aufmerksamkeitsaktivierung und die Aufrechterhaltung dieser. *Alertness* gilt dabei als die Bereitstellung der Reaktion im Sinne ebendieser Aufmerksamkeitsaktivierung. *Vigilanz* meint die Fähigkeit der Aufrechterhaltung des Aufmerksamkeitsniveaus insbesondere unter extrem monotonen Bedingungen (Schmidt-Atzert u. Amelang, 2012).

Unter dem zweiten Punkt, der Selektivität, werden sowohl die fokussierte bzw. selektive *(orienting)* als auch die geteilte Aufmerksamkeit gefasst. Wird ein bestimmtes Objekt selektiv fokussiert, müssen dabei gleichzeitig dafür irrelevante Merkmale ausgeblendet oder gar unterdrückt werden. In einem typischen Experiment wird beispielsweise überprüft, ob jemand in der Lage ist, zuverlässig und schnell auf einen ausgewählten Reiz zu reagieren und sich dabei durch unwichtige Reize nicht ablenken zu lassen. Bei der geteilten Aufmerksamkeit hingegen sollen gleichzeitig zwei oder mehr Aufgaben bewältigt werden. Dies ist vergleichbar mit dem in unserer Gesellschaft vielfach verlangten »Multitasking«, was auch unter dem Effizienzprimat heutzutage häufig hohe Anerkennung findet, wenngleich es unter gesundheitlichen Gesichtspunkten nicht unbedingt und fortwährend zu bevorzugen ist (siehe Kap. 1.3).

Daueraufmerksamkeit – als eine Kombination aus Intensität und Selektivität – bezeichnet die Fähigkeit, die selektive Aufmerksamkeit unter Einsatz mentaler Anstrengung willentlich und kontrolliert aufrechtzuerhalten.

Beim dritten Punkt, der räumlichen Wahrnehmung, geht es um eine offene oder verdeckte Verschiebung des räumlichen Aufmerksamkeitsfokus, bei dem ein Ablösen, Umschalten und erneutes Einlenken geschieht.

Manchmal wird in der Forschung auch von exekutiver Aufmerksamkeit gesprochen im Sinne der Fähigkeit zur willentlichen Kontrolle und Steuerung von Informationsverarbeitungsprozessen, wie zum Beispiel die Flexibilität bei einem Aufmerksamkeitswechsel, in der Reaktionshemmung und beim Umgang mit Interferenzen bei der Informationsverarbeitung (Herpertz-Dahlmann, Resch, Schulte-Markwort u. Warnke, 2008). Obwohl in der Forschung in der

Regel eher von Aufmerksamkeit als von Konzentration die Rede ist, so könnte man dennoch sagen, dass Aufmerksamkeit in der Regel Wahrnehmungs- und Selektionsprozesse beinhaltet, und zwar als Auswahl bestimmter Reize für die gezielte Informationsverarbeitung, während Konzentration eher die Weiterverarbeitung selegierter Reize meint (Schmidt-Atzert, Büttner u. Bühner, 2004).

1.2.4 Zwei Flügel, die wir zum Fortschreiten benötigen: Methode und Weisheit – oder wie wir mitfühlend und weise werden

Kommen wir noch einmal zurück zum »Pfad« oder wie ein*e Buddhist*in praktiziert. Geleitet von dem Bestreben, Unzulänglichkeiten aufzugeben und mein volles Potenzial zu entwickeln und somit leidvolle Erfahrungen vollständig zu überwinden und damit Erleuchtung erlangen zu wollen, so muss ich mir im Klaren sein, welche genauen Ursachen und begleitenden Bedingungen ich schaffen muss, um dies zu verwirklichen. Nachdem ich eine klare Motivation aufgebaut habe, steht am Anfang die Entwicklung der Fähigkeit, den Geist zur Ruhe zu bringen und Achtsamkeit zu entwickeln (vgl. Kap. 1.3). Es geht dabei darum, sich in jedem Moment daran zu erinnern und sich dessen bewusst zu sein, was wir gerade erleben und wie wir entscheiden, kommunizieren und handeln. Dies ist eine wichtige Voraussetzung für die Ausbildung einer ethischen Unterscheidungsfähigkeit, was konstruktiv und heilsam vs. destruktiv und unheilsam ist und damit Schaden für uns und andere anrichtet, das heißt, leidvolle Erfahrungen jetzt und in der Zukunft erzeugt.

Getragen von einer klaren Vorstellung darüber, wie unser Geist funktioniert, beispielsweise zu verstehen, wie Ärger entsteht, welche Einstellungen, Überzeugungen, Verhaltensweisen etc. und welche Folgen er nach sich zieht, erst dann kann ich etwas entgegensetzen, das mir emotionale Klarheit und Stabilität wiederbringt und sich nach und nach aufrechterhalten lässt. Eine sorgfältige Anwendung der Methoden und Meditationstechniken, im Sinne der vierten Edlen Wahrheit oder des Achtfachen Pfades, ist dabei essenziell.

Zwei wesentliche Aspekte, die im tibetisch-buddhistischen Kontext oft auch als die »zwei Flügel« beschrieben werden, die ich brauche, um die dritte Edle Wahrheit in meinem Geist zu realisieren – also vollständige Leidfreiheit und höchste Potenzialentfaltung –, sind die kombinierte Praxis aus Methode bzw. vollkommenem Mitgefühl[10] und Weisheit, verstanden als sogenanntes unter-

10 Weiterführend die Entwicklung von »bodhicitta« bzw. des Erleuchtungsgeistes, d. h. der Wunsch, Erleuchtung zu erlangen, um sich und alle fühlenden Wesen endgültig vom Leiden zu befreien; in diesem Buch wird nicht ausführlich darauf eingegangen. Die Leserin sei freundlicherweise auf extern Quellen verwiesen (siehe z. B. Dalai Lama, 2003, 2013; Ribur Rinpoche, 2014).

scheidendes Gewahrsein *(shes-rab)* der Leerheit (tib. *stong-pa-nyid,* sanskr. *shunyata,* vgl. Berzin, 2019i). Dabei kann ich keine der beiden vernachlässigen, denn beide sind gleichermaßen bedeutsam im Kontext dieser Zielerreichungsidee.

Buddhistisch gesehen wird Mitgefühl definiert als der Wunsch und das Streben, dass andere ihre leidvollen Erfahrungen sowie die dazugehörigen Ursachen überwinden mögen; eine angeborene, natürliche menschliche Eigenschaft, die jedoch im Trainingssinne erweiterbar ist. Dazu gehört eine ganze Bandbreite an psychologischen Funktionsprinzipien wie Empathie und Perspektivübernahme, nicht zuletzt Gefühle von Verbundenheit sowie Identifikationsvorgänge (vgl. Kap. 1.4). Vor dessen Hintergrund verstehe ich nicht nur, dass es einem anderen schlecht geht, ich fühle nicht nur, wie die betroffene Person sich fühlen mag, sondern auch, wie sehr ich von dem Wunsch geleitet werde, in Verbundenheit mit einer anderen Person selbst dafür Sorge zu tragen, die andere Person unversehrter zu sehen und sie in einen leidfreien Zustand begleiten zu können.

Die Praxis zur Entwicklung von Mitgefühl hilft nicht nur mit unserem Egozentrismus und unseren möglichen Isoliertheits- und Einsamkeitsgefühlen umzugehen, sondern auch, unsere Angst und Einschränkungen zu bewältigen, die häufig aus einer Art übermäßigen Beschäftigung mit uns selbst resultieren (vgl. Kap. 1.4). So führt dies auch zu einem höheren Wohlbefinden und weiteren wichtigen Resilienzfaktoren, die uns im Angesicht von widrigen Umständen stärken, Dinge vorhersehbar und damit bewältigbar machen, Handlungsfreiheiten ermöglichen und unserem Leben eine Bedeutung geben bzw. Sinnzusammenhänge entstehen lassen (vgl. Kap. 1.4 sowie das Konzept vom Kohärenzgefühl gemäß der salutogenetischen Forschung nach Antonovsky, 1997).

Obwohl unsere Handlungsmöglichkeiten, anderen zu helfen oder die Welt zu retten, sehr begrenzt sein mögen, so gibt es verschiedene Ebenen – von einer klaren Motivation hin zu einer engagierten aktiven Weise, andere zu unterstützen, aus der stets inneren Dringlichkeit heraus, etwas zur gewünschten Veränderungen beizutragen. Sind die inneren und zum Teil emotionalen Voraussetzungen erfüllt, so wird Mitgefühl selbst ein Motivator und Katalysator, der für unser Erleben und Verhalten Kraft, Ausdauer, Mut und andere Aspekte bereithält.

Ein wichtiges tragendes Element ist der *Flügel der Weisheit,* der unsere Mitgefühlspraxis besonders wirksam macht. Weisheit beinhaltet die Überwindung von Ignoranz, Unwissenheit oder einfach unsere Verwirrungen, nicht zu wissen, »Heilsames«, Hilfreiches, Funktionales von »Unheilsamem«, Schädlichem oder Dysfunktionalem zu unterscheiden. Zu wissen, in welcher Weise Dinge, Phänomene und auch Personen über ihre bloße Erscheinung hinaus »wirklich« bestehen oder existieren, ermöglicht einen erweiterten Perspektivrahmen, der einen Zugriff auf wirksame und geschickte Methoden ermöglicht, um für andere und uns in einer effektiven Weise leidvolle Erfahrungen endgültig zu beseitigen. Dieses unterscheidende Gewahrsein bezieht sich dabei unter anderem auf dreierlei:

1. oberflächliche und konventionelle Phänomene, wie übergeordnete Wissensbereiche zum Beispiel die Medizin oder Logik, aber auch die buddhistische Lehre und ihre Methoden in ihrer Gesamtheit,
2. tiefgründige Phänomene wie die *Leerheit* im Sinne der endgültigen Bestehensweise aller Phänomene, als Natur der Realität im Sinne einer Abwesenheit einer aus sich heraus bestehenden Existenz (vgl. Leerheit in Kap. 1.1.3) und
3. wie man anderen von Nutzen sein kann, basierend auf der richtigen Anwendung, zum Beispiel der anderen fünf *Paramitas* oder Geisteshaltungen (Shantideva, 2005), das heißt der Großzügigkeit, ethischen Disziplin, der Geduld, des freudiges Bemühens und Enthusiasmus und der geistigen Stabilität bzw. Konzentration bzw. Meditation. Darüber hinaus gilt es zu unterscheiden, was, wann, für wen in welcher Dosierung am angemessensten und nützlichsten ist – also ein geschickter Einsatz möglicher Mittel unter stetiger Aufrechterhaltung unser Motivation und Praxis, beispielsweise in der Anwendung von Mitteln gegen unsere Geistesgifte wie Anhaftung, Hochmut, Neid etc. und nicht zuletzt das tiefe Verständnis der Leerheit aller Phänomene einschließlich der Selbstlosigkeit der Person.

Man mag zwar zur Idee kommen, diese beiden, Methode und Weisheit, als getrennte Entitäten zu betrachten, sie werden aber als untrennbar voneinander beschrieben und in ihrer Untrennbarkeit durch Meditation erreicht.

1.2.5 Wie? Was braucht es für Rahmenbedingungen – äußerlich und innerlich –, damit die Anwendung der Methoden auch ihre Wirkungen erzielen kann?

Meditation ist weder ausschließlich für das Sitzkissen in unseren vier Wänden gedacht, noch ist sie ein Allheilmittel. Sie soll in unseren Alltag einfließen und dabei helfen, unser Leben zu bewältigen, es aktiv gemäß unseren Zielen sinnvoll zu gestalten. Meditationspraktiken umfassen wirksame Methoden, die ihrerseits jedoch wieder abhängig sind von verschiedenen Voraussetzungen, Ursachen und begleitenden Faktoren. Ob die Anwendung der Methode eine bestimmte Wirkung erzielt, hängt damit also nicht allein von der Methode ab. Wie ein Samen das Potenzial enthält, eine wunderschöne Blüte hervorzubringen, so kann der Geist erblühen – sofern in richtiger Art und Weise, Reihenfolge, angemessener Dosis, Frequenz und Dauer die Mittel eingesetzt und Rahmenbedingungen geschaffen werden, die dafür nötig sind.

Neben der Gestaltung eines äußeren und inneren Kontextes braucht es Wissen und die Überzeugungskraft, dass bestimmte Rahmenbedingungen die richtige Anwendung einer Methode auch erst fruchtbar machen. Ein*e Anfänger*in, ein*e mittlere*r oder schon fortgeschrittene*r Praktizierende*r sollte unterschiedliche Faktoren berücksichtigen, gemäß dem inneren Entwicklungs- und Erkenntnisstand. Wichtigste Aspekte in allen Phasen sind Kontinuität und Wiederholung der Praxis: am Anfang, in der Mitte und am Ende. Ohne die Einsicht, dass es nicht nur eine Entwicklungsmöglichkeit, sondern auch eine Veränderungsnotwendigkeit gibt, wird niemand eine Übung in die Tat umsetzen. Vertrauen, ein intuitives Verständnis und schlussfolgerndes Denken sind ebenfalls notwendig, um einen Veränderungsprozess zu initiieren. Auf dem Weg selbst sind Entschlossenheit, Mut und freudiges Durchhaltevermögen essenzielle Bestandteile für die Aufrechterhaltung einer vertiefenden Praxis, die erst dann eine (innere) Entwicklung nach sich zieht (Dagyab Kyabgön Rinpoche, 2010).

Die Motivation zu praktizieren wird getragen von einer inneren Überzeugung, dass es sich lohnt und dass es möglich ist, durch das eigene Bemühen bestimmte Resultate zu erzielen. Mit der Überzeugung kommt es zu einem Entschluss, die jeweilige Praxis in den eigenen Alltag zu integrieren. Ein freudiges Bemühen und eine positive Geisteshaltung sind insbesondere für die Ausdauer und die Kontinuität essenziell. Das, was ich praktiziere, ist logischerweise mit gewissen Anstrengungen verbunden, jedoch braucht es eine Art von Freude, die es dem Praktizierenden ermöglicht, sich jeden Tag aufs Neue der Praxis zu widmen. Daher ist der Zeitpunkt richtig zu wählen, angepasst an eine realisierbare Umsetzbarkeit, und gleichzeitig eine richtige Dauer, die nicht zu kurz und auch nicht zu lang ist. Ist die Praxis zu kurz, wird sie keine Entwicklungslinie nach sich ziehen; ist sie zu lang, ermüdet der Geist, wird aggressiv oder andere innere Widerstände bekommen Raum, die ein erneutes Praktizieren unwahrscheinlicher machen.

Es braucht eine geschickte Unterscheidungsfähigkeit, was, wann und in welcher Weise angemessen ist. Zu welcher Uhrzeit, zu welchem Zeitpunkt der Woche, an welchem Ort und wie lange zu praktizieren ist, lässt sich erst nach und nach aus der eigenen Erfahrung bestimmen. Umso mehr sind am Anfang und in der Mitte äußere Anleitungen und die Hinweise von qualifizierten Lehrer*innen von besonderer Bedeutung, zu denen wir eine Verbindung und Vertrauen haben. Am Anfang sollten zum Beispiel eine kürzere Meditationseinheit und ein Ort gewählt werden, der einen gewissen Rückzug ermöglicht, an dem man ruhig und ungestört für die Zeit der Praxis verweilen kann. Beides wird im Laufe der Zeit immer weniger wichtig, da sich die Fähigkeit steigert, die Aufmerksamkeit auf das gewählte Objekt der Meditation gerichtet zu lassen.

Insgesamt braucht es gemäß dem eigenen Verständnis eine Richtungsvorgabe durch das von mir angestrebte Ziel, wie etwa mein volles Potenzial zu entwickeln und Leidfreiheit zu erfahren, paradoxerweise jedoch ohne eine Erwartungshaltung, dass sich diese Resultate (jetzt, schon bald) einstellen. Die Freiheit von zweckgerichtetem Handeln ist besonders in den buddhistischen Zen-Traditionen beschrieben. Eine Erwartungshaltung erzeugt eine Art Verengung oder Begrenzung der eigentlichen Möglichkeiten. Eine entsprechend entspannte und gelassene Haltung kann durch das Wissen und durch Vertrauen zustande kommen, dass sich Entwicklung nicht beschleunigen lässt und dass bestimmte Voraussetzungen erfüllt sein müssen, an denen ich selbst schrittweise arbeiten kann.

Schließlich gibt es neben der formellen auch informelle Praxisanteile: Das eigentliche Praktizieren findet im Grunde 24 Stunden am Tag statt, nicht nur in ausgewählten Spezialphasen, sondern in allen alltäglichen Erlebens- und Handlungsbereichen, in denen ich allein bin oder mit anderen zu tun habe – zum Beispiel auf meine Gedanken, Worte und Aktivitäten zu achten und mir dieser gewahr zu sein, mir meine Motivation stets zu vergegenwärtigen, Folgen meines Handelns abzuschätzen. Formelle und informelle Praxisanteile greifen über den Tag verteilt ineinander und befruchten sich gegenseitig: Erst die Erkenntnisse, die ich während der formellen Praxis gewonnen, mögliche Handlungsalternativen, die ich antizipiert, sowie Qualitäten, die ich kultiviert habe, werden mein Alltagserleben und -handeln beeinflussen – nach und nach über die Zeit hinweg. Ohne die Integration in den Alltag hat die formelle Praxis im Grunde keine Bedeutung.

1.2.6 Ein didaktischer Grundgedanke oder die Kunst, richtig zu lernen

In der tibetisch-buddhistischen Welt werden unterschiedliche Strategien gemäß der zeitlichen Reihenfolge in der Anwendung von Methoden dargelegt. Eine Variante, wie sie etwa in der Gelugpa-Tradition verfolgt wird, beschreibt, dass eine Praxis eine gute Grundlage braucht. Man könnte auch dem Dalai Lama folgend argumentieren, dass die buddhistische Lehre – dazu gehört neben einem wissenschaftlichen ein philosophischer und sicher auch ein religiös-kultureller Bereich – im Sinne eines logischen Systems nicht auf bloßem Glauben beruht, sondern vor allem auf Logik, schlussfolgerndem Denken und genauer Analyse, im Sinne eines Studierens des Welt- und Selbstverständnisses, das zum Beispiel die buddhistische Lehre an uns heranträgt. Ein erfahrungsbasierter Ansatz kann also besonders gut durch innere Überzeugungen unterfüttert werden. Wie gelangen wir zu bestimmten Überzeugungen und Einstellungen? Durch eine Kombination aus Wissen und Erfahrung.

Voraussetzung ist im Grunde eine Ansammlung von (begrifflichen, expliziten, impliziten) Wissensinhalten, die ich durch Hören und Lesen generiere – im Grunde durch Studieren. Das allein reicht jedoch nicht aus. Es braucht eine Integration, eine Verknüpfung mit meinen eigenen (emotional-bedingten) Lebenserfahrungen, einen Abgleich mit meiner Wahrnehmung und meinem Weltverständnis, eine kritische und hinterfragende Selbstreflexion in Kombination mit einem »echten« Nachdenken. Eine vertiefende Analyse, die intellektuelles Wissen mit meinen persönlichen (Lebens-)Erfahrungen verbindet, sie in mein Leben integriert. Erst dadurch werden Erkenntnisse, Einsichten und Perspektiven entwickelt, die sich womöglich von vorhergehenden unterscheiden oder sie ergänzen. Mit einer vertiefenden, kontinuierlichen Praxis aus analytischer und einspitziger Meditation im Wechsel kann schließlich daraus ein Verinnerlichungsprozess resultieren, der in einer verkörperten Erfahrung, in einer *embodied cognition* bis in eine nichtbegriffliche, sondern direkte (spontane, intuitive) Einsicht mündet. Man könnte davon sprechen, dass eine Verkörperung, zum Beispiel einer guten Qualität wie Mitgefühl, als eine in Fleisch und Blut übergegangene Persönlichkeitseigenschaft geworden ist (CCSCBE, 2019).

Vergleichbar mit dem didaktischen Modell nach Pestalozzi wird davon ausgegangen, dass wirkliche Veränderung vor allem über schrittweises Fortschreiten geschehen kann: von Kopf zu Herz in die Hand (siehe Pestalozzis Pädagogikansatz, z. B. in Osterwalder, 1995). So wird deutlich, dass auch eine begriffliche und theoretische Auseinandersetzung eine wichtige Funktion und damit Berechtigung hat, welche die Praxis bereichert, ihr nicht zuletzt auch eine Richtung geben kann. Beispielsweise ist es gut zu wissen, dass Meditation nicht das Gleiche ist wie »Nichtstun« oder »Schäfchen zählen«. Stattdessen hilft mir ein angemessenes Wissen, zu welchem Zweck ich welche Art von Meditationspraxis wie einsetze. Allerdings basiert eine wahre Transformation, ein echter, innerer Veränderungsprozess nicht allein auf reiner Wissensansammlung, wie dies vordergründig in unserem Bildungssystem angestrebt wird. Es geht um die Verbindung von *Hard*- mit *Soft*-Skills, um Verstand und Intellekt mit Herz- bzw. emotionalen Qualitäten im ganzheitlichen Sinne, zum Beispiel Mitgefühl, buchstäblich zu be-*greifen*.

1.2.7 Ruhiges Verweilen und Höhere Einsicht

Um der Verwirrung vorzubeugen: Im Rahmen der vierten Edlen Wahrheit, das heißt der intendierten und kontexteingebundenen Anwendung von Methoden, erfolgen die höheren Schulungen der Ethik, der Konzentration und der Einsicht – was den sogenannten Achtfachen Pfad mit seinen acht Gliedern beschreibt.

(9)
Placement with equanimity
The power complete familiarty. It enables the attainment of the nineth stage of meditation.
conversion of the elephant into a completely white one and its separation from the monkey symbolise the uninterrupted single pointed meditation.
Here, a small application of mindfulness and the retrospection will be able to stop any form of excitement or laxity.
(8)
Single pointed concentration
Complete pacification
Here, both laxity and excitement in its subtles form could easily be stopped though both an difficult to arise at this meditative stage.
Here, the retrospective mind stops mental excitements invigorate the mind to bring it to the state of single pointedness.
(5)
Controlling.
(6)
Pacifying.
Other virtuous activities are needed to be avoided during meditation even though those are needed during post meditative stages to generate causes for the fulfillment of the two objectives or welfares.
The power of joyous effort. this enables the attainment of the 7th and the 8th meditative stage.
This symbolises that mental excitement has decreased intensity and could no longer arise before the laxity.
(4)
close placement
The backward look symbolises that the meditator recognizes mental excitements and could bring the mind back to its initial focus.
The subtle laxity. From this meditative stage, one is able to distinguish the gross and the subtle laxities.
(3)
patch like placement.
The power of retrospection. this enables the attainment of the 5th and the 6th meditative stage
The power of mindfulness.this enables the attainment of the 3rd and the 4th meditative stage.
The five objects of desire symbolise the object of the excited
The increase in the whiteness symbolizes the increase in the visibility and the clarityof the object during meditation.
(2)
Continuous placement or placement with continuity.
The power of contemplation. This enables the attainment of the 2nd meditative stage.
The excited monkey and its black colour symbolise mental excitement.
The elephant symbolises the meditative mind while its black colour symbolises laxity
Retrospective mind
The six turns of the path symbolise the six powers. The first power of patience enables the attainment of the 1st stage of the meditative mind.
From the 1st meditative stage till the 7th, the presence, the absence and the intensity of the flames symbolise the intensity of the mindfulness and the retrospective mind during meditation.
Mindfulness
(1)
Mental placement or setting

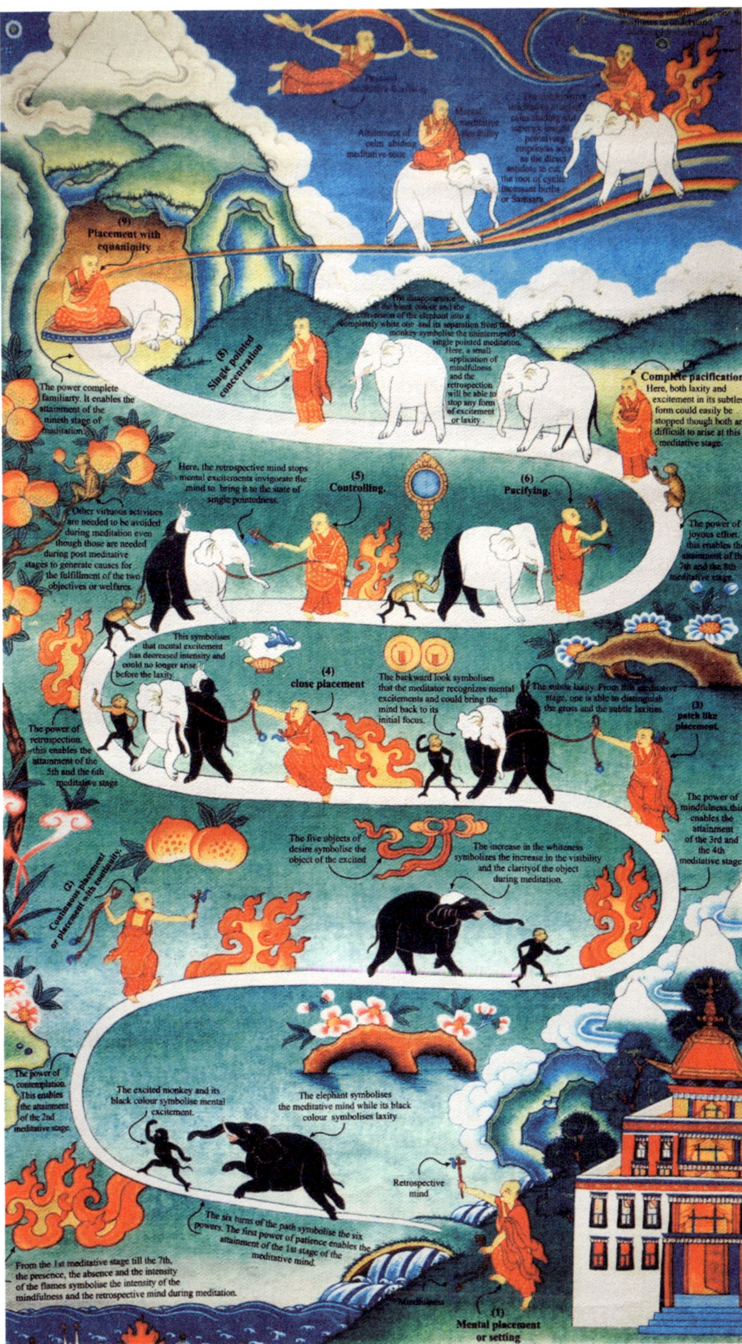

Abbildung 2: Der Prozess des Ruhigen Verweilens. Thangka aus dem Kloster Sera, Indien © Elke Hessel

Wie bereits erwähnt, gehören zur zweiten Schulung drei Aspekte, das *Rechte Bemühen,* die *Rechte Achtsamkeit* und die *Rechte Konzentration.* Während zur dritten Schulung die *Rechte Anschauung* – das heißt die Entwicklung des Verständnisses der Leerheit von Phänomenen und Selbst – und das *Rechte Denken* im Sinne einer auf Gewahrsein beruhenden Unterscheidungsfähigkeit bei der Absichtsbildung bezogen auf »Heilsames« vs. »Unheilsames« zählen.

Häufig werden in den Lehrtexten zum Kultivieren guter Qualitäten und dem sich Vertrautmachen mit diesen als ein kombiniertes Vorgehen beschrieben, und zwar aus (1) der Übung des *Ruhigen Verweilens* (sanskr. *shamatha* bzw. tib. *shine*) auf der einen Seite und (2) der Übung der *Höheren Einsicht* (sanskr. *vipashyana* bzw. tib. *laktong*) auf der anderen. Warum braucht es eine kombinierte Praxis? Zunächst braucht eine Praktizierende die Fähigkeit, ihre Aufmerksamkeit auf ein Objekt auszurichten, die Ausrichtung mit fortlaufender Praxis zunehmend zu halten und zu erweitern. Dabei kommt es schließlich zum eigentlichen Zur-Ruhe-Kommen geistiger Bewegungen. Der Raum zwischen der Wahrnehmung von Reizen und entsprechender (innerer, äußerer) Reaktionen dehnt sich quasi aus. Anders als in der Psychologie bekannt, wird hier in den Texten nahegelegt, dass wir eine Daueraufmerksamkeit und Konzentration als einspitzige Sammlung weit über die übliche Aufmerksamkeitsspanne von ca. zwanzig Minuten hinaus bis hin zu mehreren Stunden ausdehnen können.

Die Praxis des *Ruhigen Verweilens* wird klassisch als ein neunstufiger Prozess beschrieben. Dieser wird häufig anhand eines Bildes von einem Weg dargestellt und jemandem, der den Weg entlang schreitet, wobei die dargestellten Objekte jeweils den Phasenverlauf mit seinen verschiedenen Aspekten repräsentieren (siehe Abbildung 2):

Der Mönch ist der Meditierende, ein zunächst schwarzer Elefant symbolisiert den Geist, während die Farbe Schwarz auf die fünf Hindernisse weltliches Verlangen, Abneigung, Faulheit/Trägheit, Unruhe und Zweifel hindeutet. Der Affe ist die ungezähmte, zerstreute Aufmerksamkeit (Ablenkung), während die schwarze Farbe grobe und subtile Ablenkung, Vergessen und Abschweifen meint. Der Hase stellt die Dumpfheit dar, im Gegenzug sind die Flammen Bemühen (was nicht bis zu Ende notwendig ist, vgl. mühelose Praxis) und Wachsamkeit.

Was geschieht? Der Beginn markiert unseren gewöhnlichen, geistigen Zustand. Wir haben unseren Geist nicht unter Kontrolle, der Elefant trabt davon, dem ruhelosen Affen hinterher. Das Seil in unseren Händen, die wachsame Achtsamkeit, ist zunächst so schwach, dass es den Elefanten nicht anzubinden vermag. Auch der Stock steht für unsere Absicht und Entschlossenheit, die wir stets aufs Neue mühevoll aufbringen müssen. Mit kontinuierlicher Praxis und dem geschickten Einsatz von Gegenmitteln gegen die möglichen inneren Hindernisse kommt die Meditierende zunehmend in die Situation, ihren Geist zu bändigen, zu zähmen.

Die ersten drei Stufen sind die einer Anfängerin, vier bis sechs charakterisieren bereits eine geschulte Praktizierende, während ab der siebten im Sinne eines Übergangs die letzten Stufen eine*n Meditationsmeister*in ausmachen, bis schließlich am Ende die anhaltende innere Fähigkeit einer geistigen und körperlichen Geschmeidigkeit vor dem Hintergrund einer mühelosen Stabilität der Aufmerksamkeitsfokussierung als einspitzige Sammlung entwickelt wurde.

Im Verlauf werden verschiedene Meilensteile als Kriterien beschrieben, die es der Meditierenden ermöglichen einzustufen, wo sie auf dem Praxisweg steht, um die richtigen Subtechniken anwenden zu können. Dazu gehört (1) neben der Etablierung einer kontinuierlichen Praxis inklusive des Bewältigens von Widerständen, Ungeduld, Zweifel etc. auch die Überwindung von Ablenkung, Vergessen, Abschweifen und auch der Schläfrigkeit am Anfang bis schließlich hin zur ununterbrochenen, gerichteten Aufmerksamkeit, (2) das Beenden von grober und subtiler Ablenkung und starker Dumpfheit, die Steigerung der Achtsamkeit, die Entwicklung von (metakognitivem) introspektiven Gewahrseins bis hin zur anhaltenden, einsgerichteten Aufmerksamkeit auf das Objekt (z. B. den Atem), (3) das mühelose Halten der Aufmerksamkeit verbunden mit einer starken Achtsamkeit, gekennzeichnet von einem hohen Maß an Stabilität und Klarheit, und schließlich (4) in der vierten Phase das Erlangen geistiger und körperlicher Geschmeidigkeit inklusiver befriedeter Sinne und meditativer Freude bis hin zu einer inneren Ruhe und anderen guten Qualitäten, wie etwa Gleichmut, die dann auch in den Zwischenmeditationsphasen fortbestehen (siehe Valham, 1998, S. 73–76; Yates, Matthew u. Graves, 2017).

Dieser stufenweise Prozess beinhaltet quasi schon die Praxis der Höheren Einsicht – eine Meditierende stößt unweigerlich auf eine innere Transformation durch die Verbindung des Geistes mit dem Meditationsprozess selbst und den dazugehörigen Funktionsprinzipien und Eigenschaften. Erst auf dieser Basis ist es möglich, ihr Verständnis über die Natur der Dinge im Sinne der Abwesenheit eines aus sich heraus und unabhängigen Bestehens der Phänomene und des Selbst zu verstehen und schließlich eine nichtbegriffliche, konzeptfreie Einsicht darüber zu erlangen, bis diese Art der Dualität gänzlich aufgehoben wird. Die Vertiefung der Erkenntnis über die Leerheit beinhaltet auch, dass Leerheit und Abhängiges Entstehen als zwei zu differenzierende, aber nicht voneinander zu trennende Komponenten erfasst werden (Dalai Lama, 2009; Samten u. Garfield, 2006; Siderits u. Katsura, 2013; Varela et al., 1995; Hopkins, 1995).

Ein Geist, der diese Art der geistigen Ruhe erlangt hat, ist frei von Schlaffheit, Trägheit, Dumpfheit, gleichzeitig aber auch von Erregung. Durch die Übung der speziellen Einsicht erlangt die Praktizierende also eine Einsicht in die »absolute« Wirklichkeit des Phänomens, auf das sie ausgerichtet war. Dabei kann das Objekt auch selbst der eigene Geist sein.

Das unterscheidende Gewahrsein, das aus der Meditation resultieren soll, entsteht nur allein auf der Basis der Verbindung von *shamatha* (tib. *zhi-gnas;* Ruhiges Verweilen, geistige Ruhe) und *vipashyana* (tib. *lhag-mthong,* besondere Einsicht), die Kombination ist selbst eine Art voraussetzende Bedingung. Um zum Beispiel eine innere emotionale Balance herstellen zu können, reicht es nicht aus, allein einen ruhig-verweilenden Geist zu entwickeln. Destruktive emotionale Regungen und Gefühle (auch die sogenannten Geistesgifte einschließlich der grundlegenden Unwissenheit (vgl. die Nabe in der Darstellung des Daseinskreislaufs und die Zwölf Glieder des Abhängigen Entstehens, Abbildung 1, Kap. 1.1.2) sowie deren latenten Potenziale (vgl. die Ausführungen zum *Geist* in Kap. 1.2.3 und *Karma* in Fußnote 1, S. 19) können erst beendet werden, wenn die Leerheit verstanden und verwirklicht worden ist. Mit anderen Worten – nur die Schulung der Weisheit, die aus der Meditation resultiert (nicht aus zuhören und darüber nachdenken), beinhaltet die Kraft, die dritte Edle Wahrheit zu erreichen, die vollkommene Befreiung (bzw. Erleuchtung). Erst während ich die Praxis des Ruhigen Verweilens vervollkommne und dies schließlich mit der Analyse der Bestehensweise des fokussierten Phänomens kombiniere, erst dann kann ich tatsächlich »Spezielle Einsicht« generieren.

Allerdings ist dies erst möglich, wenn ich die einspitzige Sammlung beherrsche. Das umfasst die Überwindung der Opponenten der Dumpfheit und Erregung, was wiederum darauf fußt, die höhere Schule der Ethik vollkommen praktiziert zu haben (wenn wir an dieser Stelle wieder zum Achtfachen Pfad zurückkommen). Wenn ich mich beispielsweise immerzu mit quälenden Zweifeln und Unentschiedenheit beschäftigen muss, da ich mir meines eigenen Verhaltens nicht sicher war, mit meinen Worten jemanden verletzt zu haben, dann verhindert diese Art der geistigen Bewegung ein Zustandekommen des Ruhigen Verweilens und fördert eher die innere Zerstreuung und Sprunghaftigkeit.

Zusammenfassend besteht der Achtfache Pfad, der hier zu beschreiten ist, im Wesentlichen aus ethischen, vertiefenden und erkenntnisbasierten Übungsbereichen. Zu den psychologischen Variablen zählen in diesem Zusammenhang Motivation, Kontinuität und Ausdauer, intentionale, wertfreie Aufmerksamkeitslenkung auf das Hier und Jetzt (Achtsamkeit), vertiefende Konzentration und eine erkenntnisbasierte Unterscheidungsfähigkeit (Weisheit).

1.3 Achtsamkeit *revised:* Von der buddhistischen Einbettung bis zur säkularen Anwendung

Beginnen wir, wo wir stehen: Im Westen hat Achtsamkeit das Feld der *Contemplative Science and Practice* erobert. Auch in der Forschung hat sie das Interesse an spirituell oder religiös-angehauchten Meditationspraktiken wie die Transzendentale Meditation überragend erweitert: Im Jahr 2018 enthielten über 1.100 wissenschaftliche Publikationen den Suchbegriff »*mindfulness*« (PubMed, 2019b).

Jon Kabat-Zinn hat, wie bereits zu Beginn dieses Buches erwähnt, wesentlich dazu beigetragen (Kabat-Zinn, 1990; 2003): Durch die Übersetzung des Konstrukts Achtsamkeit als ein säkular zu verstehendes Übungssystem konnte es mit Leichtigkeit und Zuspruch in die westliche Welt der Psychologie, Medizin, der Neuro- und Sozialwissenschaften Eingang finden, nicht zuletzt da ein einfacher Brückenschlag zu praktischen, präventiven und therapeutischen, Anwendungsbereichen möglich war (vgl. z. B. Ausführungen in den frühen Schriften von Beck, 2016, oder die zur gleichschwebenden Aufmerksamkeit in der Psychoanalyse, Rugenstein, 2019). Nicht nur, dass Achtsamkeit mit westlichen Forschungsmethoden untersuchbar wurde, sondern auch gesellschaftliche Entwicklungsprozesse stimulierte, die passend zum Zeitgeist viele Fragen und Nöte der Menschen aufzugreifen schienen und es noch tun.

Der heutige westlich sozialisierte Mensch ist »gestresst«. Er steht unter dem ständigen Zwang der Beschleunigung und Selbstoptimierung, der Informationsflut standzuhalten, um im Dschungel der vermeintlich Erfolgreichen nach dem Prinzip der Konkurrenz als Überragender diesen täglichen Kampf zu gewinnen: alles rauszuholen, über sich selbst hinauszuwachsen, alles gleichzeitig zu schaffen, Grenzen zu überwinden, Fehler abzuerkennen, vielfältige Ideale anzustreben, aber noch besser, sie zu übersteigen, jung und dynamisch dem unweigerlichen Entwicklungsrückschritt des Alterns zum Trotz, dabei stets den Balanceakt hinzubekommen, Berufliches wie Privates in bestmöglicherweise als »Projekte« zu organisieren, als »Gut-*Haben*« zu pflegen und ohne Abstriche auf der einen Seite in Einklang zu bringen. Dieser Übermensch existiert in einer fiktiven, linearen Phantasiewelt ohne komplexe Subjektivitäts-Intersubjektivitäts-Erfahrung, die wenig mit dem zu tun hat, was das Leben bereithält oder gar liebens- und lebenswert macht.

Hier setzt Achtsamkeit an: Achtsamkeit ist ein innerer Prozess – nicht gleichzusetzen mit Aufmerksamkeit –, der auf verschiedenen kognitiven Funktionsbereichen aufbaut. Die Aufmerksamkeit wird absichtsvoll auf ein zuvor bestimmtes Objekt – wie den Atem – im gegenwärtigen Augenblick gerichtet, und zwar getragen von einer inneren Haltung der Offenheit, Nichtwertung, Neugier und der annehmenden Akzeptanz (Bishop et al., 2004; Kabat-Zinn, 1990; Shapiro, Carlson, Astin u. Freedman, 2006).

Auch wenn diese Definition verschiedene Details enthält, reduziert sie im Vergleich zur klassisch-traditionellen Beschreibung von Achtsamkeit die Komplexität. Dies führte dazu, dass in der Forschung sowohl ein- als auch mehrdimensionale Konstruktdefinitionen vorgelegt wurden, die bisher keine Einigkeit hervorgebracht haben. Eindimensionale Konstruktoperationalisierungen ermöglichen, eine leicht nachvollziehbare und eindeutige Forschungslinie zu verfolgen. Dies birgt die Gefahr, zu sehr zu vereinfachen oder gar eine derartige Reduktion vorzunehmen, dass der eigentliche Gehalt verloren geht, was zum Beispiel in der Diskussion Niederschlag gefunden hat, bei Achtsamkeit handele es sich um mehr als um die Negation einer Unaufmerksamkeit (Brown u. Ryan, 2003; Grossman, 2011). Zwar ermöglicht eine mehrdimensionale Erfassung, das Konstrukt besser in seiner Komplexität zu repräsentieren. Jedoch verwischen dabei oft zeitliche Grenzen, so dass eine Trennung zwischen antizipatorischen Aspekten und den Resultaten erschwert wird. Man könnte beispielsweise meinen, dass *Disstresstoleranz* als ein regulatorischer Prozess erst eine Folge und damit ein von Achtsamkeit abzugrenzendes Konstrukt darstellt (Bergomi, Tschacher u. Kupper, 2013a; Grossman, 2008; 2011)[11]. Der wissenschaftliche Diskurs ist aktuell nicht abgeschlossen.

Nicht unerwähnt bleiben sollte jedoch die übergeordnete Diskussion über den Einsatz von Selbstberichtsdaten in Form von psychologisch-konstruierten Fragebögen, da dies besondere Schwierigkeiten birgt. Ein Befragter wird aufgefordert, seine Erfahrungen gemäß den gestellten Fragen oder Items einzuordnen: Die Antworten sind bezüglich der Achtsamkeit in besonderer Weise abhängig vom Wissens-, Erfahrungs- und Praxisstand, variieren also in zeitlicher Hinsicht bei einer Person. Das gilt nicht nur in dem Sinne, dass sich eine Steigerung der Fähigkeit der Achtsamkeit infolge einer kontinuierlichen Praxis zeigt, sondern, dass der Befragte eine gänzlich andere Wahrnehmung und Idee von diesem Konstrukt entwickelt.

Dies ist am einfachsten anhand dessen nachzuvollziehen, dass eine Unerfahrene häufig davon überzeugt ist, ihren Geist unter Kontrolle zu haben und Phasen der inneren Ruhe zu erfahren. Dies ist auch dem Anschein nach so, sofern das Leben von zahlreichen Ablenkungen und Zerstreuungen geprägt ist, was in der Regel

11 Im Anhang B findet sich eine Übersicht mit den aktuell im deutschsprachigen Raum übersetzten und validierten Instrumenten zur Erfassung der *State*- und *Trait*-Achtsamkeit in unterschiedlichen Längenversionen.

auch in einem auf die externale Welt fokussierten Leben der Fall und damit das Nach-innen-gerichtet-Sein vollkommen fremd ist. Nach dem englischen Begriff *mindful* wäre das der Zustand gemäß dem Wortspiel »*mind full*« – im üblichen Wachbewusstseinszustand ist unser Geist derart »voll«, dass wir vor lauter Zerstreuung eben nicht wirklich mitbekommen, was sich gerade jetzt in unserer Erfahrung abspielt.

Beginnt eine solche Person nun, sich der Achtsamkeitspraxis zu widmen, so wird sich zunächst die Erfahrung einstellen, dass der Geist sprunghaft, abgelenkt und schwer zu fokussieren ist (vgl. Ruhiges Verweilen, Kap. 1.2.7). Im Verlauf kommt es schließlich zu einem Gewahrseinszustand des gegenwärtigen Erlebens, der die Fülle der Hier-und-Jetzt-Erfahrung vollständig wahrzunehmen vermag – also dann *mindful* ist, im Sinne von vollkommen präsent und anwesend zu sein. Daraus lässt sich schlussfolgern, dass es wichtig ist, die begleitenden Faktoren wie den Praxisgrad genauer festzuhalten und nicht allein zu unterscheiden, ob es sich um eine Praktizierende oder eine Nichtpraktizierende handelt.

Im Weiteren gibt es Studien, die empirisch belegen, dass Achtsamkeit sowohl als Zustand *(state)* als auch als Persönlichkeitseigenschaft *(trait)* aufgefasst werden kann. Beides muss dabei nicht zwangsläufig positiv und hoch miteinander korrelieren. Dies hängt auch mit den eingesetzten Forschungsmethoden zusammen, wobei gilt, dass längsschnittliche Interventionsstudien im Grunde immer die Interaktion aus *state-trait* berücksichtigen sollten.

Ein zu begrüßender Trend sind neben der Erfassung von Achtsamkeit als Zustand oder überdauernde Eigenschaft über Fragebögen hinaus Methoden, die es ermöglichen, im Alltag eine hohe Dichte an Daten zu erfassen und damit den Prozesscharakter abzubilden. Dazu gehören beispielsweise die Methoden des *Experience Sampling* bzw. *Ecological Momentary Assessments.* Auf diese Weise können auch zeitreihenanalytische Auswertungsmethoden und/oder hierarchischer Modellierung eingesetzt werden (vgl. z. B. Aguilar-Raab et al., submitted; Tschacher u. Ramseyer, 2009)[12].

12 Die Lesenden seien an dieser Stelle freundlich darauf verwiesen, dass Richard Davidson und Alfred Kaszniak 2015 einen übersichtlichen und detailreichen Artikel veröffentlicht haben, der die konzeptuellen und methodischen Schwierigkeiten bei der Beforschung von Achtsamkeit übersichtlich thematisiert (Davidson u. Kaszniak, 2015).

1.3.1 Was ist das Objekt der Aufmerksamkeit während der Achtsamkeitspraxis?

Kommen wir noch einmal zurück zur Definition nach Jon Kabat-Zinn: Enthaltene Komponenten sind

1. die absichtsvolle Lenkung bzw. Richtungsweisung – dies beinhaltet die Auswahl des zuvor bestimmten Objekts im Kontext einer übergeordneten Motivation (kognitiver Bereich der Motivation, Planung, Steuerung),
2. der kognitive Funktionsbereich der Aufmerksamkeit, der Gegenwarts- und damit Erfahrungsbezug (kognitive Bereich der Wahrnehmung) und schließlich
3. die Art und Weise, wie mit dem umzugehen ist, was im Hier-und-Jetzt-Erleben erfahren wird. Dies umfasst zum Teil eine Art von Absicht, Regulations- und Bewältigungsmechanismen, aber auch »neutrale« Bewertungs- bzw. Unterscheidungsprozesse.

Das Objekt, auf das sich die Aufmerksamkeit richtet, ist zwar – gekoppelt an den gegenwärtigen Erfahrungsmoment – frei wählbar, muss jedoch festgelegt werden und ist schließlich im Prozess des Übens immer wieder zu »erinnern« (Achtsamkeit – sanskr. *smṛti* – kann mit »Erinnern« bzw. »Nichtvergessen« übersetzt werden). Dies gelingt mithilfe eines introzeptiven Bewusstseins und einer Art Metakognition.

Es lassen sich zwei Arten der Objektauswahl unterscheiden: erstens eine Art Verdichtung im Sinne einer fokussierten Aufmerksamkeit, wie beispielsweise auf den Atem, eine Kerze, ein Bild oder einen Klang etc., und zweitens eine Aufmerksamkeit, die gerichtet ist auf die Gesamtheit und Vielfalt des inneren, gegenwärtigen Geschehens im Sinne eines offenen Gewahrseins oder einer gegenwärtigen Betrachtung, ohne auf das Erlebte einzusteigen und auf den darin enthaltenen Aufforderungscharakter zu reagieren (Lutz et al., 2008).

1.3.2 Achtsamkeit als Technik und/oder Haltung?

Gemäß der buddhistischen Tradition lässt sich *Achtsamkeit* sowohl als ein Übungsweg konzeptualisieren, das heißt als eine Methode, als auch als eine – basierend auf einer wiederholenden, adäquaten Anwendung – resultierende, teils überdauernde Persönlichkeitseigenschaft. Mit dem erfahrungsbasierten Gegenwartsbezug unter Berücksichtigung aller Sinneswahrnehmungen entsteht eine Konkordanz zwischen der gegenwärtigen Bewusstheit und der aktuellen Aktivität, zum Beispiel »Beim Waschen wasche ich«. Dabei wird die jeweilige Aktivität *ent*funktionalisiert. Es geht also nicht mehr darum, Aktivitäten, Handeln und Tun, deshalb umzusetzen, um damit etwas daraus Folgendes zu bezwecken, »waschen, damit die Wäsche sauber wird«, sondern um der Aktivität selbst willen, »waschen, um zu waschen«. Demnach verändert sich nicht nur die Qualität der Aktivität selbst, sondern auch die Beziehung zu sich und dem Objekt, das im Fokus der Aktivität steht (Trias von Selbst–Objekt–Aktivität).

Das heißt natürlich nicht, dass ich mein Tun und Handeln nicht mehr zweckdienlich ausrichte. Es beinhaltet eine gewisse Paradoxie. Ich würde die Wäsche nicht waschen, wäre sie nicht schmutzig und wüsste ich nicht um die Vorteile sauberer Wäsche. Aber während des Tuns selbst spielt das für das Tun keine Rolle, ich bleibe ganz und gar mit dem Tun verbunden, zeitlos, ohne dabei »nur« an das Ergebnis zu denken.

Obwohl die Gefahren einer solchen reinen Technikorientierung häufig diskutiert werden, bei der Achtsamkeit für jegliche Kontexteinbettung »missbraucht« werden kann (vgl. den Aspekt der Ethik, z. B. das SEEL-Programm in Kap. 4.3), so kommt man als Praktizierende nicht umhin, dass mit einer kontinuierlichen Praxis unweigerlich eine Art neue (Lebens-)Haltung entsteht. Jon Kabat-Zinn spricht dabei vom Unterschied zwischen »*doing*-« und »*being*-mode«, also eine qualitative »Verschiebung« der auf das Leben bezogenen Erfahrungen, meistens beschrieben als eine persönliche Bereicherung: Wenn ich mich voll und ganz meinem Tun widme, dann schenke ich damit nicht nur dem Objekt, sondern der Aktivität selbst und damit meiner eigenen Erfahrungs- und Lebenswelt eine anerkennende, ja vielleicht sogar hingebende Qualität. Im Gegenzug könnte man jegliches unachtsames Zerstreutsein auch als Missachtung und Respektlosigkeit interpretieren, den Dingen, den Aktivitäten und möglicherweise dem involvierten Gegenüber nicht der ihnen gebührenden Detailtreue oder Aufmerksamkeit zu schenken.

Was tue ich also, wenn ich mich in Achtsamkeit üben möchte? Das Üben der Achtsamkeit ist ein dynamischer Prozess: Gesetzt den Fall, dass ein Interesse, eine Motivation und die Rahmenbedingungen geschaffen sind, so sitze ich womöglich in einem ruhigen Raum und tue von außen gesehen nichts als Dasitzen, innerlich aber vollziehen sich komplexe psychische Vorgänge. Häufig wird zu Beginn der Atem als Objekt der Meditation gewählt (vgl. die Schriften zu Anapanasati, z. B. in Bhikkhu, 2006). Dies hat zum einen den Vorteil, dass uns der Atem stets begleitet, dass wir dafür an sich keine besondere Anstrengung unternehmen müssen. Zum anderen ist es ein dynamisches Objekt und erleichtert insbesondere zu Beginn des Praxisweges, die Tendenz des »beweglichen« Geistes zu stimulieren. Es ist also nicht ganz so schwer, damit in die Achtsamkeitspraxis einzusteigen, wie womöglich mit einem ganz statischen Objekt. Etwas Aktives mit veränderlichen Abschnitten zu beobachten, ist sicherlich einladender: Wir werden nicht so schnell müde oder von Langeweile erfasst. Ich habe nun die Absicht, meine ganze Aufmerksamkeit auf meinen Atem zu lenken, so wie er in jedem Augenblick immer wieder von Neuem geschieht.

Wo schaue ich genau hin? Der Anker wird beispielsweise auf die Nasenöffnung gesetzt. So kann beobachtet werden, wie der Atem ein- und ausströmt, oder auf die Bauchdecke – dabei wird das Wechselspiel aus hebender und sich senkender Bauchdecke spürbar. Die Wahrnehmung richtet sich auf die unterschiedlichen Empfindungen, die dabei entstehen – kühlere Luft strömt in den Körper, wärmere hinaus – der Verlauf, die Rhythmik, möglicherweise die Pausen. An dieser Stelle ist es die empfindende Wahrnehmung selbst, die im Vordergrund steht. Es mögen sich begleitende oder kommentierende Gedanken einstellen, die womöglich den Vorgang und die Beobachtungen, die Erfahrungen bewerten. Man könnte auch sagen, dass in primärer Hinsicht eine angenehme, unangenehme oder eher neutrale Empfindung entsteht. Davon unberührt bleibt der Fokus auf dem Atemvorgang.

In der Regel ist es eine übliche Erfahrung, dass die Aufmerksamkeit nicht lange auf diesem gewählten Objekt verweilt. Ein*e Nichttrainierte*r wird schnell von ablenkenden Reizen angezogen, der Geist davongetragen, von Geräuschen, Gerüchen, körperlichen Sinnesempfindungen, auch Erinnerungen und Assoziationsketten etc. Zu Beginn mag es auch sein, dass man diese Ablenkungen kaum oder erst relativ spät »mitbekommt« – erst nach zwanzig Minuten wird klar, dass ich meine Aktivitäten des morgigen Tages plane oder den gestrigen habe Revue passieren lassen. Mit der Ablenkung vergesse ich mein Objekt, den Atem, und dann bin ich bereits im Prozess des Abschweifens.

Um den Prozess etwas anschaulicher zu erläutern, dient ein Beispiel aus dem Cognitively-Based-Compassion-Training-Programm (CBCT®) bzw. den Materialien des SEE-Learnings (siehe Kap. 1.4.7 und 4.3; beides Programme des Center for Contemplative Science and Compassion-Based Ethics, CCSCBE der Emory University, USA), in dem ebenfalls Aufmerksamkeit geschult und darin eingeschlossen auch Achtsamkeit geübt wird: Wenn ich einen Hundewelpen trainieren möchte, brauche ich neben dem Hund das Training und den Weg, aber auch die Trainerin und eine Hundeleine. Der Welpe ist der Geist, die Leine ist die Achtsamkeit, die Trainerin das (interozeptive und das introspektive) Gewahrsein, der Pfad das zu fokussierende Objekt. Mit der Achtsamkeit halte ich das gewählte Objekt, ohne es zu vergessen – der Welpe trainiert, nicht vom Weg abzukommen, gar bei der Trainerin zu bleiben, daher die Leine. Die Trainerin hat das Geschehen im Blick und merkt, wann sich der Welpe wie verhält. Es ist das Gewahrsein, das merkt, dass der Geist abgelenkt oder schläfrig wird, und kann entsprechend adjustieren, also den Welpen wieder auf den Weg zurückbringen. Es braucht Zeit und Geduld, einiges an wiederholtem Training. Es ist anstrengend, bis der Welpe gelernt hat, selbst mühelos und ohne ständige Korrektur dem Weg zu folgen – wie von allein. Neben der Achtsamkeit und dem Nichtvergessen des Objekts braucht es eine Art Umsicht, Behutsamkeit, Wachsamkeit sowie eine Selbstwahrnehmung bzw. ein (interozeptives, introspektives bzw. metakognitiv-introspektives Gewahrsein, im Sinne eines beobachtenden Geistes bezogen auf die geistigen Vorgänge selbst), um sich in jedem Augenblick bewusst zu sein, was sich im Geist, im Körper und in der Umgebung abspielt. Wie bei der Praxis des Ruhigen Verweilens (siehe Kap. 1.2.7) ist es von besonderem Interesse, das Objekt, den Atem, stabil zu fokussieren, das heißt, eine Art Daueraufmerksamkeit zu entwickeln, dabei Ablenkungsreize und die darauf reagierenden inneren Impulse zu inhibieren, auszublenden, und zum Beispiel nicht dem »Tagträumen« zu verfallen. Gleichzeitig ist es wichtig, eine innere Klarheit zu erzeugen, also nicht zu müde, schlaff oder trübe zu werden – quasi nur im Halbschlaf mitzubekommen, wie der Atem im Hintergrund wirkt.

Wenn Stabilität und Klarheit zusammenkommen, entsteht der gleiche Effekt wie beim »Genauer«-Hinsehen: Ich erkenne, dass die Dinge, die scheinbar immer gleich, monoton und ohne Veränderung genau meinen Erwartungen entsprechend wiederkehren, eben doch immer neu, auf ihre jeweilige Weise zur Entfaltung kommen (vgl. z. B. den sogenannten Neugier-Geist im Zen). So wird es möglich, etwas über sich selbst und den inneren Wirkprinzipien zu erfahren, und erst dann wird eine Steuerung möglich – in der Regel bevor eine kleine innere Regung sich zu etwas Großem, fast Unaufhaltbarem entwickelt hat. Eine kleine Genervtheit ist besser zu »handeln« als ein dröhnender Wutausbruch.

Um im anfänglichen Prozess des stetigen Abgelenktwerdens, Vergessens, geistigen Abschweifens – des sich Gewahrwerdens – die Aufmerksamkeit immer wieder auf das Objekt zurückzuholen, braucht es einen Umgang mit dem kognitiven inneren Kommentator, der immerzu bewertet. Es geht um die Entwicklung einer Haltung der Nichtwertung, Akzeptanz und des wohlwollenden Annehmens – meist stellt dies einen Unterschied zu unserem üblichen inneren Dialog dar. Es mag sein, dass es mir vorkommt, als fühle sich der Atem bei genauerem Hinsehen unangenehm an, als verändere er sich gar schmerzlich oder »komisch«, obwohl ich nur »beobachten« wollte. Es könnte sein, dass mir das ganz und gar missfällt; es könnte sein, dass ich meinem Tun jeglichen Sinn aberkenne, die Langeweile überwiegt und ich zu dem Schluss komme, meine Zeit für etwas Besseres verwenden zu wollen.

All das kann und darf sich vollziehen, es geschieht im primären Sinne sowieso, es sollte mich jedoch nicht weiter beeindrucken. Das ist das übliche »Spiel«, es wird vergehen, es wird sich verändern und es gibt keine Notwendigkeit, diesem Aufforderungscharakter Folge zu leisten. Der natürliche Widerstand, der bei jeglicher Anstrengung zur Ausweichbewegung einlädt, der aber nicht weiß, welche wunderschöne, innere Erfahrungslandschaft sich derjenigen eröffnet, die es wagt, die Schritte zum Gipfel weiterzugehen.

1.3.3 Säkulare Achtsamkeitsprogramme

Was verbirgt sich hinter den als säkular angelegten Programmen? Ausgangspunkt stellt das »Mindfulness-Based Stress Reduction«-Programm (MBSR) – Stressbewältigung durch Achtsamkeit – nach Jon Kabat-Zinn dar (Kabat-Zinn, 1990; 2003). Zu den zusammenfassend bezeichneten Mindfulness-Based Interventions (MBI) zählen neben dem klassischen MBSR zum Beispiel das Mindfulness-Based Relationship Enhancement (Carson, Carson, Gil u. Baucom, 2004) oder das »Mindfulness-Based Parenting«- (Duncan, Coatsworth u. Greenberg, 2009) bzw. »Mindfulness-Based Birthing«-Programm (vgl. Kap. 4) oder verschiedene achtsamkeitsbasierte Ansätze im Bildungskontext Schule (z. B. Aischu, Gamma etc., in Altner, 2019; Forschungsnetzwerk Achtsamkeit in der Bildung, 2019; Kaltwasser, 2013). Weiter zählen dazu insbesondere die im klinisch-psychologischen Bereich verorteten Programme, welche in der Regel mit kognitiv-verhaltenstherapeutischen Elementen kombiniert werden, wie etwa die Mindfulness-Based Cognitive Therapy, MBCT (Segal, Williams u. Teasdale, 2013), die in erster Linie zur Rückfallprophylaxe bei Depressionen entwickelt wurde, die Dialectical Behavior Therapy, DBT (Lynch, Trost, Salsman. u. Linehan, 2007), vor allem bei Borderline-Persönlichkeitsstörungen eingesetzt, die Acceptance & Commitment Therapy, ACT (Hayes, Strosahl u. Wilson, 2011), das Mindfulness-Based Relapse Prevention Program (Bowen, Chawla u. Marlatt, 2011) im Bereich der Abhängigkeitsstörungen, um nur einige zu nennen (siehe die Ausführungen in Baer, 2006).

An dieser Stelle soll für die zahlreich existierenden Programme exemplarisch das MBSR-Programm etwas detaillierter erläutert werden. MBSR stellt einen ganzheitlichen, nicht störungsspezifischen Ansatz dar. In erster Linie geht es um ein Präventionsprogramm zur Erhaltung der Gesundheit oder auch der Wiederherstellung einer guten, resilienten Grundverfassung, sofern bereits Überforderung oder einschränkende Gesundheitssituationen bestehen.

Ziel des MBSR-Programms ist es, persönliche Stressmuster zu verstehen und effektiv zu ändern. Gleichzeitig soll die Akzeptanz für sich und die Lebenssituation im Sinne einer verantwortungsvollen Selbstfürsorge gestärkt werden. Ein funktionaler, adäquater Umgang, zum Beispiel mit schmerzhaften emotionalen oder körperlichen Erlebensweisen wird unterstützt, und darüber hinaus wird ermöglicht, soziale Kommunikationsprozesse positiv zu reflektieren bzw. hilfreich zu beeinflussen. Angelehnt an die Definition von Achtsamkeit sind die wichtigen Elemente von MBSR die Bewusstwerdung und die Herstellung des Hier-und-Jetzt-Lebensbezugs, die Akzeptanz bzw. das Annehmen von Aspekten, die die eigene Person und die Umwelt betreffen, und damit die Überwindung des sogenannten »Autopiloten«-Modus, bei dem wir vor allem unbemerkt eingewöhnte Muster ohne Hinterfragen abspulen.

Ein wichtiger, wissenschaftlicher Ansatz, der dabei zum Tragen kommt, ist das psychologische, transaktionale Stressmodell nach Lazarus und Folkman (1984). Darin spielen primäre und sekundäre Bewertungsprozesse von Stressoren eine entscheidende Rolle. Es ist nicht die Situation selbst oder allein entscheidend, sondern vielmehr die Art und Weise, wie wir auf sie reagieren, was Stressempfinden und andere, weiterführende Stressreaktionen verursacht. Es geht also um die sekundären, kognitiven Bewertungsprozesse und die darauf aufbauenden Handlungsspielräume, das heißt die Bewältigungsmechanismen, die selbstverantwortlich zum Einsatz kommen. Achtsamkeit beinhaltet in anderen Worten einen Bewältigungsmechanismus, bei dem es zunächst nicht um eine Verhaltensveränderung geht, sondern um eine Art genaueres Hinsehen, um die Situation und die dabei entstehende (re-)aktive Erfahrung wahrzunehmen – unabhängig davon, ob angenehm, unangenehm oder eher neutral. Es geht um eine innere Regulation, die sich wiederum auf die kognitiv-psychologischen Bewertungsprozesse und unsere Einstellungen auswirkt. Die eigentliche Veränderung findet also eher auf der kognitiv-emotionalen Einstellungs- und Haltungsebene statt.

MBSR beinhaltet ein achtwöchiges Gruppentraining, bestehend aus aufeinander aufbauenden Modulen. Nach einem persönlichen Vorgespräch und der Vereinbarung, sich mit einer täglichen Praxis von bis zu fünfundvierzig Minuten verbindlich einzulassen, folgen innerhalb von acht Wochen wöchentlich ca. zwei- bis zweieinhalbstündige Sitzungstermine. Hinzu kommt ein Praxistag in Schweigen zwischen der siebten und achten Sitzung. Abschließend wird in der Regel ein persönliches Nachgespräch geführt.

Die einzelnen Sitzungen umfassen theoretische Wissensvermittlung, erfahrungsbasierte Meditations- und Yogaübungen sowie Selbstreflexionsräume unter Einbezug des Gruppenaustausches. In den Phasen zwischen den Sitzungen werden neben diesen gelernten formellen auch informelle Praxismöglichkeiten eingeführt – wie zum Beispiel achtsames Essen im Alltag. Diese stellen ein wichtiges Bindeglied zwischen den Kursinhalten und der alltäglichen Lebensgestaltung dar. In Tabelle 1 sind die einzelnen Modulinhalte und die zugehörigen formalen Übungspraktiken thematisch zusammenfassend dargestellt, wenn diese auch in wenigen Aspekten je nach Kursort und Kursleiterin variieren mögen.

Tabelle 1: Module und Ablauf eines MBSR-Kurses

Modul/ Woche	Inhalt	Übung(en)
1	*Einführung in das Thema Achtsamkeit - Achtsamkeit erforschen*	Body Scan
2	*Wie wir die Welt wahrnehmen (Wahrnehmungsprozesse; Werten/ Nichtwerten; Annehmen)*	Achtsamkeit auf den Atem
3	*Im Körper beheimatet sein*	Yoga - einfache Asana-Praxis
4	*Stress mit Achtsamkeit begegnen (u. a. Einführung zum Thema Stressoren, Stressreaktionen etc.)*	3 Minuten Atemraum
5	*Achtsamkeit gegenüber stressverschärfenden Gedanken (z. B. Gedanken und Gefühle sind keine Fakten)*	bewusstes Hören, Tagebucheinträge positive/negative Ereignisse und damit einhergehende Empfindungen, Gedanken, Handlungen
6	*Gefühle willkommen heißen (Einführung Emotionen; Emotionsregulation)*	bewusste Körperwahrnehmung (u. a. auch schwierige Emotionen in der Meditation halten; Gegenläufer der Achtsamkeit, z. B. Trägheit oder Unruhe)
	Tag der Achtsamkeit: Übungstag in Stille zur Vertiefung der Praxis	Neben den bisherigen Übungen u. a. auch Gehmeditation
7	*Achtsame Kommunikation*	Achtsame Kommunikationsübungen
8	*Für sich Sorge tragen* (Rückblick und Ausblick: die Praxis aufrechterhalten)	

Gelingt es, sich auf diesen Übungsprozess einzulassen, so wird in der Regel eine Klarheit gegenüber den gegenwärtigen Erlebnismomenten erfahrbar. Auch stellt sich ein grundlegender regulatorischer Mechanismus der wohlwollenden Akzeptanz ein, getragen von der Erkenntnis, dass emotionale und auch kognitive Erfahrungsmomente kurzfristig und vor allem vergänglich sind und keine objektiven Fakten darstellen. Darin liegen schließlich die Wirkmechanismen verborgen, die im weiteren Verlauf näher beleuchtet werden (vgl. Kap. 1.3.5).

1.3.4 Hält es, was es verspricht? Wissenschaftliche Evidenz

Die Wirksamkeit von achtsamkeitsbasierten Programmen für Gesunde und für klinische Stichproben gilt als ausreichend gut belegt, durchschnittlich mit mittleren Effektstärken, vergleichbar mit Standardverfahren in der klinisch-psychologischen Interventionsforschung (Baer, 2003; Khoury, Sharma, Rush u.

Fournier, 2015; Vøllestad, Nielsen u. Nielsen, 2012). Im Allgemeinen werden erwartungsgemäß und der subjektiven Einschätzung der Teilnehmer*innen zufolge das Stressempfinden verringert und die Lebensqualität und -zufriedenheit (Godfrin u. van Heeringen, 2010) sowie die allgemeine psychologische Funktionsfähigkeit gestärkt (Chiesa u. Serretti, 2009; Khoury et al., 2015). Die Disstresstoleranz wird gesteigert (Feldman, Dunn, Stemke, Bell u. Greeson, 2014), Depressionen, Burn-out und Ängste für sich allein genommen oder auch, wenn diese als Begleitsymptome anderer Störungen oder Erkrankungen aufgetreten sind, nehmen ab (Chiesa u. Serretti, 2009; Khoury et al., 2015).

Folgt man einer Metaanalyse von Sedlmeier und Kollegen (2012)[13], in der weit über 100 Originalstudien berücksichtigt und verschiedene Kategorien von Erleben und Verhalten zusammenfassend dargestellt wurden, so zeigt sich ein ausgesprochen deutlicher Effekt im Sinne einer verbesserten Beziehungsqualität (vgl. dazu Kap. 4), einer Abnahme von negativen Emotionen wie Ängsten. Allgemeinpsychologische Aspekte wie die Wahrnehmung, die Kognition oder Lernen und Gedächtnis lagen nur im mittleren Bereich, während die Effekte auf der Ebene der Emotionsregulation vergleichsweise gering ausfielen.

Im somatisch-medizinischen Bereich gibt es darüber hinaus durchschnittliche zufriedenstellende bis gute Nachweise im Bereich von Schmerzstörungen (Day, Jensen, Dawn u. Beverly, 2014; Grossman, Tiefenthaler-Gilmer, Raysz u. Kesper, 2007; Lauche, Cramer, Dobos, Langhorst u. Schmidt, 2013), Krebserkrankungen (Cillessen, Johannsen, Speckens u. Zachariae, 2019; Rouleau, Garland u. Linda, 2015), Herz-Kreislauf-Erkrankungen und anderen (Dhillon, Sparkes u. Duarte, 2017; Janssen, Heerkens, Kuijer, van der Heijden u. Engels, 2018; Lakhan u. Schofield, 2013; Scott-Sheldon et al., 2019; Younge et al., 2015). Im klinisch-psychologischen Bereich geht vor allem akute Depressivität nachweislich zurück (Goldberg et al., 2018), das Rückfallrisiko für wiederkehrende depressive Episoden verringert sich (Teasdale et al., 2000; Williams et al., 2014), Angstsymptome werden gemildert (Hofmann, Sawyer, Witt u. Oh, 2010; Strauss, Cavanagh, Oliver u. Pettman, 2014). Abhängigkeitserkrankungen und das Suchtverhalten verbessern sich (Bowen et al., 2011; Bowen et al., 2014) sowie werden unter bestimmten Rahmenbedingungen auch Störungen im Zusammenhang mit Traumata ebenfalls positiv beeinflusst (Abbott et al., 2014; Boyd, Lanius u. McKinnon, 2018; Hopwood u. Schutte, 2017; Kearney, Achten, Parsons u. Costa, 2011).

Zusammenfassend lässt sich sagen: Die säkulare Achtsamkeitspraxis wirkt sich positiv auf das Erleben und Verhalten aus, insbesondere auf das Beziehungs-

13 In dieser Metaanalyse wurden verschiedene Meditationsarten berücksichtigt, inklusive der Studien zu Achtsamkeit.

erleben, auf Stress und damit auf das Wohlbefinden und die Lebensqualität im Allgemeinen. Die Effekte fallen bei Gesunden teilweise stärker aus als bei psychisch belasteten Stichproben, was zum Teil damit erklärt werden könnte, dass Belastete auch ein höheres Maß an Anstrengung etc. aufbringen müssen, um zu profitieren, also mit mehr Hindernissen zu tun haben als Gesunde.

Die Auswirkungen auf das Gehirn sind darüber hinaus allein aufgrund ihrer Quantität äußerst gut belegt. Es zeigen sich sowohl Veränderungen in den Strukturen (Auswirkungen auf die Morphologie wie beispielsweise Ab- und Zunahme von grauer bzw. weißer Substanz) als auch auf die Prozesse im Gehirn (hirnphysiologische Korrelate als aktivierte Areale bzw. als gemessene BOLD-Signale[14]). Bei der Achtsamkeitsmeditation werden vor allem die Hirnareale sichtbar aktiviert, die mit kognitiver Kontrolle und einer bewusst gesteuerten Aufmerksamkeitsregulierung in Verbindung stehen, sowie übergeordnet – wie bei anderen Meditationsarten auch – die Insula oder auch der somatomotorische Cortex als die Hirnregionen, die mit einer Art Metakognition und auch mit dem Körper- und Atembewusstsein im Zusammenhang stehen.

Wichtig bleibt zu erwähnen, dass es aktuell immer noch recht schwierig ist, diese neurowissenschaftlichen Ergebnisse zu interpretieren und zu verstehen, welche Bedeutung welchen Prozessen bzw. Aktivierungsmustern beigemessen werden sollte – also zum Beispiel auf welche Weise die Aktivierung in einem bestimmten Areal mit einer spezifischen Erlebens- oder Verhaltensweise zusammenhängt und was es genau bedeutet, wenn bestimmte Bereiche für einen Moment der Reizdarbietung aktiviert sind (vgl. z. B. Alda et al., 2016; Cahn u. Polich, 2006; Fox et al., 2016; Fox et al., 2014; Luders, Thompson u. Kurth, 2015).

Insgesamt darf jedoch nicht außer Acht gelassen werden, dass auch dabei häufig methodische Mängel zu berücksichtigen sind, welche die Verallgemeinerung und den Interpretationsspielraum limitieren, und daher wie üblich Vorsicht geboten ist: Es bestehen häufig sowohl Selektionsverzerrungen als auch Probleme mit der Stichprobenauswahl und -größe, Schwierigkeiten im methodischen Design (fehlende Kontrollgruppen, Querschnittsstudien etc.) oder auch in der statistischen Auswertung. Damit seien nur einige Punkte genannt, welche noch ergänzend zu den allgemeinen Schwierigkeiten der Operationalisierung von Achtsamkeit hinzukommen.

Anknüpfend an die allgemeinen Diskussionen in der Interventionsforschung sollen zunehmend nicht nur Randomized Controlled Trials (RCTs) hinzu-

14 Blood Oxigenation Level Dependent – mittels fMRT-Messungen werden BOLD-Kontraste im Sinne eines sauerstoffreichen im Vergleich mit sauerstoffarmen Stoffwechselprozesses roter Blutkörperchen abbildbar.

gezogen werden, welche als Goldstandard für den Nachweis der allgemeinen Wirksamkeit mit sehr strengen methodischen Kriterien gelten – wie die Fokussierung auf ein einziges Störungsbild unter Kontrolle vielfältiger Störvariablen (vgl. *efficacy studies*). Ergänzend sollen vor allem auch Effektivitätsstudien (vgl. *effectivness studies*), die eher an den realen Versorgungs- und Bedarfsbedingungen anknüpfen, durchgeführt werden (Lutz, 2003). Darüber hinaus werden im Bereich *Contemplative Science* vor allem *Mix-Method*-Ansätze diskutiert, bei denen quantitative (teils experimentelle, biopsychologische Evaluationsmethoden etc.) mit qualitativen Forschungsmethoden verknüpft werden, um auf diese Weise eine erweitere Perspektive für Prozess und Ergebnis zu generieren und der Komplexität des Untersuchungsgegenstandes gerecht zu werden (vgl. auch die Diskussion, wie Forschungsmethoden um einen »asiatischen« Ansatz des Erste-Person-Zugangs in der westlichen Wissenschaft Berücksichtigung finden kann, insbesondere vor dem Hintergrund einer nicht gegebenen Objektivität; vgl. Kap. 2.1.6).

Im Hinblick auf neurowissenschaftliche Studien besteht die Schwierigkeit, dass eine theoriegeleitete Erklärung der gefundenen Effekte aussteht (da u. a. die Hirnforschung noch nicht die Komplexität des Gehirns insbesondere in seiner Wirkweise vollends aufgedeckt hat) und diese Effekte leider immer noch zu wenig oder nicht ausreichend genug mit den psychologischen Konstrukten von Erleben und Verhalten in Zusammenhang gebracht werden. Es reicht nicht aus, zu sehen, dass ein Areal aktiv ist, es braucht einen psychologischen Kontext, zum Beispiel was die Person gerade gedacht oder wahrgenommen hat.

1.3.5 Welche Mechanismen liegen der Wirkungsbreite zugrunde?

Folgt man einem historisch buddhistischen bzw. tradierten Erklärungsansatz, so stellt sich als Erste-Person-Erfahrung eine psychologische, innere Distanzierung zu den eigenen Emotionen und Kognitionen ein, unter anderem aufgrund einer Vergänglichkeitserkenntnis, die eine psychologische Flexibilisierung und bessere Selbstregulation ermöglichen. Die Ausbildung und Stärkung einer metakognitiven Wahrnehmungsebene sind der Schlüssel, wie wir im weiteren Verlauf noch sehen werden.

Folgt man dem oben dargestellten Ideengebäude der Vier Edlen Wahrheiten, so werden die »Gegengifte«, wie etwa eine ethische Grundwerteorientierung (*common human values,* siehe SEEL, Kap. 4.3), eine korrekte Unterscheidungsfähigkeit/Weisheit, anhaftungsfreie Liebe, Mitgefühl, Großzügigkeit, Geduld und enthusiastisches/freudiges Bemühen gegen die konflikterzeugenden Emotionen wie Unwissenheit/Ignoranz, Anhaftung/Gier und Hass geschärft und zur Vollendung gebracht. Ein wichtiger Mechanismus liegt in der Erzeugung von inneren Gegenläufern bestehend aus Haltung, Einstellung, Qualitäten bzw. Persönlichkeitseigenschaften, die wiederum bestimmte funktionale Regulationsmechanismen bedingen. Hauptausgangspunkt ist nicht mehr die stete Stärkung und Rückversicherung der eigenen, egoistisch gefärbten selbstbezogenen Position, oft verknüpft mit einer (unbewussten) Angst: im Sinne der oben beschriebenen Ignoranz, sich selbst für das zu halten, als was wir uns konventional gesehen wahrnehmen, nämlich beständig, kohärent, aus uns selbst heraus existent zu sein, zum Beispiel »Ich bin und bleibe Anna«. Stattdessen erfolgt vielmehr eine – wenn auch im Prozess des Übens befindlich – stärkere Bezugnahme zu einer relativen Sichtweise, die das Abhängige Entstehen inkludiert und bei der das Aushalten von Unsicherheiten, Ungewissheiten und der Veränderungen auf Basis des sich Vertrautwerdens mit den oben beschriebenen guten Qualitäten zunehmend möglich wird. Mit der Schärfung der unterscheidenden Wahrnehmung ändern sich die Haltung und Einstellung zu den inneren emotionalen und kognitiven Erfahrungsräumen, die weniger eng, stabil, dogmatisch, fest usw. aufgenommen werden. Sie verlieren damit ihre Macht, Einfluss auf unsere Entscheidungen und Handlungen auf körperlicher, sprachlicher und psychischer Ebene zu nehmen.

Vor dem wissenschaftlichen Hintergrund werden daran anknüpfend verschiedene Mechanismen diskutiert: Einer der früheren Ansätze ist die Erforschung von Entspannungsreaktionen infolge von Meditation (vgl. Transzendentale Meditation in ihren Forschungsanfängen und auch die entwickelte Benson-Methode in bzw. auf www.tm.org und Benson, 1976). Achtsamkeitsbasierte und andere Meditationsformen werden häufig fälschlicherweise zu Entspannungstechniken gezählt. Achtsamkeit beinhaltet jedoch keine Suggestivanleitung, sich körperlich zu entspannen, so dass damit beispielsweise bezweckt würde, einem bestehenden Schmerz entgegenzuwirken. Sicherlich mag sich das Schmerzempfinden und die Schmerzwahrnehmung ändern – jedoch infolge eines nichtwertenden Annehmens –, womit jedenfalls teilweise eine innere Gelassenheit und auch eine Entspannung einhergehen. Es ist aber vielmehr eine Entspannung, die sich darauf bezieht, sich weniger auf den Schmerz zu fixieren und diesen unbedingt weghaben zu wollen. Die Entspannung hängt also im ersten Schritt damit zusammen, nicht mehr gegen den Schmerz ankämpfen zu müssen. Damit ist keine Resignation gemeint, sondern vielmehr das Ablegen eines inneren Gedrängtseins. In der Folge ist eine muskuläre Entspannung wahrscheinlicher.

Darüber hinaus hängt eine Entspannungsreaktion als Begleitbedingung von der Meditationstechnik und vom Übungsgrad ab. Eine Anfängerin, die sich erstmalig in Achtsamkeit übt, wird sich in der Regel mit einigen Strapazen und

Anstrengungen konfrontieren müssen, die jedoch infolge einer kontinuierlichen Praxis weniger werden (vgl. Ruhiges Verweilen, Kap. 1.2). Außerdem gibt es auch Meditationsarten, die keine physiologische Runterregulation beinhalten, sondern im Gegenteil eher aktivieren. Weiter gibt es Hinweise, dass Entspannung nicht *der* zentrale Wirkmechanismus ist (Sedlmeier et al., 2012).

Allerdings könnte man auch von der Perspektive ausgehen, dass Meditation in ihren Wirkweisen auf Entspannung als Teilaspekt beruht. Es könnte sich um eine Art physiologische Grundvoraussetzung handeln, um überhaupt übergeordnete Ziele wie etwa Befreiung oder Erleuchtung erreichen zu können, die im buddhistischen Ansatz beispielsweise angestrebt werden – was beim Thema der Mitgefühlspraxis im weiteren Verlauf noch näher ausgeführt wird. Allerdings zeigt die Forschung mittels EEG-Ableitungen, dass Alphawellen eine Art Entspannung anzeigen, während bei starker Aufmerksamkeitsfokussierung eher schnellere Schwingungsfrequenzen von 30 bis 80 Hertz und damit Gammawellen gemessen werden können: Meditierende beschreiben häufig ein Maß innerer Entspannung bei gleichzeitiger Abwesenheit von Schläfrigkeit bzw. ein erhöhtes Maß an Wachsamkeit. Dies legt nahe, differenziert zu erläutern, was »sich entspannen« genau beinhaltet – auf der Couch dösen oder einen inneren Zustand der Klarheit erzeugen?

Im Rahmen der wissenschaftlichen Erforschung von Wirkmechanismen sind aktuell vor allem experimentelle, psychobiologische und neurowissenschaftliche Studien dominierend. Aufgrund des vermeintlich leichteren Zugangs werden in erster Linie Aufmerksamkeitsprozesse bzw. *mindwandering* (»tagträumen«[15]) als Gegenvariante oder exemplarische Form der *Un*-Achtsamkeit untersucht (Jha, Krompinger u. Baime, 2007).

Wie aus dem Zitat von William James hervorgeht, wird der Steuerung von Aufmerksamkeit schon lange eine große Bedeutung beigemessen: »Die Fähigkeit, die umherschweifende Aufmerksamkeit willentlich immer wieder zurückzuholen, ist die eigentliche Grundlage von Urteilskraft, Charakter und Willensstärke« (James, 1890; eigene Übers.). *Wie* man allerdings lernt, die Aufmerksamkeit zu regulieren, wird sogar meist nicht einmal im Bildungskontext Schule vermittelt. Stattdessen werden Kinder wiederholt einfach dazu aufgefordert, sich zu konzentrieren und nicht ablenken zu lassen (vgl. SEEL, Kap. 4.3).

---

15 Bisher existiert auch bei diesem psychologischen Konstrukt keine einheitliche Definition – man könnte sagen, dass damit die reizunspezifischen/reizungebundenen gedanklichen und emotionalen Vorgänge beschrieben werden können.

Infolge von Achtsamkeitsmeditation oder Atemfokussierung zeigen sich verbesserte Aufmerksamkeitsleistungen bei verschiedenen experimentellen Aufgaben, wie der visuellen Aufmerksamkeit, flexiblere, effektivere und präzisere Aufmerksamkeitsverarbeitung, beispielsweise beim Erkennen zweideutiger, visueller Kippbilder oder eine geringere Ablenkung durch Störreize (Hodgins u. Adair, 2010). Bei Studien zur selektiven Aufmerksamkeit konnte jedoch gezeigt werden, dass sich die selektive Aufmerksamkeit zwar verbessert (die Instruktion ein bestimmtes Objekt zu fokussieren oder gezielt einen Informationsvorgang beachtend zu verarbeiten), jedoch die Fehlerrate, Störvariablen wahrzunehmen, nicht besser ausfällt als bei einer Vergleichsgruppe von Nichtmeditierenden. Ein klassisches Experiment ist das sogenannte Gorillaexperiment (Simons u. Chabris, 1999; siehe z. B. https://www.youtube.com/watch?v=vJG698U2Mvo): Die Teilnehmer werden dazu aufgefordert, in einem Film von Ballspielern die Pässe des Teams mit weißen Trikots fehlerlos zu zählen. Währenddessen läuft eine Person im Gorillakostüm durch das Spielfeld, hält kurz an, schlägt sich in der Frontalansicht wie ein Gorilla auf die Brust und verschwindet wieder aus dem Blickfeld. Im Anschluss daran werden die Teilnehmer*innen gefragt, wie viele Pässe sie gezählt und schließlich, ob sie den Gorilla gesehen haben. Die Fehlerquote bei Meditierenden ist besser, sie haben meist die Anzahl der Pässe richtig gezählt, jedoch sehen sie den Gorilla nicht häufiger als die Vergleichsgruppe von Nichtmeditierenden (Hodgins u. Adair, 2010).

Im Sinne der fokussierten Aufmerksamkeit, also das, was bei der Atemachtsamkeit geschult wird, beruht dies wie erwartet auf einer Stärkung der Inhibitionsfähigkeit. Die gezielte Aufmerksamkeitssteuerung auf ein gewähltes Objekt (Atem, Pässe zählen etc.) ist dabei eine Seite, während das gleichzeitige Ausblenden von unwichtigen oder Störreizen die andere Seite darstellt – beides eingebettet in den Kontext einer Metakognition, der Stärkung des*r »inneren Beobachter*in« sozusagen. Dies ist also eine Aufmerksamkeitsregulation, die bei der mittel- und längerfristigen Meditation einen selbstwirksamen (anfänglich mühevollen) Einsatz von Gegensteuerungsmaßnahmen beinhaltet, nämlich auch unter monotonen Bedingungen aktiv gegen Trägheit/Schläfrigkeit einerseits und gegen Unruhe/Erregtheit andererseits entgegenzuwirken, um das gewählte Objekt der Achtsamkeitsmeditation nicht zu verlieren oder zu vergessen.

So wie Jon Kabat-Zinn es im Rahmen seines MBSR-Programms beschreibt, ist ein wesentlicher Mechanismus der inneren und äußeren De-Automatisierung zuzuschreiben. Er beschreibt es als dem Autopiloten-Modus etwas entgegenzusetzen durch bewusste, wache Wahrnehmung und Präsenz: beobachten, sich von Ablenkungsreizen lösen, die Aufmerksamkeit zurückbringen.

Der Automatismus, den wir uns im Verlauf verschiedener, biografischer Lernerfahrungen angeeignet haben, ist evolutionär gesehen durchaus sinnvoll. Es liegt

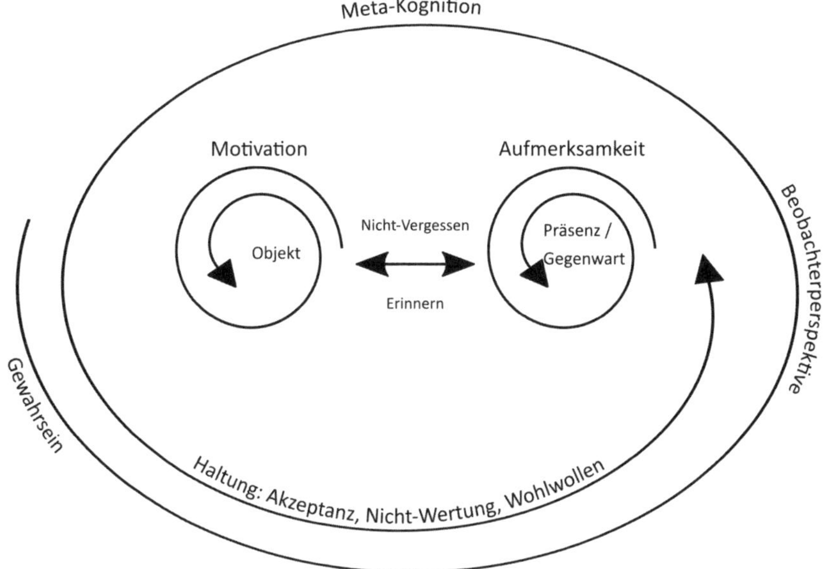

Abbildung 3: Der Prozess der Achtsamkeit und seiner Elemente

darin eine Art der Komplexitätsreduktion, bei der wir nicht immer wieder alte – und teils auch neue bei hohen Ähnlichkeitsanteilen mit schon bekannten – Reize und Verhaltensvorgänge bewusst und damit »langsamer« einordnen und steuern müssten (vgl. im weiteren Verlauf Systemtheorie/Ordner bzw. Musterbildung in Kap. 2.1.5). Im Gegenteil, die Lernerfahrung beruht auf der Selektion von äußeren und inneren Reizgefügen, so dass die Aufmerksamkeit für vermeintlich »wichtigere« Dinge zur Verfügung steht.

Wenn ich beispielsweise die letzten fünf Minuten beim Autofahren rekapituliere, dann kann ich nicht mehr genau sagen, welche einzelnen Handgriffe ich in die Tat umgesetzt habe (schalten, Kupplung treten, Lenkrad bedienen etc.), um in die Parklücke zu kommen. Stattdessen habe ich aufmerksam einer Dokumentation im Radio gelauscht. Die Reiz-Reaktions-Verknüpfung ist dabei derart vollautomatisch, dass dem Akteur/der Akteurin die in der Reaktionskette enthaltenen Verbindungen von Gefühlen, Gedanken und gezeigten Verhalten (körperlich, sprachlich) nicht mehr bewusst sind. Die Steuerungsmöglichkeit geht damit ein Stück weit verloren.

In der Achtsamkeitsmeditation – insbesondere bei der Variante des offenen Gewahrseins – ist die direkte Sinneserfahrung maßgeblich, die selektions- und interpretationsfrei wahrgenommen werden soll. In einem zweiten Schritt soll schließlich – im Sinne des Metagewahrseins – nicht bewertet werden. Eine Sinneserfahrung (dazu zählen bereits angedeutet auch kognitive Inhalte wie Gedanken – zumindest im buddhistischen Kontext) wird primär als angenehm, unangenehm oder eher neutral wahrgenommen, führt dann aber im üblichen Alltagsbewusstsein zu einer automatischen Reaktion, je nachdem wie die dazwischenliegenden Interpretationen ausgefallen sind. Die Sinneserfahrung enthält damit quasi eine Art Aufforderungscharakter, etwas zu sagen oder etwas anderes daraufhin zu tun. Spüre ich beim Sitzen einen Schmerz im Rücken, beinhaltet das sofort und »ungefragt«, die Haltung zu verändern oder aufzustehen. Verbunden mit dem Metagewahrsein oder einer Art »neutralen«, offenen, nichtwertenden Beobachterperspektive, die bewusst dieses Geschehen reflektiert, kann ich die Reaktion steuern – gezielt und bewusst die Haltung ändern oder die Schmerzerfahrung beobachten und schauen, was sich im zeitlichen Gefüge verändert (vgl. Abbildung 3).

Neurowissenschaftlich begründet wird ein Modell, das die Achtsamkeitsforscherin Britta Hölzel mit Kollegen vorgelegt hat. Es beinhaltet die Teilaspekte Aufmerksamkeitskontrolle, Selbstwahrnehmung und Emotionsregulation – drei Glieder, die Selbstregulation (mit-)bedingen (Tang, Hölzel u. Posner, 2015). Die Aufmerksamkeit wird auf das gegenwärtige Erleben, zum Beispiel des Atems, gerichtet und damit kontrolliert (Inhibition, sich nicht ablenken zu lassen, nicht schläfrig zu werden, sich gleichzeitig einer Ablenkung und des Abschweifens gewahr sein, den gewählten Fokus wieder ansteuern, die Aufmerksamkeit darauf gerichtet halten). Darin enthalten ist ein Körperbewusstsein, welches alle sensorischen Erfahrungen im gegenwärtigen Moment betrifft. Die Regulation emotionaler Erfahrungen besteht in einem offenen (nichtwertenden) Haltenkönnen (vgl. *Containing* nach Bion, z. B. in Crepaldi, 2018), manchmal ein Aushalten beispielsweise einer unangenehmen Erfahrung. Die Akzeptanz, die man dafür aufbringen muss, um sich der Konfrontation auszusetzen, beinhaltet schon eine Art Adaption – der eine Neubewertung zugrunde liegt. In dem Prozesscharakter dieser Erfahrung tritt schließlich zutage, dass sich die emotionale Färbung und/oder die Intensität verändert, so dass ein (ggf. konditioniertes) Verhalten nicht mehr gezeigt wird (werden muss). Dies wiederum verstärkt die Fähigkeit der (Di-)Stresstoleranz, das (Aus-)Halten-Können. Verbunden mit den beiden anderen Elementen wird die Selbstwahrnehmung gesteigert. Das heißt, dass durch eine Art Entzerrung der einzelnen Teilprozesse die veränderliche Natur von körperlich-sensorischen, emotionalen und kognitiven Erfahrungen wahrnehmbar wird, die wiederum die Basis der Selbstidentifikation verändert.

Dieser letztgenannte Aspekt lässt sich sehr gut durch das Wirkmodell der Achtsamkeit von Shapiro und Kollegen (2006) weiter vertiefen (vgl. dazu auch die Darstellung des Achtsamkeitsprozesses in Abbildung 3): Neben der üblichen Benennung von Aufmerksamkeit und Haltung kommt hier das Element der Intention noch dazu. Ausformuliert wird die Aufmerksamkeitskontrolle bzw. -steuerung im Sinne von Vigilanz, Inhibition und der *Shift*-Optionen. Die akzeptierende, nichtwertende, offene und neugierige Haltung wird ergänzt durch Aspekte des Wohlwollens und der Freundlichkeit, die es neben anderen Faktoren ermöglichen, die Disstresstoleranz aufzubringen – also durch die Einsicht in die vergängliche, wandelbare Natur der Dinge und inneren Zustände. Mit dem Element der Intention wird schließlich ausgeführt, inwiefern erst die Motivation zu Beginn, in der Mitte und am Ende eine wichtige Rolle für die Erfahrungen und Zielmöglichkeiten spielt – anders ausgedrückt ist in diesem dynamischen Prozess die Motivation die kontextuelle Einbettung in (selbstgenerierte) Sinnzusammenhänge.

Diese drei Elemente interagieren mit ihren jeweiligen Subelementen in einem dynamischen Prozess. Mit der Konfrontation (teils als Exposition bezeichnet) und dem Gegensteuern von Widerstand und ausweichenden Abwehrprozessen und der Klärung und Bindung an eigene Werte entsteht eine kognitive, emotionale und behaviorale Flexibilität, die ihrerseits wiederum eine adaptive, dynamische und funktionale Selbstregulation ermöglicht. Der Prozess wird von Shapiro und Kollegen (2006) als ein Metamechanismus bezeichnet, den sie *Re-Perceiving* nennen und der eine grundlegende Perspektivenveränderung beinhaltet. Von anderen Autor*innen wird in diesem Zusammenhang auch häufig von *Dis-Identifikation* gesprochen – sich nicht mehr mit den Bewusstseinsinhalten identifizieren zu müssen – oder von *De-Zentrierung*, als ein Heraustreten aus der Erfahrung als Zentralitätserfahrung. Wieder andere sprechen von *De-Automatisierung* – der Aufhebung eines automatisierten inneren Reiz-Reaktions-Ablaufs, der Gefühle und Gedanken mitbedingt. Manchmal ist auch von *De-tachment* bzw. von Ablösung/Abtrennung die Rede im Sinne einer Erweiterung des Aufmerksamkeitsraums durch Gewinnung eines inneren Abstandes.

Zentral ist schließlich insgesamt die Eingebundenheit in einen Entwicklungsprozess. Wie alle kontemplativen Verfahren beruht die Achtsamkeitspraxis auch auf einer kontinuierlichen, stetigen Praxis. Je nachdem, ob wir es mit Noviz*innen oder sehr erfahrenen Meditationsmeister*innen zu tun haben, werden unterschiedliche hirnphysiologische Korrelate sichtbar. Dies liegt in dem unterschiedlichen Grad an aufzubringender Anstrengung begründet: Für eine Anfängerin mag eine Achtsamkeitsmeditation mit viel Mühe verbunden sein, während im Verlauf einer kontinuierlichen Achtsamkeitspraxis das Maß an Anstrengung nicht nur subjektiv abnimmt, sondern sich auch in den hirnphysiologischen Korrelaten unterschiedlich aktiver Hirnareale niederschlägt.

Während eine stärkere präfrontale Kontrolle und höherer Cortex-Strukturen aktiviert sind, wenn wir zum Beispiel die Aufmerksamkeit stärker beeinflussend steuern müssen (bei gleichzeitiger weniger starken Aktivität von Default-Mode-Network-Strukturen verknüpft mit der Amygdala), ist dies bei erfahrenen Meditierenden nicht mehr der Fall; eine stärkere Konnektivität wird sichtbar unter erneuter Aktivierung der Netzwerke der Amygdala (Brewer et al., 2011).

1.4 Mitgefühl im wissenschaftlichen Kontext und als säkulares Übungsprogramm – mehr als »mit anderen fühlen«

Obwohl Achtsamkeit als ein hochaktueller Trend in der Öffentlichkeit sicherlich noch deutlich weiterverbreitet ist als Mitgefühl, so übersteigt die Anzahl von 1.900 veröffentlichten wissenschaftlichen Publikationen mit dem Suchbegriff *»compassion«* bereits im Jahr 2018 die Zahl der Arbeiten, die vor allem Achtsamkeit beforschten (PubMed, 2019a). Dies scheint ein zunehmendes Interesse widerzuspiegeln, das sich in den kommenden Jahren vermutlich noch steigern wird. Woran könnte das liegen? Allein der Begriff vermittelt bereits, dass anders als bei Achtsamkeit das Emotionale und auch das Soziale expliziter einfließen – zwei wesentliche Aspekte, die dem Menschen Lebensqualität und Wohlbefinden schenken.

1.4.1 Ausgangsbedingung Teil 1: Bindung, Motiv und Intersubjektivität

Menschen sind soziale Wesen. Ohne in einen sozialen Kontext eingebunden zu sein, würde ein Mensch nicht überleben. Das wissen wir spätestens seit Bowlbys Bindungstheorie und -forschung (Bowlby, 2005), welche aus Beobachtungen zu Trennungssituationen bzw. aus Verhältnissen nicht vorhandener, dauerhafter und warmer Beziehungen zwischen Kind und Bezugsperson und ihrer jeweiligen Folgen für die Entwicklung von Psychopathologien entstanden. Bei *Bindung* geht es um die Verbindung zwischen Kind und Mutter (oder eben einer äquivalenten Bezugsperson), welche sich in den ersten Lebensjahren entwickelt (Bowlby, 1982) und schließlich über die reale Beziehungssituation hinaus ein Gefühl von Sicherheit ermöglicht (vgl. weiterführende Arbeiten von Ainsworth, 1978; Ainsworth, Blehar, Waters u. Wall, 2005). Die Schutz- und Sicherheitssuche scheint dabei ein wichtiges, grundlegendes Motiv zu sein, das sich bis zur Hierarchisierung wichtiger und weniger wichtigen Bindungspersonen auswirkt, was wiederum darin mündet, dass primäre Bindungspersonen in einer potenziellen oder realen Gefahren- oder Bedrohungssituation eine Beruhigung eher ermöglichen als sekundäre (vgl. die Übersichtsarbeit von Strauß, 2014).

Wenn wir an dieser Stelle von Motiven sprechen, könnte der Bogen auch weiter hin zu grundlegenden, überlebenssichernden Bedürfnissen als ebensolche Motive gespannt werden: Gemäß Maslow gibt es eine hierarchische Struktur von menschlichen Bedürfnissen nach physiologischer Unversehrtheit (Atmen, Essen, Trinken, Sexualität, Schlafen, Homöostase, Ausscheidung), nach Sicherheit (von Körper, Gesundheit, Familie, Ressourcen etc.), nach Liebe und Zugehörigkeit (Familie, Freundschaft, sexuelle Intimität), nach Wertschätzung (bezogen auf den Selbstwert, das Selbstvertrauen, den Respekt anderer und gegenüber anderen etc.) sowie an der Spitze stehend nach Selbstaktualisierung (Moralität, Kreativität, Spontanität etc.) (Maslow, 2017).

Zu Beginn gewährleisten die primären Bezugspersonen in bestmöglicher Weise die physiologische Unversehrtheit, aber auch die nach Sicherheit und Liebe. Bindung, Zugehörigkeit. Der Aufbau bzw. Erhalt bedeutungsvoller Beziehungen sind für Menschen fundamental für Gesundheit und Wohlbefinden. Von Seiten einer bedürftigen Person erscheint es logisch, also überlebenssichernd, sich an einen fürsorglichen Menschen zu binden, insbesondere da der Mensch nicht wie andere Arten von Geburt an auf sich allein gestellt überleben kann (Baumeister u. Leary, 1995; Brown, Nesse, Vinokur u. Smith, 2003; Holt-Lunstad, Smith u. Layton, 2010; Robles, Slatcher, Trombello u. McGinn, 2014).

Es stellt sich die Frage, was umgekehrt das Motiv sein könnte, einer mir gegenüber in einer schwächeren Position befindlichen Person Fürsorge zu zeigen, und dies meist unter relativ hohen Anstrengungsbedingungen. Mit der Intersubjektivitätswende in der klinisch-psychologischen bzw. entwicklungspsychologischen Forschung zeigt sich, dass grundlegende psychologische Prinzipien erst im Angesicht eines Gegenübers erlernt werden. Nicht nur, sich im Laufe der Entwicklung als Einheit und schließlich als etwas »Verschiedenes« und damit von der Mutter »Getrenntes« zu erleben, ist eine wichtige Grundlage der Ausbildung des Selbst und der persönlichen Integrität. Auch wird dabei die Entstehung des Selbst im sozialen Kontext als Selbst- und Weltbild mit ihren ganz eigenen Regeln erfahren, internalisiert und schließlich im Verlauf zur Lebensbewältigung genutzt. Die Selbst- und spezifischer die Emotionsregulation, die Art und Weise, sich in der Konfrontation mit Veränderungen und damit mit Unsicherheiten (aufgrund des Neuheitswertes eines Reizes, einer Situation) wieder in ein inneres, bewältigbares Gleichgewicht zu bringen, hängt auch von diesen frühen sozialen Lernkontexten ab – bis hin zur Ausbildung von Wertesystemen und einer Art von Selbstaktualisierung (siehe z. B. Maslow, 2020).

1.4.2 Ausgangsbedingung Teil 2: Evolutionäres Motiv

Die Funktionalität der sozialen Einbettung des Menschen geht zurück bis zur Evolutionstheorie. Kommen wir also wieder zur Frage, warum ein Mensch einen anderen unterstützen sollte, insbesondere wenn sich der andere in einer schwächeren Position befindet und von seinem Gegenüber abhängig ist: Warum sollte die Mutter ihr Baby versorgen, was hat sie davon? Anders als allseits bekannt, ist es nicht »the survival of the fittest« allein, wie Darwin meist zitiert wird, um unter anderem die evolutionäre Fortentwicklung zu beschreiben und zu erklären. Vielmehr leistet unser Kooperationsverhalten eine Überlebenschance (Hare, 2017; Nowak, 2013; Tomasello u. Vaish, 2013), zu der ein einzelnes Individuum nie imstande wäre. Auch wenn wir heute nicht mehr in der Gemeinschaft ein Mammut erlegen müssen, so gibt es viele Bereiche, in denen sich Menschen kooperationsbereit bis hin zum Altruismus verhalten, also zugunsten eines anderen ohne besonderen Eigennutzen oder sogar sich selbst Gefahren aussetzend. Man könnte quasi von einem qualitativen Sprung ausgehen, bei dem es mir zwar im Einzelfall nicht von Nutzen zu sein scheint, mich für eine andere Person helfend einzusetzen, mir jedoch im (mehr oder weniger bewussten) Kollektivverständnis doch von Vorteil sein könnte, um so »meiner« Gemeinschaft – und darüber hinaus meiner Art – zum Überleben insgesamt zu verhelfen.

1.4.3 Ausgangsbedingung Teil 3: *In-* vs. *Out-Group* – oder wer gehört dazu?

Wie wir später noch sehen werden, spielen in diesem Bedeutungszusammenhang Identifikations- und Zugehörigkeitsprozesse eine besonders wichtige Rolle. Ein Verhalten, das eine Gruppe bevorteilt, zeigen Individuen besonders dann, wenn es um Mitglieder der *In-Group* im Unterschied zu solchen der *Out-Group* geht; dies konnte bereits bei Kleinkindern im vorsprachlichen Alter gezeigt werden (Jordan, McAuliffe u. Warneken, 2014). Auch dabei scheint es plausibel zu argumentieren, dass diese Kategorisierung aus einem physiologischen Unversehrtheits- und Sicherheitsbedürfnis heraus naheliegt. Die Frage ist, wer dazugehört und was die entscheidenden Kriterien für die Auswahl sind. In welcher Hinsicht unterliegen diese Kriterien Veränderungen? Was könnte mich dazu verleiten, einen anderen Menschen, der mir fern ist, als nah zu empfinden? Warum verdient jemand, der anscheinend der *Out-Group* angehört, sich also in manchen oder einigen Eigenschaften von mir unterscheidet – aber doch eben aufgrund allein unserer gemeinsamen Menschlichkeit –, meine Freundlichkeit, mein Wohlwollen und auch meine Fürsorglichkeit? Da eine solche Haltung Verhaltensweisen ermöglicht, von denen ich fortfolgend selbst eher profitiere? Was heißt das genau, bestehen hier Zweifel?

1.4.4 Mitgefühl: »Mögen alle fühlenden Wesen frei sein von Leid und den Ursachen des Leids«

In der Beziehungsgestaltung zu sich und anderen ist Mitgefühl eine angeborene, natürlich vorzufindende Qualität. Eine Mutter, die ihr Kind auf ganz natürliche Weise, zärtlich, liebevoll und mitfühlend umsorgt, ohne dabei Kosten und Mühen zu scheuen, ist dafür das beste Beispiel. Obwohl das Wort *Mitgefühl* den Anschein erweckt, es handle sich ausschließlich um ein subjektives Gefühl (also nur ein Aspekt einer Emotion), das in der Begegnung und Resonanz mit einer anderen Person entstehe, so ist das doch weit gefehlt. Sowohl die klassisch-buddhistischen Texte als auch die aktuelle Forschung zeigen Versuche einer differenzierten Darlegung – allen voran die Abhebung von anderen Konstrukten wie *Gefühlsansteckung, Empathie, Theory of Mind*[16], *Mentalisierung* bis hin zu *Mitleid.*

Es herrscht einige Verwirrung in der Verwendung der Begriffe, je nach Fachbereich und selbst in gleichen Fachbereichen werden unterschiedliche Begriffe für ähnliche oder gar für gleiche Sachverhalte verwendet, oft bleibt eine einleitende Erläuterung aus, was das Verständnis für die Leserin, den Leser erschwert.

Empathie und Gefühlsansteckung: Empathie beschreibt, sich in die Gefühle eines anderen einzufühlen und damit den emotionalen Gehalt zu verstehen, den der andere erlebt (Batson, 2009; 2011). Das Gefühl des anderen kann dabei unmittelbar wahrgenommen, aber auch nur vorgestellt oder erschlossen worden sein. Es verbleibt als ein bestimmtes Gefühl des anderen und wird nicht zum eigenen Gefühl. Der*die Beobachter*in versteht, dass das Gefühl im Grunde beim anderen, bei der anderen verortet ist (Bischof-Koehler, 1994).

Bei der *Gefühlsansteckung* hingegen wird ein emotionaler Zustand eines anderen wahrgenommen und allein diese Wahrnehmung führt zur Induktion des ebengleichen Gefühls bei einem selbst – was bereits bei Kleinkindern unter einem Jahr beobachtet werden kann. Diese Tatsache deutet daraufhin, dass ein Verstehen und Nachvollziehen dafür nicht nötig ist – es also soziale Kognitionsprozesse nicht ausreichend erklären könnte. Gefühlsansteckung ist im Grunde eine entwicklungsbedingte Notwendigkeit für Bindungsprozesse zwischen dem Säugling und der ersten Bezugsperson. Gleichzeitig dient es als Grundlage der Nachahmung – auch von sozialen Verhaltensweisen.

16 Für eine ausführliche Beschreibung der Historie zu *Theory of Mind* siehe Kumazaki, 2016.

Manche Autor*innen legen nahe, eine kognitive von einer emotionalen Komponente der Empathie zu unterscheiden. Während *kognitive Empathie* lediglich umschreibt, den Gefühlszustand des anderen zu verstehen, so handelt es sich bei der *emotionalen Empathie* um ein emotionales Mitschwingen oder eine emotionale Resonanz, selbst wenn das »ursprüngliche« Gefühl zum anderen gehört bzw. beim anderen eine auslösende und kontextuelle Rahmenbedingung vorlag (Powell u. Roberts, 2017). Bedeutsam dabei ist, dass beide Varianten der Empathie unabhängig von der emotionalen Färbung in Richtung positiv oder negativ stattfinden können. Für die Empathie braucht es die Fähigkeit der Selbstobjektivierung als Ich-/Selbst-Andere-Unterscheidung (ca. ab 24+ Monaten), um zu verstehen, dass das Gefühl im eigentlichen Sinne zum anderen gehört.

Theory of Mind und Mentalisierung: Mit der Perspektivenübernahme im Sinne von *Theory of Mind* wird die kognitive Komponente noch expliziter erläutert: verstehen, was einen anderen antreibt oder was etwa die emotionale Färbung in Gang gebracht hat (erst ab ca. vier bis fünf Jahren). Das Sich-Hineindenken in andere, ihre Bedürfnisse und Absichten zu vermuten, aber auch einem beobachtbaren Verhalten mentale, psychische Zustände zuzuschreiben oder ableitend zu interpretieren sowie die Meinung eines anderen von der eigenen zu unterscheiden und letztlich über eigene kognitive Abläufe selbst nachdenken zu können, ist dabei der inhaltliche Beschreibungshorizont.

In mancher Literatur werden Spiegelneurone als die neuronale Grundlage verstanden, abgeleitet aus der Erkenntnis, dass beobachtete Handlungen zu genau gleichen Aktivitätsmustern bestimmter Handlungsneurone führen, selbst wenn die Handlung nicht ausgeführt wird (Gallese, 2001; Gallese, Fadiga, Fogassi u. Rizzolatti, 1996; Rizzolatti, Fadiga, Gallese u. Fogassi, 1996). Das Gleiche gilt für die Beobachtung von Schmerz bzw. wenn man jemanden beobachtet, der Schmerzen erfährt (Singer u. Frith, 2005). Spiegelneurone gelten als Grundlage für das wechselseitige Interaktionsgefüge zwischen Säuglingen/Kleinkindern und ersten Bezugspersonen, was zum Verstehen des Ich/Selbst und der Welt wesentlich beiträgt. Empathie und Bindungsfähigkeit korrelieren grundsätzlich positiv miteinander; sicher gebundene Personen sind eher in der Lage, sich in andere einzufühlen und flexibler den emotionalen Zustand eines anderen zu erkennen und darauf zu reagieren (siehe z. B. Rapp, 2012).

Während der *Theory-of-Mind*-Ansatz (Premack u. Woodruff, 1978) einige Gemeinsamkeiten mit dem Konzept der *Mentalisierung* aufweist, so unterscheiden sich diese vermutlich vor allem in der Ausarbeitung der emotionalen vs. kognitiven Aspekte. Über die (kognitive) Perspektivenübernahme hinaus wird bei der Mentalisierung vor allem auf der Basis der empirischen Evidenz zur Bindungsforschung herausgearbeitet, inwiefern ein Mensch die Fähigkeit entwickelt hat, innere Repräsentanzen mentaler-psychischer Zustände von sich selbst und anderen zu entwickeln und in sich zu tragen – vor dem Hintergrund einer Selbst-Objekt-Differenzierungsfähigkeit (Fonagy u. Target, 2007). Wie bereits im Zusammenhang mit der Intersubjektivitätswende angedeutet, spielen die frühen Interaktionen und Beziehungserfahrungen mit den ersten Bezugspersonen eine bedeutende Rolle: Je nachdem, wie feinfühlig die Bezugsperson in der Lage ist, den emotionalen Zustand des Kindes zu spiegeln, zu halten (vgl. *containing* nach Bion, in Cartwright, 2010) und gleichzeitig abgemildert (beruhigend, tröstend etc.) zurückzugeben und damit eine Art Co-Regulation anzubieten, kann das Kind innere primäre und sekundäre Repräsentanzen in sich aufnehmen. Mit der zunehmenden Fähigkeit der Symbolisierung und der Eigenregulation (Ich-/Selbst-Trennung; Subjekt–Objekt) von Handlungen etc. werden Affekte als eigene erkannt, können differenziert werden und auch über die zunehmende Symbolisierungsfähigkeit (selbst) reguliert werden. Auch die Differenzierung von Real- und Fantasiewelt wird über diesen intersubjektiven Kommunikationsprozess zunehmend trennbar(er) für das Kleinkind, wobei die Fähigkeit zur Mentalisierung dabei hilft zu erkennen, dass die eigene Perspektive nicht zwangsläufig mit der des Gegenübers deckungsgleich ist. Stattdessen können die Unterschiede erkannt und trotz des Unterschiedes die Perspektive des anderen eingenommen werden. Die Fähigkeit zur Mentalisierung ermöglicht, das eigene und das Verhalten anderer in einen Bedeutungs- und Sinnzusammenhang einzubetten. Durch Probehandlungen im Denken, durch (Selbst-)Reflexion entsteht die Fähigkeit zur Regulation von Emotionen und schließlich auch von Handlungsimpulsen.

Die Empathiefähigkeit ist angeboren – also auf den emotionalen Ausdruck eines sozialen Wesens zu reagieren, genauso wie jeder Mensch bis zu einem gewissen Grad in der Lage ist zu mentalisieren, also internale Repräsentationen zu entwickeln, was und warum sein Gegenüber bestimmte Erfahrungen gemacht hat. Das Ausmaß kann jedoch erheblich variieren, ist aber durch gezielte Interventionen bis zu einem gewissen Grad trainier- und steigerbar (vgl. Strukturachse der OPD in: Arbeitskreis OPD, 2006).

Mitleid versus Mitgefühl: Im deutschen Sprachgebrauch wird neben der Verwechslung dieser Begriffe vor allem *Mitleid* mit *Mitgefühl* gleichgesetzt. Mitleid ist jedoch – im Grunde wie der Begriff schon vermittelt – eine empathische, gefühlte Anteilnahme am Schmerz oder Leid eines anderen. Allerdings mit zwei wesentlichen Unterschieden zu Mitgefühl: Erstens basiert es auf einer mindestens Teilidentifikation mit der Person, die das Leiden erfährt. Zweitens erfolgt eine Art Eingenommensein von dem negativen Zustand ohne eine (vorausschauende, antizipatorische) aktive Veränderungs- bzw. Lösungsidee. Der empa thische Disstress, der im Grunde ein Synonym für Mitleid ist, bezeichnet infolge der ohnmächtigen, teils entgrenzten Erfahrung eine Intoleranz gegenüber diesem aversiven Erleben. Dieses wird durch eine Unsicherheits- und Stressreaktion verstärkt, mit der Folge, nichts *mehr* zu wollen, als dieser inneren Situation zu entfliehen und sich damit in der weiteren Folge von den leidvollen Erfahrungen anderer distanzieren und schützen zu wollen (vgl. professionelle, aber »kühle« Distanz zu Klient*innen oder Patient*innen in verschiedenen helfenden Berufen; vgl. auch Burn-out und Sekundärtraumatisierung bei Psychotherapeut*innen). Mitleid oder empathischer Disstress ist gekennzeichnet von einer Art Kreisen um sich selbst: Der Fokus liegt auf der eigenen Befindlichkeit. Mit den zunehmend aversiven, negativen emotionalen Zuständen erfolgt eine soziale Isolierung, sich von anderen zurückzuziehen in der Hoffnung, auf diese Art eine Linderung zu erfahren. Anders als erhofft, treten Verlassenheits- und Einsamkeitsgefühle ein, verknüpft mit Gefühlen der Insuffizienz, Selbstunwirksamkeit oder gar Hoffnungs- und Hilflosigkeit.

Mitgefühl: Mitgefühl ist weit mehr als das und wird auch als *empathische Fürsorge* verstanden (engl. *empathic concern;* siehe Davis, 1983; Singer u. Klimecki, 2014). Es umfasst verschiedene kognitive, emotionale/affektive, motivationale und behaviorale Komponenten als eine Reaktion auf emotional leidvolle Zustände der eigenen Person (Selbstmitgefühl) oder anderer Personen (Mitgefühl für andere), ohne von diesem Leid überwältigt und damit handlungsunfähig zu werden (Feldman u. Kuyken, 2011). Wesentlich ist daher das »Wie«, die Art des Umgangs mit dem Leid – allen intuitiven Ideen zum Trotz, sich nicht etwa zu distanzieren. Interessanterweise legt die Forschung nahe, dass das Teilen von emotionalen Zuständen oder Erfahrungen *(experience sharing)* in gewissem Sinne unabhängig von empathischer Fürsorge auftritt bzw. nur schwach miteinander korrelieren (Jordan, Amir u. Bloom, 2016). Vor allem der Aspekt der Fürsorge sagt verschiedene prosoziale Verhaltensweisen voraus, wie etwa Großzügigkeit, die Bereitschaft zu spenden (Batson, 2011; Davis et al., 1999; Jordan et al., 2016). Darüber hinaus ist es die Fürsorge, nicht das emotionale Teilen, dass uns am Wohlbefinden des Einzelnen gelegen ist (Leaviss u. Uttley, 2015; Morelli, Lieberman u. Zaki, 2015).

Nach Clara Strauss und ihren Kollegen (2016) gliedert sich Mitgefühl in mindestens fünf Komponenten (vgl. Abbildung 4):

1. Zuerst braucht es ein Erkennen leidvoller Zustände.
2. Weiter entsteht ein innerer Rückhalt durch das Verständnis, dass (bestimmte, nicht alle) leidvolle Erfahrungen universell sind und zum menschlichen Dasein dazugehören, also prinzipiell unausweichlich sind wie etwa Alter, Krankheit und Tod.

3. Darüber hinaus beinhaltet Mitgefühl eine emotionale Verbundenheit, ein emotionales Mitschwingen mit der Person, die leidet.
4. Vor diesem Hintergrund gehört die Fähigkeit dazu, sich zu exponieren, sich zu konfrontieren und schließlich unangenehme oder aversive Gefühle auch tolerieren zu können.
5. Schließlich bedarf es einer Einbettung in einen motivationalen und, wenn möglich oder machbar, einen Verhaltensaspekt, zur Linderung des Leidens beitragen zu wollen bzw. aktiv dazu beizutragen.

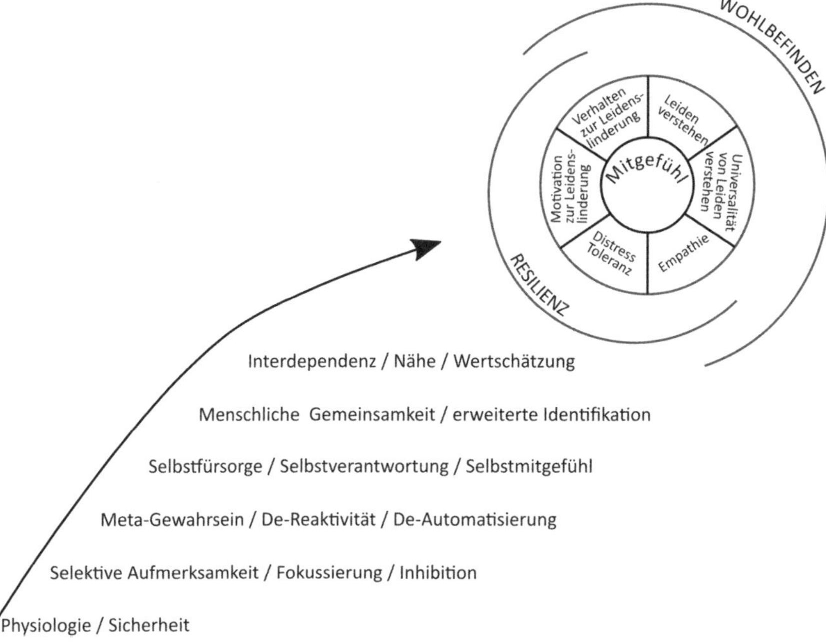

Abbildung 4: Prozessverlauf der Vertiefung von Mitgefühl für andere und seine dynamischen Elemente und Auswirkungen

Sehe ich eine Person im See ertrinken, kann ich aufgrund des Erkennens der Notlage und der Hilfebedürftigkeit ergriffen sein, so schnell wie möglich zu handeln. Die Notwendigkeit, Hilfe zu leisten, hängt davon ab, dass ich mir selbst die Ressourcen, Möglichkeiten und Fähigkeiten zuschreibe, aktiv, wirksam und effektiv prosozial zu handeln. Gleichzeitig muss ich mich auf eine Art mit der Ertrinkenden verbunden fühlen, so dass ich selbst hier und jetzt bei eben gerade dieser Person aktiv werde, und zwar trotz möglicher Anstrengungen. Mit diesem inneren Drang, zu helfen, werde ich in den See springen und das mir Mögliche tun, um die Person vor dem Ertrinken zu bewahren. In den überwiegenden Fällen gibt es weitaus weniger offensichtliche, direkte Möglichkeiten, wie ein motivationales Mitgefühl schließlich in prosozialem Handeln mündet. Im therapeutischen Setting bezieht sich der Handlungsspielraum in Richtung möglicher Veränderungen oft auf einen Perspektivenwechsel oder eine Perspektivenerweiterung und damit gekoppelt an mögliche Überzeugungs- und Einstellungsänderungen.

Der Identifikationsprozess findet nicht wie beim Mitleid mit dem Leiden selbst statt, sondern mit der Person, allerdings in einem erweiterten Sinne: Die Fürsorge, der Drang zu helfen, wird nur entstehen, wenn ich aus humanistischen Gründen (mal abgesehen vom eigenen Kind) – ob unbewusst oder bewusst – meine gemeinsame Menschlichkeit mit der anderen Person erkenne und dass wir alle nach Wohlbefinden streben und leidvolle Erfahrungen zu vermeiden trachten (Dalai Lama u. Ekman, 2008; Trautwein, Naranjo u. Schmidt, 2014). Das Gefühl der Verbundenheit selbst wirkt wie ein Katalysator, der positive Gefühle triggert und ggf. auch verstärkt und damit die inneren Ressourcen aktiviert und mir die Kraft verleiht, mich auch negativen Gefühlen auszusetzen (Salzberg, 1995; Shonin, van Gordon, Compare, Zangeneh u. Griffiths, 2015).

Der Aus- und Weitblick der möglichen, positiven Einflussnahme hängt im weitesten Sinne mit der inneren Überzeugung der vergänglichen und wandelbaren Natur leidvoller Zustände zusammen. Ein wichtiges Element ist dabei auch die Unterscheidungsfähigkeit, zu erkennen, was genau an leidvollen Erfahrungen Änderungspotenzial in sich trägt: In der Regel neigen die meisten Menschen zur Externalisierung in der Ursachen- und Problemzuschreibung. Es sind die äußeren Umstände (»der Lärm vor meiner Tür«) oder die anderen (»die schrecklichen Nachbarn, die mir das Leben zur Hölle machen«), die, wenn sie sich änderten, alles zum Besseren wandeln würden.

Diese Opferhaltung ist jedoch wenig hilfreich. Es erschwert die Veränderung aufgrund der großen Abhängigkeit, der Verantwortungsabgabe und wenigen Einflussnahme. Erst in dem Moment, in dem ich erkenne, dass ein Teil des Spielraums in meinem Aktionsradius liegt, werde ich mich zuversichtlich, selbstwirksam und handlungsfähig aktiv an Änderungsstrategien beteiligen und Wege finden, sie in die Tat umzusetzen. Die unbewusste oder bewusste Überzeugung, dass ich selbst einen positiven Nutzen daraus ziehe, sei es durch Steigerung meines Wohlbefindens indirekt und direkt verknüpft mit der Steigerung des Wohlbefindens des anderen (und damit verbunden durch Zunahme positiver Affekte) oder in anderer Form, sind dabei außerdem sehr bedeutsam.

1.4.5 Säkulare Mitgefühlsprogramme – am Beispiel des Cognitively-Based Compassion-Trainings CBCT® erläutert

Ähnlich wie bei der Achtsamkeit kann Mitgefühl im Sinne einer Persönlichkeitseigenschaft bzw. als *Trait* durch Training erweitert und vertieft werden (Brito, 2014; Germer u. Barnhofer, 2017). Derzeit existieren etwa acht bis zehn säkulare Trainingsprotokolle[17] (vgl. für eine Übersicht Kirby, Tellegen u. Steindl, 2017; Shonin, van Gordon u. Griffiths, 2014). Das achtsame Selbstmitgefühlsprogramm von Germer und Neff[18] beinhaltet quasi explizit das Einüben eines anderen Umgangs mit sich und eigenen leidvollen Zuständen; der soziale Kontext wird dabei nur implizit oder am Rande angesprochen. Das MBCL, das Mindfulness-Based Compassionate-Living-Programm, welches von Frits Koster und Erik van den Brink entwickelt wurde, ist vor allem im europäischen bzw. deutschsprachigen Raum verbreitet, hat bisher jedoch vergleichsweise wenig Eingang gefunden in die internationale Forschungslandschaft (van den Brink u. Koster, 2013). Die Compassion Focused Therapy (Gilbert, 2009; 2010; 2013) hebt sich von den anderen Verfahren insofern ab, als dass sie von vornherein als therapeutische Intervention im Einzel- oder Gruppensetting konzipiert wurde (vgl. auch die Möglichkeit der Integration von Mitgefühl in die traumabezogene Therapie in Reddemann, 2016a; 2016b). Der Umgang mit Ängsten und Widerständen insbesondere mit dem Fokus auf Scham und entwertende Selbstkritik (wie oft bei depressiven Störungen beteiligt) sind dabei zentrale Ankerpunkte für die Therapie, denen durch die Entwicklung eines annehmenden, mitfühlenden Umgangs mit sich und der Welt begegnet werden soll.

Um einen detaillierten Einblick in eines der gruppenbasierten Programme zu ermöglichen, wird das CBCT®-Protokoll detaillierter vorgestellt. Aktuell wird es zunehmend auch im europäischen bzw. deutschsprachigen Raum angeboten, wobei die unterschiedlichen Programme einige Gemeinsamkeiten aufweisen, doch aber teils unterschiedliche Methoden oder Wege aufzeigen. Das kognitiv-basierte Mitgefühlstraining CBCT® (Cognitively-Based Compassion Training) beruht auf der buddhistischen *Lojong*-Praxis (Geistestraining). Es wurde von Prof. Dr. Lobsang Negi 2004 bis 2005 an der Emory University,

17 Mindfulness Self-Compassion Program, MSC; Compassion Cultivation Training, CCT; Cultivating Emotional Balance, CEB; Ressource Protocol; Cognitively-Based Compassion Training, CBCT®; Liebende-Güte-Meditationsinterventionen; Acceptance and Comittment Therapy, ACT; Being with Dying, BWD – end of life care; Mindfulness-Based Compassionate Living Program, MBCL; Compassion-Focused Therapy (vgl. die Ausführungen zu den einzelnen Programmen in Singer u. Bolz, 2013).

18 https://www.msc-selbstmitgefuehl.org/msc/center_for_msc.

Atlanta, GA, USA, als säkulares gruppenbasiertes sechs-, acht- oder zehnwöchiges Training unter Berücksichtigung aktueller wissenschaftlicher Erkenntnisse der Psychologie und Neurowissenschaften konzipiert. Es war eine Antwort auf gestresste und extrem belastete Emory-Studierende auf der Suche nach Entlastung (Ash, Harrison, Pinto, DiClemente u. Negi, 2019; Ozawa-de Silva u. Negi, 2013). Ziel des Trainings ist es, durch das Kultivieren von Mitgefühl und dem damit verbundenen Vertrautwerden mit positiven Qualitäten zu Wohlbefinden, Zufriedenheit und biopsychosozialen Aspekten der Gesundheit beizutragen.

In einer gemischten Gruppe aus drei bis sechzehn Teilnehmer*innen werden in wöchentlichen eineinhalb- bis zweieinhalbstündigen Sitzungen inhaltliche Theorien und Methoden vermittelt, um ein Wissen und damit eine innere Auseinandersetzung in Bezug auf eigene Lebensthemen zu ermöglichen. Stabilisierende und analytische Meditationen werden in jedem Modul eingeführt und angeleitet und sollen die eigenen inneren Erkenntnisse vertiefen, bis sich schließlich auch eine innere, emotionale Resonanz einstellt und ein verkörpertes Verstehen einsetzt. Damit soll ein Prozess von einem einmaligen Zustand hin zur Ausbildung einer Charaktereigenschaft unterstützt werden, so dass ein natürlicher, spontaner und müheloser mitfühlender Umgang mit sich und anderen in allen möglichen Lebenslagen Eingang findet, auch in schwierigen, in denen dieser vor allem gebraucht wird oder von besonderem Nutzen sein kann (vgl. auch Verfügbarkeitshierarchien und Musterausbildung).

In einem sukzessiven Prozess werden psychologische bzw. kognitive Voraussetzungen in sechs Modulen über verschiedene meditative Praktiken gelehrt und geübt, um am Ende empathische Fürsorge bzw. Mitgefühl zu fördern und zu stärken.

Die Module und Schlüsselkomponenten gliedern sich wie folgt (vgl. Abbildung 4): Zunächst wird durch die Einführung des *nährenden Moments* und der damit verbundenen physiologischen Grundvoraussetzung ein wichtiges Fundament gelegt. Dies geschieht in Verbindung mit dem Aufgreifen einer bewussten Intentionsbildung (z. B. wozu das Ganze nützlich sein soll, was ich selbst für bestimmte, eigens gesetzte Ziele tun kann).

1. Entwicklung von Aufmerksamkeit durch die Steigerung von Stabilität und Klarheit,
2. Kultivierung von Einsicht in die sich verändernde Natur geistig-mentaler Erfahrungen kombiniert mit Nichtreaktivität,
3. Kultivierung von Selbstmitgefühl und Selbstfürsorge – durch Stärkung der eigenen Verantwortungsübernahme und Differenzierungsfähigkeit, optionales Leid zu verringern durch wohlwollendes, warmherziges Annehmen,

4. Entwicklung von Unparteilichkeit durch die Reflexion grundlegender Gemeinsamkeiten mit anderen,
5. Entwicklung von Wertschätzung und Zuneigung zu anderen durch die Anerkennung unserer voneinander abhängigen, interdependenten Natur und universellen Verbundenheit,
6. Entwicklung von Empathie und die Verwirklichung von engagiertem, aktivem Mitgefühl – als Motivation und Bereitschaft, nach Möglichkeit und Bedarf prosozial *(other-oriented)* zu handeln (Aguilar-Raab et al., 2018a; Dodds et al., 2015; Ozawa-de Silva u. Negi, 2013; Aguilar-Raab, 2020; Aguilar-Raab et al., 2018b; Dodds et al., 2015; Ozawa-de Silva u. Negi, 2013).

1.4.6 Mitgefühl und sein Wirkspektrum

In der Erforschung zu den Wirkungen und positiven Effekten von Mitgefühl findet häufig eine Vermischung verschiedener Programme und darin enthaltener Techniken statt (Hofmann, Grossman u. Hinton, 2011; Kirby, 2017). Grob lassen sich die ursprünglichen buddhistisch-spirituellen meditativen Visualisierungs- und Mantratechniken (Weng, Schuyler u. Davidson, 2017) von den säkularen Liebende-Güte- und Mitgefühlsprogrammen unterscheiden. Liebende Güte, Freundlichkeit oder Warmherzigkeit folgt der Idee (siehe *bhavanas,* Kap. 1.2.1: *Metta*-Meditation, z. B. in Salzberg, 1995), dass andere glücklich sein mögen – was sich buddhistisch gesehen auf die Qualität von Liebe bezieht –, während Mitgefühl den Wunsch enthält, frei von Leiden zu sein (siehe *bhavanas: karuna,* Kap. 1.2.1). Diese unterschiedlichen Meditationsarten und -programme werden oft unter dem Begriff der *Kindness-Based Meditations* (LKMs) zusammengefasst (Galante, Galante, Bekkers u. Gallacher, 2014). Für das Wirkspektrum hat dies weniger bedeutsame Auswirkung als auf die zugrunde liegenden Wirkmechanismen, da dabei positive und negative Affekte bzw. Emotionen mehr für die eine als für die andere Form eine Rolle spielen.

CBCT® ist bisher eines der wissenschaftlich am besten erforschten Mitgefühlstrainings (Shonin et al., 2015). Bei Studierenden half das Training, das subjektive Mitgefühl zu erhöhen, die Schlafqualität zu verbessern und das Gefühl von Einsamkeit und Depression zu verringern (Mascaro et al., 2018). Diejenigen, die häufiger trainierten, zeigten nach dem Training nach einem sozialen Stresstest im Labor eine geringere stressphysiologische Reaktivität und bessere Immunwerte (Pace et al., 2009; Pace et al., 2010). Desbordes und Kollegen (2012) lieferten Belege für CBCT®-Effekte in »normalen« Alltagszuständen, und zwar als eine höhere Amygdala-Aktivität infolge der Darbietung von emotional negativ gefärbten Bildern, die signifikant mit einer Reduktion depressiver

Symptome verbunden war. Es wurde also auch dann ein Effekt gemessen, wenn nicht meditiert wurde, was als mittelfristiger, präventiver Resilienzeffekt interpretiert werden könnte. Mascaro und Kollegen (Mascaro, Rilling, Negi u. Raison, 2013) fanden signifikante Zunahmen der empathischen Erregung und neuronalen Aktivität im unteren frontalen Gyrus und dorsomedialen präfrontalen Kortex für CBCT®-Teilnehmer*innen im Vergleich zu einer aktiven Kontrollgruppe. Die Steigerung der Fähigkeit, emotionale Gesichtsausdrücke korrekter wiederzugeben, reiht sich ebenfalls in die positiven Effekte von CBCT. Für Selbstberichtsdaten konnten durchschnittlich mittlere Effektstärken im Vergleich zu aktiven Kontrollgruppen gefunden werden (Hofmann et al., 2011), und zwar auf den Variablen Mitgefühl, Selbstmitgefühl, Aufmerksamkeit, Wohlbefinden, psychische Belastung, Angst und Depression (Kirby et al., 2017).

Ein großer Teil der Forschungsergebnisse bezieht sich auf Befunde im Bereich der Steigerung von positivem Affekt und der Verringerung von negativem Affekt als Beitrag zur funktionalen Emotionsregulation (Galante et al., 2014; Hofmann et al., 2011; Matos et al., 2017; May, Weyker, Spengel, Finkler u. Hendrix, 2014), zum Beispiel verbunden mit einer Steigerung von innerer Ruhe und Abnahme von Angst im Alltag (Jazaieri et al., 2018).

Interessant ist in diesem Zusammenhang, dass Mitgefühl bzw. empathische Fürsorge positive Affekte verstärkt, obwohl eine Konfrontation mit leidvollen Zuständen stattfindet. Daher wird seit Langem im wissenschaftlichen Diskurs auch darüber debattiert, inwiefern empathischer Disstress, der vor allem auf dem Teilen durch Identifikation von und mit leidvollen Erfahrungen beruht, zu Burn-out führt, während Mitgefühl wie ein Puffer und Resilienzfaktor wirkt (Gleichgerrcht u. Decety, 2013; Lamothe, Boujut, Zenasni u. Sultan, 2014). Wie wir später noch sehen werden, hat dies weitreichende Implikationen für das therapeutisch-beraterische Feld, sowohl in der Aus- und Weiterbildung als auch in der Inter- bzw. Supervision.

Die genannten Studien beziehen sich in der Regel auf Vorher-Nachher- und Kontrollgruppenvergleiche der mehrwöchigen Trainings und Interventionen, bei denen wichtige gesundheitliche Effekte und Veränderungen in der Postmessung deutlich werden. Gleichzeitig gibt es auch eine Reihe von Studien, die den Effekt von Kurzinterventionen aufzeigen, bei denen beispielsweise nur siebenminütige oder zwölfminütige Liebende-Güte-Meditationen induziert bzw. praktiziert wurden, mit dem Ergebnis, dass auch dabei eine Steigerung der Positivität und der Verbundenheitsgefühle etc. aufgezeigt werden konnte (Gentile, Sweet u. He, 2020; Hutcherson, Seppala u. Gross, 2008). Interpretiert werden könnten diese Befunde als State- bzw. Induktionseffekte, bei denen wie auch bei der Achtsamkeit noch aussteht, sie in ihren Zusammenhängen mit *Trait*-Konstrukten zu untersuchen.

1.4.7 Mitgefühl und mögliche Wirkmechanismen

In aktuellen Forschungsansätzen wird diskutiert, dass die positiven Auswirkungen von Mitgefühl vergleichbar mit Achtsamkeit auf einem funktionalen Mechanismus der Emotionsregulation beruhen, insbesondere mit dem Blick auf *interpersonale Emotionsregulation* (IER) (z. B. Dixon-Gordon, Bernecker u. Christensen, 2015; Niven, 2017; Williams, Morelli, Ong u. Zaki, 2018; siehe für einen Überblick Zaki, 2020). Die Regulation von emotionalen Zuständen beruht auf einem inneren Prozess (vgl. z. B. Gross, 2015): Zunächst wird der emotionale Zustand wahrgenommen, eine Absichtsentwicklung zur Veränderung und Erhaltung dieses Zustands findet statt, und schließlich werden Strategien eingesetzt, die das mit der Absicht verbundene Ziel verfolgen.

Die IER beruht auf sozialen Interaktionen, die dazu beitragen können, die eigenen und die emotionalen Zustände des anderen zu regulieren (Zaki u. Williams, 2013). In Bezug auf Mitgefühl ist ein wichtiger Unterschied, inwiefern sich die Person eher sich oder dem anderen zuwendet: Eine IER kann dazu genutzt werden, um sich selbst besser zu regulieren – zum Beispiel meine Angst abzubauen und daher die Freundin anzurufen. Einen negativen emotionalen Zustand eines anderen zu teilen, führt eher zu einem intrapersonalen Regulationsziel, nämlich Strategien anzuwenden, die meine eigenen negativen Emotionen herunterregulieren. Werde ich eher getragen von der Fürsorge, insbesondere für mein Gegenüber, so findet eine IER basierend auf einer stärkeren Orientierung an dem anderen statt, was wiederum eher zu einer prosozialen emotionalen Antwort führt, das Ziel erreichen zu wollen, zum Wohlbefinden des anderen beizutragen (Goetz, Keltner u. Simon-Thomas, 2010).

Wichtig dabei ist, dass dieses Ziel nicht immer direkt zu einer Steigerung positiver Affekte führt (was aber nicht bedeutet, dass ich nicht am Wohlbefinden des anderen interessiert wäre), sondern auch direkt, unmittelbar oder mittelfristig negative Affekte auslösen kann. Dies ist beispielsweise der Fall, wenn ich meine Freundin vor den Gewaltausbrüchen eines anderen Familienmitgliedes schützen möchte, sie jedoch damit konfrontiere, dass ich ihr bisheriges Verhalten als wenig hilfreich erlebe, da sie sich wiederholt der Gewalt aussetzt. Dies gilt natürlich nicht nur für den privaten, Paar-, Familien- oder freundschaftlichen Bereich, sondern auch für den therapeutischen Kontext. Die Irritation durch Konfrontation im Therapieverlauf ist mitunter ein notwendiger Schritt, um wirklich hilfreich sein zu können.

Nach Paul Gilbert (2014) wirkt Mitgefühl über einen evolutionär bedingten, hirnphysiologischen Mechanismus – wobei das Gehirn in seiner Ausbildung als ein soziales Organ betrachtet werden kann. Insbesondere sich verbunden und sozial sicher zu fühlen, basiert auf sozialen Interaktionen, und dies begünstigt wiederum eine gesunde Entwicklung des Gehirns. Basierend auf einem Modell von Depue und Morrone-Strupinsky (2005) *können drei basale Regulationssysteme der Emotionen unterschieden werden:* das Aktivierungs-, Antriebs- und Anreizsystem mit Aspekten des Angetriebenseins, der Begeisterung, der Erregung und Vitalität, das Bedrohungs- und Selbstschutzsystem mit den vordergründigen Emotionen von Angst, Furcht und Ekel und das Beruhigungs- und Fürsorgesystem gekennzeichnet bzw. aktiviert durch Sicherheits-, Verbundenheits- und Zufriedenheitsgefühle. Durch die Praxis von Mitgefühl sollen diese drei Systeme in ein ausgewogenes Gleichgewicht gebracht und gleichzeitig das Beruhigungs- und Fürsorgesystem gestärkt werden (so dass gleichzeitig die anderen beiden Systeme herunterreguliert werden), da es in der Regel bei den meisten Menschen nicht dominierend aktiviert wird. Die Verknüpfung von »alten« und »neuen« Hirnregionen soll durch Mitgefühl – wie bei Achtsamkeit auch – ermöglicht werden, so dass bei einer zunehmenden, stärkeren *Top-Down*-Regulation Reaktionen absichtsvoll und geplant gewählt und gesteuert werden können durch bewusste Absichtsbildung und einen Abgleich mit antizipierten Konsequenzen.

Es wird außerdem diskutiert, dass der Schlüsselmechanismus des Mitgefühls die Aktivierung des parasympathischen Systems bzw. die Steigerung der Herzratenvariabilität ist. Der aktivierte Vagusnerv verlangsamt beispielsweise die Atem- und Herzfrequenz, so dass eine körperliche Entspannung eintritt (Kirschner et al., 2019; Kok et al., 2013; Matos et al., 2017). Grundlage ist dabei die Polyvagal-Theorie von Porges (2007; 2017), die jedoch von einigen Wissenschaftler*innen kritisch diskutiert wird (Grossman u. Deuring, 2020). Durch das verstärkte Auftreten von Verbundenheitsgefühlen kann ein basales Gefühl der Sicherheit erlebt werden, so dass eine Beruhigung eintritt und weiter das Wohlbefinden steigt (Gilbert, 2014; Gilbert et al., 2008; Kirby, 2017). In einem rekursiven Prozess steigert wiederum der physiologische Zustand von Sicherheit Gefühle von sozialer Verbundenheit und Mitgefühl (Porges, 2007). Natürlich spielen dabei auch noch andere psychobiologische Mechanismen eine bedeutsame Rolle – wichtig sind mit den zwei Stressachsen (HPA, SNS)[19] die Stresshormone bzw. Enzyme Cortisol und Alpha-Amylase, aber auch das Neuropetid und Hormon Oxytocin, was an dieser Stelle nicht weiter ausgeführt werden soll (Carter, 2014).

Das Entwicklungs- und Forschungsteam des Center for Contemplative Science and Compassion-Based Ethics, CCSCBE, der Emory-Universität, widmet sich aktuell unter anderem einer ausführlichen Entwicklung eines Rahmen-

19 HPA-Achse steht für Hypothalamus-Hypophysen-Nebennierenrinden-Achse, während SNS für das Sympathische Nervensystem und das sympathomedulläre System steht.

modells, welches dem CBCT®-Programm zugrunde liegen könnte und unter anderem Modelle der Gesundheitspsychologie hinzuzieht. In einer aktuellen Publikation erläutern Ash und Kollegen (2019), dass sich die Module zunächst in intra- und schließlich in interpersonale psychologische Konstrukte, Fähigkeiten bzw. Kompetenzen und Mechanismen gliedern:

Die vorausgehende Einstiegspraxis mit dem *nährenden Moment* dient der Schaffung der Grundlagen – einerseits der Herstellung eines grundlegenden Sicherheitsgefühls und andererseits der Etablierung einer prosozialen Motivation. Während die ersten drei Module der intrapersonalen Ebene die Ausbildung von Aufmerksamkeitskontrolle (M1), von Metagewahrsein (M2), von Dereifizierung (De-Reaktivität; De-Identifikation; De-Zentrierung etc., M2), und schließlich Selbstmitgefühl (M3) fördern, wird die innere Fähigkeit zur Resilienz (intrapersonaler Outcome) gestärkt. Zusammenfassend trägt dies zu einer besseren, funktionaleren Emotionsregulationsfähigkeit bei.

Die letzten drei Module der interpersonalen Ebene fördern den Identifikationsprozess mit bestenfalls allen menschlichen oder fühlenden Wesen, und zwar auf Basis der Erweiterung der *In-Group* (weniger Fokus auf die Unterschiede als vielmehr auf die grundlegenden Gemeinsamkeiten; M4) und der Steigerung von Wertschätzung als Haltung getragen durch das Erkennen von inneren und äußeren Ressourcen, die aufgrund der Interdependenz und unserer netzwerkartigen Verbindung mit allen zustande kommt (M5). Diese beiden Module fördern wiederum die affektive Zuneigung und Warmherzigkeit zu anderen. Das letzte Modul (M6) unterstützt die Vertiefung von Empathie, wobei M4, M5 und M6 schließlich zu empathischer Fürsorge und Mitgefühl (interpersonaler Outcome) als eine Persönlichkeitseigenschaft und innere Qualität und Ressource führen. (Ergänzende Anmerkung der Autorin: Auch hier könnte man zusammenfassend Bezug nehmen zur Stärkung der Fähigkeit zur funktionalen und prosozialen bzw. empathischen interpersonalen Emotionsregulation; vgl. IER in Zaki, 2020).

Die ersten beiden Module bedienen sich stabilisierender Meditationstechniken, während die letzten vier vor allem analytische meditative Methoden hinzuziehen, um die genannten Aspekte als Fähigkeiten zu entwickeln und zu stärken. Das Wohlbefinden, das sich als psychologischer Endpunkt infolge des Trainings messen lässt, setzt sich zusammen aus den beiden Outcomes Resilienz und Mitgefühl, die sich gegenseitig ebenfalls beeinflussen. Die Module und die jeweiligen Zielgrößen werden zwar sukzessiv und aufeinander aufbauend gelehrt und trainiert, jedoch verstärken sich diese gegenseitig und sind integrativ und ganzheitlich zu betrachten. Als übendes Verfahren findet der Lern- und Entwicklungsprozess auf Basis einer wiederholenden und kontinuierlichen Praxis statt, was im weitesten Sinne für die meisten kontemplativen Methoden zutrifft (siehe z. B. Carmody u. Baer, 2008; 2009).

1.5 Wir halten fest: Was ist die Quintessenz für die Praxis?

Buddhistische Denkfiguren laden uns dazu ein, unser Leben zu überdenken und im wahrsten Sinne des Wortes *»über uns hinauszuwachsen«:* mit dem zunehmenden Verständnis unseres innewohnenden Potenzials Praxiswege zu gehen und dadurch leidvolle Erfahrungen nachhaltig zu transformieren und zu überwinden. Das Studium der Texte und Philosophien, die in den Vier Edlen Wahrheiten enthalten sind, gehören ebenso dazu wie die Übungswege, die im Achtfachen Pfad aufgegriffen werden – es sind Meditationen zur Steigerung des Vertrautwerdens und zum Kultivieren von guten Qualitäten wie etwa Achtsamkeit, Mitgefühl und verschiedene Aspekte der Weisheit.

Achtsamkeit und Mitgefühl haben längst ihren Weg in säkulare Gefilde gebahnt – sie sind aus psychosozialen Kontexten nicht mehr wegzudenken. So trivial sie erscheinen mögen, so komplex sind sie doch – auch losgelöst von ihren jeweiligen buddhistischen Wurzeln: Während Achtsamkeit als Teil einer Aufmerksamkeitsschulung dazu verhilft, sich besser zu regulieren, so fördert Mitgefühl, warmherzige Beziehungen zu sich und zu einem erweiterten Kreis an Menschen zu gestalten und im Sinne der empathischen Fürsorge selbstwirksam und aktiv zum Wohle von sich und anderen beizutragen.

Die bisherige Evidenzlage deutet darauf hin, dass trotz methodischer Verbesserungsmöglichkeiten beides nachhaltig durch Training vertieft und erweitert werden kann und mit positiven Effekten für Wohlbefinden und Gesundheit einhergeht. Neben unserem allgemeinen Menschenverstand unterstützt die wissenschaftliche Befundlage den Nutzen von Achtsamkeit und Mitgefühl – sowohl für sich als auch für andere – und dies, ohne buddhistisch Praktizierender zu sein.

Achtsamkeit und Mitgefühl liefern wichtige Impulse zum Umgang mit Informationsflut, Globalisierung und Diversität und der zunehmenden stressbedingten Belastungen und sozialer Isolation. Sie tragen zu mehr innerem und äußerem Frieden und Verbundenheit miteinander bei – Aspekte, die auch im Rahmen von Therapie und Beratung bedeutsame (wenn auch oft implizite) Zielhorizonte sind.

Wer sich mit der praktischen Umsetzung von Achtsamkeit und Mitgefühl für sich oder auch zu zweit tiefer auseinandersetzen möchte, dem seien insbesondere die Übungen 5.1 bis 5.16 in Kapitel 5 ans Herz gelegt, die auch in der systemischen Arbeit eingesetzt werden können.

2 Systemische Grundkonzepte – systemisches Handwerkszeug

»Instead of thinking outside the box, get rid of the box.«
Deepak Chopra

2.1 Wo systemisches Denken anfängt und (nicht) aufhört – theoretische Grundlagen

Wie jede wissenschaftlich-theoretische Konzeption ist der Anfangspunkt das Beschreiben, Erklären und Einordnen, um damit ein Verstehen zu ermöglichen – von sich und der Welt der vielfältigen Phänomene. Um eine Eingrenzung voranzustellen, fasse ich die systemischen Grundkonzepte und Werkzeuge im Rahmen der Psychologie. Es geht also darum, Erleben und Verhalten zu verstehen, in dem das »Systemische« daran in den Vordergrund gehoben wird. Intuitiv wird dabei meist zuerst an die soziale Ebene gedacht, jedoch findet das, was das »Systemische« ausmacht, auf allen Ebenen statt: von der Mikro- über die Meso- bis zur Makroebene. Wir können beginnen mit dem biologischen, psychischen bis hin zum sozialen System und dabei jeweils Subsysteme nach Größe und Funktionalität differenzieren und kategorisieren.

Systemtheoretische Ansätze und Theorien, die der praktischen Arbeit von Systemiker*innen zugrunde liegen, unterstützen, die Komplexität von Erleben und Verhalten zu erfassen und gleichzeitig zu erkennen, warum Unerwartetes erwartbar ist – wie beispielsweise das Handeln und Kommunizieren mit unintendierten Folgen einhergehen. Sie unterstützen, ein Verständnis zu erzeugen, warum Systeme einer eigenen Logik folgen und diese nicht immer offensichtlich erkennbar ist. Schließlich ist die Auseinandersetzung mit den theoretischen Grundlagen bedeutsam, um aufzuzeigen, dass realistische Veränderungen nicht oder zumindest nur sehr selten allein von außen ausgelöst werden können. Es geht vielmehr darum, wie Systeme durch Begleitung darin unterstützt werden können, sich zu verändern.

2.1.1 Aber zunächst die Ausgangsfrage: Was ist überhaupt ein System?

Definierte Elemente, die in einem Funktionszusammenhang miteinander in Beziehung stehen und sich dadurch von anderen Elementen unterscheiden, bilden ein System. Die Grenzziehung als Unterscheidung zwischen »innen« und

»außen«, also welche Elemente zum System gehören und welche nicht, geschieht durch einen beobachtbaren Unterschied. Die Möglichkeit, ein System als solches zu erkennen, hängt damit ein Stück weit von den Elementen ab, die das System *nicht* ausmachen. Darin begründet sich das Paradox, dass ein System sowohl durch Grenzziehung von System zu Nichtsystem als »zu Unterscheidendes« sowie als eine »Einheit« von System und Nichtsystem verstanden werden kann. Der Funktionszusammenhang der Elemente definiert sich durch ihr wiederholtes Miteinanderwirken, woraus sich ein Muster bildet. Dieses beschreibt die Art und Weise, miteinander zu interagieren. Der Funktionszusammenhang der Elemente beruht also auf einem Interaktionsmuster. Dieses und die dadurch mitbedingte Grenzziehung des Systems ergeben sich auch durch einen Sinnzusammenhang, der Beobachtungsprozessen zugeschrieben wird (Haken u. Schiepek, 2010; Kriz, 1999; Wilke, 1993).

Die Eigenschaften, mit dem ein bestimmtes System charakterisiert wird, ergeben sich nicht aus der bloßen Summe der Eigenschaften der einzelnen Elemente, sondern sind *emergent.* Diese »neuen« Eigenschaften des Systems beruhen zwar auf dem Zusammenwirken der Elemente, sind allerdings qualitativ »anders« auf der nächsthöheren Ebene.

2.1.2 Systemtheorie – Rückkopplung und Rekursivität

Basierend auf der Systemtheorie ist eine wichtige systemische Denkfigur, dass der Blick auf isolierte Objekte oder Phänomene wenig vielversprechend ist, um erkenntnisreiche Erklärungen ableiten zu können. Vielmehr sind die Beziehungen und das Wirken zwischen diesen Elementen, Einheiten und Objekten von besonderer Bedeutung, um ein Stück weit den Versuch zu wagen, der Komplexität des Erlebens und Verhaltens gerecht zu werden. Auch wenn die Systemtheorie ursprünglich in anderen Grundlagenfächern wie etwa der Biologie ihren Ursprung nahm, werden aus der Beobachtung von Erlebens- und Verhaltensweisen nicht wie üblich linear-kausale Ursache-Wirkungs-Zuschreibungen abgeleitet, um ursächliche Wirkzusammenhänge zu verstehen, sondern zirkuläre Wirkzusammenhänge zugrunde gelegt (Simon, 2015; Simon u. Rech-Simon, 2013). Diese eignen sich deutlich besser, komplexe Systeme oder emergente Phänomene zu erklären, da sie den realen Funktionsprinzipien eher entsprechen.

2.1.3 Kybernetik

Die Steuerung der Elemente innerhalb eines Systems in ihren Operationen und Funktionseinheiten wird durch die Kybernetik als eine Steuerungslehre beschrieben und erklärt (Wiener, 1948). Historischer Ausgangspunkt stellten einfache Regelkreise und Gleichgewichtsmodelle unbelebter Systeme dar (z. B. Maschinen). Unter der sogenannten *Kybernetik erster Ordnung* ist eine zielgerichtete Steuerung eines Systems von außen zu verstehen: Die Herstellung des Gleichgewichts wird durch *dynamische Rückkopplung* und aktive Einwirkung auf bzw. Kontrolle von Rahmenbedingungen beschrieben. Die Steuerung funktioniert ohne Einbezug eines*einer Beobachter*in. Die Rückkopplung beschreibt, wie die einzelnen Elemente, die ein Verhalten ausmachen, erneut auf den Verlauf weiterer Verhaltensweisen wirken, so dass Maßnahmen ergriffen werden können, um gegenzusteuern oder das Verhalten beizubehalten (Ist-Soll-Wert-Abgleich). Die Rückkopplung ist eine Form der *Rekursivität.* Diese meint ein Zurückwirken auf das Ausgangsverhalten, das stabilisierend zur Erhaltung oder destabilisierend zur Veränderung beiträgt.

Die Wechselbeziehungen sind in einem komplexen, dynamischen System wie dem menschlichen Erleben und Verhalten netzwerkartig aufgebaut und führen aufgrund des Komplexitätsgrades zur Schwierigkeit der Vorhersagbarkeit. Darüber hinaus lässt sich durch die Prozesseigenschaft nicht mehr unterscheiden, was ursächlich und was resultierend aus ihm hervorgeht. Ein*e Beobachter*in kann daher im Grunde nur durch Willkür eine Sequenz aus dem Geschehen herausgreifen und künstliche Subprozesseinheiten bilden: Ich könnte beispielsweise eine besonders liebevolle Zuwendung zwischen zwei Menschen beobachten und herausgreifen, ohne jedoch den gesellschaftlichen, sozialen oder den örtlich-zeitlichen Kontext dabei mit zu berücksichtigen. Dies beinhaltet allerdings auch, dass nicht einem einzelnen Element und seiner Operation eine Ursache zugeschrieben werden kann (»Anna ist schuld«), sondern dass jedes Element einen Einfluss auf die Elemente und ihre Operationen und Verhaltensweisen hat und damit die Rahmenbedingungen für das Wirken mitbedingt: Auch die Nichtanwesenden, die zu einem bestimmten sozialen System gehören, können beispielsweise ein Problem mitbedingen. Es ist eben nicht nur die Aggressivität von Anna, sondern das interaktive Geschehen, das Streitverhalten zwischen Anna und Michael im Kontext einer belasteten Familie mit chronisch-erkranktem Vater und perfektionistischer Mutter.

Trotz der Komplexität lassen sich Regelhaftigkeiten bestimmen. Neben der Positionierung der Elemente zueinander gehören dazu auch die Struktur- und Funktionsprinzipien des Zusammenwirkens sowie die damit verbundenen Möglichkeiten und Grenzen der Stabilisierung (bis hin zur Stagnation) oder auch der Veränderungen (bis hin zum Chaos).

Die Idee der Steuerung hin zur steten Gleichgewichtsfindung (Funktionalität vs. Dysfunktionalität bei sozialen Systemen wie Familien; vgl. z. B. Strukturelle Familientherapieansätze) wurde über die Zeit durch den Fokus auf Veränderungsprozesse abgelöst. Was bildet eine »neue« Ordnung und welche »neue« Bedeutungseinheit ergibt sich daraus? Wie werden in einer Familientherapie die Mitglieder zur gewünschten Veränderung hin ermutigt, unterstützt oder – mit den Worten der Systemtheorie gesprochen – zu Phasenübergängen angestoßen?

Mit der *Kybernetik zweiter Ordnung* wird das System plus einem*r Beobachter*in – der*die Unterscheidungen trifft – beschrieben, der selbst auch Teil des Systems ist (Kybernetik der Kybernetik; von Foerster, 1974). Das starre Verständnis von Systemgrenzen und -regeln wird aufgeweicht; diese können sich jeweils verändern. Die Bedeutungseinheiten spielen im therapeutischen Zusammenhang vor diesem Hintergrund eine nur vordergründige Rolle, welches Verhalten beispielsweise für wen was und im Verhältnis zu den anderen Beteiligten genau bedeutet. Durch das Beobachten des Beobachtens entsteht selbst die Möglichkeit zur Veränderung.

2.1.4 Selbstorganisation

Menschen sind Systeme – eingebettet in soziale Systeme, gesteuert im Erleben und Verhalten durch ihr jeweils psychisches System und ihr biologisches System. Ein wichtiger Aspekt ist, dass Lebewesen sich selbst aus eigenen Bestandteilen heraus im Sinne der Reproduktion der Elemente mithilfe der Elemente hervorbringen, aus denen sie beschaffen sind (auch als Autopoiese bezeichnet, operativ geschlossen, aber offen gegenüber dem Nichtsystem/der Umwelt).

Diese Selbstorganisation folgt einem dynamischen Prinzip. Lebende Systeme sind durch bestehende Strukturen determiniert und können sich daher nur innerhalb eines bestimmten, abgesteckten Bereiches verändern oder modifizieren; sie sind also nicht unbegrenzt und komplett wandelbar. Auch durch Umwelteinflüsse können diese nicht unbegrenzt beeinflusst werden (Maturana, 1978). Stattdessen verfügen sie über einen gewissen Grad an Autonomie durch Innensteuerung: Die menschliche Reaktion auf eine schmerzhafte Kränkung bestimmt das System autonom, allerdings gemäß seiner (aktuellen) Struktur determiniert, und ist damit von außen auszulösen (z. B. durch Perturbation oder Irritation), nicht aber zu steuern (doch aber zu zerstören).

2.1.5 Synergetik

Herman Haken gilt als der Begründer der Synergetik, welche die Lehre des Zusammenwirkens bei komplexen, dynamischen Systemen beinhaltet (Haken, 1981; Tschacher, Schiepek u. Brunner, 2012). Denn interessanterweise und anders als oft wahrgenommen, sind Unordnung und Chaos deutlich wahrscheinlicher als Ordnung. Im Vordergrund der *Synergetik* steht, wie aus Unordnung geordnete Strukturen entstehen – also Phasen von Instabilität durchlaufen werden, die dann nach Phasenübergängen (Wechsel von stabilen Systemdynamiken in neue Systemdynamiken) neue Strukturen ausbilden mit qualitativ unterschiedlichen, das heißt emergenten, Eigenschaften auf einem höheren Strukturniveau. Die Unordnung und System- bzw. Symmetriebrüche innerhalb eines Systems tragen zum Strukturaufbau bei.

Als offene, dynamische Systeme kommen gerichtete, zeitliche Abläufe ins Spiel. Von außen zugeführte Energie wird irreversibel verbraucht bzw. umgesetzt. Durch Veränderungen einzelner Aspekte der Umgebung (auch als Kontrollparameter bezeichnet) kann es zur selbstorganisierten Strukturbildung kommen. Auch die Energiezufuhr von außen wirkt als ordnungsbildendes Element.

Strukturbildung setzt ein Ungleichgewicht voraus – das heißt, die sich relativ isoliert bewegenden Elemente verhalten sich zunächst unkoordiniert und eher inkonsistent zueinander. Die Strukturbildung entsteht aus einer Art Zusammenwirken oder kooperativem Verhalten der Elemente basierend auf der Energiezufuhr von außen und eines »inneren«, autonomen Prozesses. Dieser ist gleichzusetzen mit der Idee der Selbstorganisation.

Die Autonomie des Systems beinhaltet auch die Überlegung, dass es keine Steuerungs- oder Lenkungsinstanz gibt, sondern vor allem das Zusammenwirken der Elemente und ihres Verhaltens entscheidend ist. Dieses ist abhängig von den Strukturen und damit durch sie determiniert, dennoch wirkt das System in seinem übergeordneten Gesamtverhalten autonom (und damit variabel).

Ordnungsparameter (Muster) beschreiben die Systemdynamik und mit diesen geht eine Einschränkung der Freiheitsgrade einher, was in der Synergetik als *Prinzip der Versklavung* bezeichnet wird. Selbst wenn nur wenige Elemente geordnet zusammenwirken, so binden diese durch ihre Dynamik die restlichen Elemente und zwingen ihnen quasi die entstandene Struktur auf – es folgt eine Komplettierungsdynamik hin zum Gesamtmuster (vgl. auch Mustererkennung). Koordiniertes Verhalten der Elemente konstituiert dieses übergeordnete Aktivitätsmuster, welches wiederum das Verhalten der einzelnen Elemente bedingt, die sich in hoher Konnektivität zueinander befinden (zirkuläre Kausalität; mathematisch rekursive Funktion; selbstreferenziell).

Durch Störungen kann es zu einer Bindung an »alte« Gleichgewichtsdynamiken kommen. Man kann dabei durchaus von »Attraktor« bzw. einer »attrahierenden Dynamik« bei einem stabilen Gleichgewicht sprechen – trotz Bewegung und Fluktuationen kommt es immer wieder zu einer Rückkehr zur Ausgangssituation bzw. zum Ausgangswert, bei zum Beispiel periodischen Attraktoren, welche Verhaltenszyklen mitbedingen. Interessanterweise brauchen das Gleichgewicht und die Statik oder die Aufrechterhaltung der Struktur die Dynamik bzw. Prozessmuster, das heißt ein aktives, wiederholendes Verhalten der Elemente, wie der Verbrauch der zugeführten Energie.

Ist das System allerdings in einer instabilen Ausgangssituation, so reichen wenige Bewegungen und Vorgänge aus, um die Symmetrie zu brechen und das System immer weiter von seinem Ausgangszustand zu entfernen. Der Schmetterlingseffekt gemäß der Chaostheorie besagt, dass kleine Ursachen große Auswirkungen nach sich ziehen können (im Gegensatz zu einer mathematisch linearen Funktion, das kleine Veränderungen kleine Wirkungen und große Veränderungen große Wirkungen nach sich ziehen). So lässt sich in komplexen Systemen allein deswegen das Verhalten nicht genau vorhersagen und kontrollieren – und trägt außerdem zur Absurdität der Replizierbarkeit von experimentellen Ergebnissen bei –, da schon kleine Veränderungen der Ausgangssituation bzw. der Randbedingungen unvorhersehbare Prozesse anstoßen können.

2.1.6 Gibt es eine Wahrheit oder konstruieren wir Selbst und Welt?

Im Austausch mit der Welt und auf Basis einer Vielzahl von Interaktionen mit der Umwelt wird unser Selbst und auch unser Bild von uns selbst geformt. Ebenso wird unser Weltverständnis in einem komplexen Wechselgefüge von Wahrnehmung, Diskrimination bzw. Beobachtung sowie kognitiver und affektiver Verarbeitung in einem aktiven, wenn auch unbewussten Prozess von uns selbst konstruiert. Welche Signale, die eine bestimmte Schwelle überschreiten, in Informationen übersetzt werden, denen wir einen Sinnzusammenhang verleihen, hängt damit zu einem bedeutenden Teil von unserem biologischen, psychischen und sozialen System ab. Von diesen interagierenden Systemen hängt ab, wie wir Ordnung in erlebte Erfahrungen bringen, so dass ein konsistentes und verstehbares Selbst- und Weltbild entsteht.

Im Entwicklungsverlauf hat Piaget die Begrifflichkeiten aus der Biologie hinzugezogen: Während im Rahmen eines *akkommodativen* Prozesses erlernte, kognitive Schemata an die »neue« Erfahrung angepasst und verändert werden, so führen *assimilative* Prozesse zu einer Beibehaltung, da die Erfahrungen eine hohe Übereinstimmung mit den bestehenden Schemata aufweisen und so auch »alte« Schemata auf aktuelle Erfahrungen übertragen werden (Miller, 2003; Piaget, 2000). Dieser wechselseitige Prozess beinhaltet ein hohes Maß an eigenem Gestaltungsanteil des Individuums, obwohl es den meisten Menschen doch so vorkommt, als sei die Wahrnehmung und die darin liegenden Unterscheidungsprozesse durch das Objekt im Außen determiniert.

Dass dem nicht der Fall ist, wird meistens anhand des Beispiels der visuellen Sinneserfahrung erläutert: Die als Signale aufgenommenen Lichtwellen werden im Gehirn im Sinne einer undifferenzierten Kodierung als ereigniskorrelierte Potenziale verarbeitet und führen zur Aktivierung bestimmter Nervenzellen und Hirnareale. Dem, was später beispielsweise als Katze gesehen wird, liegt allerdings ein kognitiver Verarbeitungsprozess zugrunde, bei dem aus der quantitativ bedingten Zellreizung eine konsistente und sinnzusammenhängende Realität hervorgeht. Von der Reizaufnahme über das Auge entsteht ein seitenverkehrtes und auf dem Kopf stehendes Bild auf der Netzhaut. Die Lichtreize werden von den Sinneszellen der Retina registriert. Diese bestehen aus Stäbchen (Helligkeit) und Zapfen (Farbe) in unterschiedlichen Verhältnissen je nach Bereich auf der Netzhaut. Über das von ihnen gebildete Membranpotenzial kommt es zur Weiterleitung an die Ganglienzellen und so zur Informationsverarbeitung des rezeptiven Netzhautfeldes und weiter über die Sehbahnen zur Weiterleitung an die Kniehöcker des Zwischenhirns, ein Thalamusbereich, und schließlich zur Projektion zum visuellen Cortex. Bis es zum Erkennen einer Katze kommt, folgt das Gehirn beim Abgleich der eingehenden Informationen verschiedenen Gestaltprinzipien (z. B. welche Kontur/Farblinie zum Objekt gehört). Diese werden schließlich interpretiert und mit Erinnerungsinhalten abgeglichen. Dieser relative komplexe (Mikro-)Prozess findet also zu einem erheblichen Anteil auf Seiten des Individuums statt.

Da es allerdings an unterschiedlichen Stellen in dem interaktiven, rekursiven Prozess insgesamt kleine Veränderungen und Unterschiede geben kann, besteht eine Vielzahl an Möglichkeiten, eine solche Realität zu »erkennen« und zu formen. Die Objekte da draußen sind nicht diejenigen, die allein aufgrund ihrer Eigenschaften zu ganz bestimmten Realitätsdeutungen führen. Wahrnehmung, Beobachten und Differenzieren und die daran anschließenden Kognitionen (z. B. Beschreiben, Erklären, Bewerten) bis hin zur Symbolisierung durch Sprache sind ein interaktiver Prozess im (auch ontologischen) Raum-Zeit-Gefüge.

Beim radikalen Konstruktivismus nach Ernst von Glasersfeld (1985) wird allerdings noch weiter infrage gestellt, ob unsere inneren Repräsentationen der Realität wirklich eine äußere Korrespondenz oder gar Übereinstimmung aufweisen (können). Anstatt von Übereinstimmung spricht er von dem Leitprinzip der *Viabilität* – das heißt der Maxime der Funktionalität und Brauchbarkeit. Wir konstruieren unsere Wirklichkeit gemäß den Erfahrungen, die wir machen. Wollen wir einen bestimmten Ort erreichen, und zwar möglichst schnell, so wird das Abbild des Landstrichs, den wir durchquert haben, gemäß unserer Erfahrung ausfallen, die ihrerseits abhängig war von den internen und externen Grundvoraussetzungen, zum Beispiel inwiefern ich auf bestimmte Sinneserfahrungen zurückgreifen kann, wie etwa Farbenblindheit, oder welche Transportmittel ich genutzt habe – es wird einen Unterschied machen, ob ich ein Auto oder Fahrrad verwendet habe.

Wirklichkeitskonstruktionen sind damit relativ und eingebettet in eine direkte oder indirekte Zieldienlichkeit und Zweckmäßigkeit. Die Wirklichkeitskonstruktion kann also mehr oder weniger nützlich ausfallen, je nachdem was das Ziel war oder ist und von wem, zu welchen Zeitpunkt sie herangezogen wird. Es gibt so gesehen im Grunde keine Möglichkeit, die Welt wahrheitsgetreu zu erkennen. Tritt eine Wirklichkeitskonstruktion in Konflikt mit der Selbst- oder Welterfahrung, so gilt es auch dann, eine Anpassung bzw. angemessenere Konstruktionen vorzunehmen. Die interpersonelle Abstimmung über diese Konstruktionen gelingt überwiegend, wenn nicht ausschließlich, über die Negation; so kann die Vielzahl an Möglichkeiten für Selbst- und Weltkonstruktion nebeneinander bestehen bleiben, wird jedoch um die Ablehnungen limitiert, die in der zwischenmenschlichen Abstimmung in jedem Fall ausgefochten werden müssen. Ob eine Eigenschaft zutrifft oder nicht, um einen Menschen oder ein Phänomen zu beschreiben, kann nachgewiesen und bestätigt oder durch ein Gegenbeweise widerlegt werden (vgl. auch Kritischer Rationalismus, Gadenne, 2019; von Glaserfeld, 1985; Pörksen, 2015; Simon, 2015; von Foerster, 1981; Watzlawick, Bavelas u. Jackson, 1967; Watzlawick u. Beavin, 1967; Watzlawick, Beavin u. Jackson, 2016).

Sprache als Zeichensysteme und Symbolisierungsmöglichkeit zum Zwecke der Verständigung verkompliziert den Prozess der Wirklichkeitskonstruktionen im sozialen Raum: Agierende Subjekte oder Beobachter*innen setzen verbale Kommunikation bereits in einer Form bestehend aus Interpretationen und Bewertungen ein. In den meisten Alltagsinteraktionen werden die Prozesse des Wahrnehmens, Unterscheidens und Erkennens von Rohdaten oder primären Signalen sowie die daran anknüpfenden Erklärungen und Bewertungen nicht voneinander getrennt dargelegt. Meist ist das Gesagte bereits eine Mischform aus Deskription, Erklärung und Einordnung. In den meisten Fällen ereignet sich diese Vermischung auch auf Seiten des Akteurs unbeabsichtigt oder gar unbewusst. Alle drei Aspekte beinhalten eine Vielzahl an Optionen und Freiheitsgraden und bedingen die Vielfältigkeit an Wirklichkeitskonstruktionen. Dabei hängen vor allem die subjektiven Bewertungen von den subjektiven Erklärungen und Ursachenmodellen über das Zustandekommen und die Beschaffenheit eines Phänomens ab und beides steuert wiederum das Verhalten maßgeblich mit. Mit jeder dieser Ebenen (Beobachten, Erklären, Bewerten) steigt die Wahrscheinlichkeit für eine Nichtübereinstimmung zwischen den unterschiedlichen Beobachter*innen. Wie wir an späterer Stelle sehen werden, ist dies ein äußert bedeutsamer Aspekt für das Handwerkszeug einer*s Systemiker*in.

2.1.7 Unterschiedliche Systeme

Die Arbeit mit Systemen setzt voraus, vorab zu definieren, um welches System mit seiner dazugehörigen »Systemumwelt« es gehen soll. Im Fachbereich der Psychologie wird zunehmend der Versuch gewagt, sowohl in die Richtung Mikroebene und biologischer Systemeinheiten vorzudringen und die wechselseitigen Prozesse von Neurotransmittern und Hormonen mit Erleben und Verhalten zu untersuchen als auch in Richtung Meso- und Makroebene deutlich stärker die soziale Kontextabhängigkeit des psychischen Systems zu berücksichtigen (vgl. auch biopsychosoziales Modell, in Borrell-Carrio, Suchman u. Epstein, 2004).

In diesem Sinne steigt der Komplexitätsgrad, da jedes dieser Systeme bzw. jede Systemklasse (biologisch, psychisch, sozial) autopoietisch, operativ geschlossen und offen im Austausch mit den jeweiligen »angrenzenden« Umwelten bzw. Systemen emergente Struktureigenschaften hervorbringt, und das auf dem jeweiligen höheren Strukturniveau. Jedes für sich erscheint daher als höchst komplex und ist im Sinne der rekursiven rückgekoppelten Ursache-Wirkungs-Logik nicht vollständig berechenbar. Dazu kommt, dass diese Klassen jeweils eine Abhängigkeit untereinander aufweisen, wenngleich ihre einzelnen operativen Wirkweisen nicht zielgerichtet aufeinander abgestimmt sind.

Auf der Ebene der Biopsychologie machen die Wirkmechanismen auf neuronaler und sonstiger (peripher-)physiologischer Ebene (Transmitter, Enzyme, Hormone etc.) das »Leben« aus und halten es als Funktionsprinzip im relationalen Sinne zusammen. Psychische Systeme können als Bewusstseinsprozesse verstanden werden, die in einem interdependenten Austausch Motivation, Emotionen, Kognitionen und Verhalten etc. bedingen und umgekehrt. Soziale Systeme werden vor allem unter dem Aspekt kommunikativer Interaktion betrachtet, mit der Idee, dass Kommunikation nicht allein verbalen Austausch umschließt.

Zusammenfassend bezieht sich eine systemische Herangehensweise sowohl für jede Systemklasse als auch für die interagierenden Prozesse zwischen diesen Systemklassen auf eine Mehrebenenkonzeption. Der Fokus liegt auf der dynamischen strukturbildenden Ordnung und Mustergenerierung (auch Regelhaftigkeiten) gemäß der Funktion, die dies für das jeweilige System mit sich bringt, vor dem Hintergrund der jeweiligen Stabilisierungs- bzw. Veränderungsprozesse (Tschacher, Giersch u. Friston, 2017; Tschacher u. Munt, 2013; Tschacher, Scheier u. Hashimoto, 1997).

2.1.8 Beziehung – oder das Relationale im sozialen Raum

Es existiert eine Bandbreite an unterschiedlichen Theorien, um soziale Beziehungen zu charakterisieren. Darüber hinaus wird versucht zu gewichten, welche Dimensionen dabei besonders – möglicherweise in Abhängigkeit des sozialen Kontextes – für Wohlbefinden und Gesundheit zweckdienlich und bedeutsam sind.

Das, was im sozialen Raum die Verbindung ausmacht, ist das interagierende Geschehen zwischen mindestens zwei Menschen. Anders als in einem einfachen, mechanistischen Modell beinhaltet Kommunikation nicht das verbale und/oder nonverbale Vermitteln von Signaleinheiten zwischen Sender und Empfänger (einfache Signalübertragung). Menschliche Kommunikation beinhaltet immer die Zuschreibung von Sinn und Bedeutung, so dass Signale einen Informationsgehalt erlangen. Dies geschieht sowohl auf Seiten des Senders als auch des Empfängers. Aufgrund der komplexen, offenen und internen Strukturdeterminiertheit eines einzelnen Menschen – bei zwei und mehr Menschen dann unausweichlich deutlich komplexer – lässt sich der intendierte Informationsgehalt nicht einfach »vermitteln«. Der Empfänger ist aktiv am Geschehen beteiligt und bestimmt die Botschaft mindestens mit – nicht, wie meist gedacht, der Sender allein. Im Grunde greift das Sender-Empfänger-Modell als lineares Modell, wie wir bereits gesehen haben, von vornherein zu kurz. Subjekt und Objekt sind jeweils zwei Entitäten, die für sich genommen offen, dynamisch, strukturdeterminiert autonom und selbstorganisiert und weiter charakterisiert sind durch die Vernetzung von internen Subsystemstrukturen (vgl. auch *Embodiment;* Körper-Geist – das eine nicht ohne das andere).

Die Interaktion zwischen zwei Menschen und die dabei stattfindende Kommunikation ist selbst ein komplexer, dynamischer Prozess, der von den interagierenden Akteuren gleichsam wie auch von den äußeren Rahmenbedingungen abhängt. Ob und welche Informationen transportiert werden, hängt vom Prozess des Wahrnehmens des Einzelnen ab. Das, was der Ehemann von dem mitbekommt, was seine Frau erzählt, beispielsweise die Begegnung mit einer gemeinsamen Freundin auf dem Marktplatz, hängt also nicht allein von ihr ab, sondern vielmehr von seinen Subsystemstrukturen.

Auf der Mikroebene ist dies dadurch gekennzeichnet, dass beispielsweise ein akustisches Signal als etwas zu Unterscheidendes erkannt wird oder werden kann, und zwar abhängig von bestimmten Schwellenwerten in Quantität und Geschwindigkeit oder auch von Ordnungsparametern etc. »Informationen bestehen aus Unterschieden, die einen Unterschied machen« (Bateson, 1979; 1987, S. 122 f.). Aus der Beschaffenheit der Beziehung, die in einem Unterschied liegt (Trennung von mindestens zwei Entitäten), wird es dem jeweiligen

Akteur möglich (Sender und Empfänger gleichermaßen), den kommunikativen Informationsgehalt dem Prozess des kommunikativen Interagierens zuzuschreiben. Dieser Prozess ereignet sich selbst auch dynamisch, rückkoppelnd. Die Information, die jeweils erkannt wird, wird wiederum durch den Raum gespannt und beeinflusst, der auch unabhängig von dem akustischen Signal (verbaler Ausdruck) besteht, nämlich durch die Art der Beziehung der beiden Akteure (Sach-, Beziehungsebene bzw. Inhalts- und Beziehungsaspekt; siehe auch das Vier-Ohren-Modell von Schulz von Thun, 2020).

Sowohl auf der Ebene der Sprache als auch auf der der interagierenden Subjekte ist die Kontextualität bzw. sind die Kontextmarkierungen entscheidend, da sie aus der Vielfalt an Bedeutungsoptionen Sinnzuschreibung ermöglichen. Beim Aufnehmen einer Information meines Gegenübers werde ich die Botschaft an mich bedingt durch die Rollenzuschreibung seiner- und meinerseits und gemäß unserer erlebten Beziehung interpretieren. So kann ein Satz sehr unterschiedliche Informationen und damit Botschaften in sich tragen. »Du siehst schön aus« kann in Abhängigkeit zur jeweils erlebten Anziehung und Nähe zueinander eine Bedrohung oder ein Kompliment mit den dazugehörigen behavioralen Aufforderungsimpulsen sein. Die Beziehung ist damit immer eine Art Metakommunikation, da sie den Inhaltsaspekt in gewisser Weise determiniert.

Die Kontextmarkierung wird weiter dadurch verkompliziert, dass Kommunikation immer unterschiedliche Kanäle des Signal- und Informationsaustausches nutzt: Neben digitalen Modalitäten der Sprache mit einer logischen Syntax kommt noch eine Vielzahl an analogen Beziehungsformenden wie Körpersprache und -haltung, Gestik, Mimik, Sprechweise etc. dazu (Watzlawick et al., 2016), die ebenfalls den Bedeutungsgehalt des informativen Interagierens bedingen. Ein Lächeln kann beispielsweise Sympathie oder Verunsicherung ausdrücken. Die aktuelle Forschung zur Verwendung digitaler Medien zeigt, dass, sobald bestimmte Informationskanäle nicht genutzt werden können, sich der Interpretationsspielraum erweitert und Missverständnisse vorprogrammiert sind. Kontextparameter bleiben als Orientierungsgrößen aus.

Die Beziehung wird außerdem gespannt durch die Interpunktion bzw. vermeintlichen Startpunkte – als dass ein Beteiligter der Interaktion eine Ursache-Wirkungs-Sequenz quasi willkürlich herausgreift und damit die Beziehung bzw. Rollen definiert. Dies geschieht beispielsweise im Sinne einer Opfer-Täter-Logik, wenn ein Gegenüber durch eine aktive Handlung als »Täter« wahrgenommen wird, die eine Reaktion als »Opfer« nach sich zieht: »Ich leide darunter, dass du mich nicht wahrnimmst, und daher schreie ich dich an.« Auf Seiten des Gegenübers entsteht jedoch die gleiche Ursachenzuschreibung nur in vertauschter Logik. Die Ursache liegt wiederum beim anderen. Es wird also ein anderer Startpunkt der Interaktion gewählt: »Ich kann dir nicht die Wahrnehmung schenken, die du möchtest, da du mich anschreist.« Die Diskrepanz in der Interpunktion oder Startpunktsetzung des Austausches führt in der Regel zu Beziehungskonflikten, die sich nicht durch »wahrheitsgetreue« Abbildung nachzeichnen und auflösen lassen – denn wo der Startpunkt ist, ist letztlich relativ und damit diskutier- und aushandelbar. Kommunikation ist also immer sowohl Ursache als auch Wirkung zugleich (rekursiv). Die Metaebene und der Blick aus der Perspektive eines*einer Beobachter*in (Kybernetik zweiter Ordnung) sind insofern wichtig, als dass der Rahmen weiter gespannt werden kann mit dem Blick auf die jeweiligen Bedürfnisse, Motive und Zielgrößen der beteiligten Interakteure.

Ein weiterer wichtiger Aspekt der Kommunikation ist die Art und Weise, auf die sich die Interaktionspartner*innen begegnen. Diese sind in allen Fällen von Unterschieden auf der Eigenschaftsebene geprägt. Die Frage ist jedoch, ob die Beziehung ausgewogen oder differenzierend gestaltet wird oder werden soll, und zwar in der Regel im Sinne eines Gleich- vs. Ungleichverhältnisses. In einer symmetrischen Umgangsform werden Unterschiede vermieden und beide Partner interagieren auf Augenhöhe. Dies drückt sich als spiegelbildliches Verhalten aus. In einer komplementären Kommunikation ist die Unterschiedlichkeit maßgeblich, das rückkoppelnde Verhalten durch sich gegenseitiges Ergänzen charakterisiert: Eine dominante Handlung hat eine submissive Reaktion zur Folge. Bei beiden Varianten kann es zu Eskalationen kommen, bei zum Beispiel einseitiger Fixierung, wenn die Rollen immer klar einseitig und extrem verteilt sind, der eine sich »immer« ggf. extrem dominant, der andere sich »immer« ggf. extrem submissiv verhält und keine Flexibilität besteht. Funktionaler ist in der Regel ein sich ausbalancierendes und ablösendes Austauschverhalten, bei der beide Interaktionspartner sowohl dominant als auch submissiv auftreten können in Abhängigkeit vom inhaltlichen Kontext und anderen Rahmenbedingungen (vgl. die fünf Kommunikationsaxiome, z. B. in Watzlawick et al., 2016).

Geht man auf die Suche nach dem geeigneten dimensionalen Raum, der in sozialen Beziehungen gespannt wird, so wird man im Rahmen der Instrumente zur Erfassung der Systemdiagnostik fündig. In der Regel werden privater und organisationaler Rahmen voneinander unterschieden und weitergehend jeweils Subsysteme mit ihren Eigenheiten berücksichtigt. Die Idee dahinter ist zu definieren und zu gewichten, was für die jeweiligen sozialen Systemarten besonders bedeutsam ist, für Paare beispielsweise die Intimität und Zärtlichkeit, in Familien die Rollenklarheit und bei Arbeitsteams und größeren Organisationseinheiten ist es vielmehr die Aufgaben- und Verantwortungsteilung.

In eigenen Arbeiten haben meine Kollegen und ich versucht, einen Fragebogen zu entwickeln, der über die Kontextspezifität hinausgeht und grundlegende Dimensionen aufgreift, die für unterschiedliche Systeme gleichermaßen bedeutsam sind (EVOS, Evaluation of Social Systems Scale in Aguilar-Raab et al., 2018a; Aguilar-Raab, Grevenstein u. Schweitzer, 2015; Grevenstein, Bluemke, Schweitzer u. Aguilar-Raab, 2019a; Grevenstein, Schweitzer u. Aguilar-Raab, 2019b). Auf der einen Seite geht es um die multiperspektivische Frage nach nicht-normativen und veränderlichen Dimensionen der emotional-affektiven Ebene mit der Leitfrage »Wie geht es uns miteinander?« und auf der anderen Seite um die kognitiv-instrumentelle Ebene mit der Ausgangsfrage »Wie bewirken wir, was uns wichtig ist?«. Folgende Aspekte sind übergreifend bedeutsam (vgl. Anhang C, EVOS):

Beziehungsqualität bestehend aus den Aspekten:

- Kommunikation: Wie wir miteinander reden, finde ich …
- Kohäsion: Unseren Zusammenhalt finde ich …
- Geben und Nehmen: Was wir füreinander tun, finde ich …
- Atmosphäre: Die Stimmung unter uns finde ich …

System- und Beziehungswirksamkeit bzw. kollektive Wirksamkeit definiert über die Subdimensionen:

- Ziele vereinbaren: Wie wir verabreden, was getan werden soll, finde ich …
- Ressourcen erkennen: Wie wir erkennen, was uns beim Erreichen unserer Ziele hilft, finde ich …
- Entscheidungen treffen: Wie wir Entscheidungen treffen, finde ich …
- Perspektiven und Lösungsräume erweitern: Wie wir neue Lösungswege finden, finde ich …
- Sich auf Veränderungen einstellen – Adaptabilität: Wie wir uns auf Veränderungen einstellen, finde ich …

Übergeordnet wird zusätzlich die Beurteilungsübereinstimmung unter den Systemmitgliedern und die wahrgenommene Übereinstimmung einzelner Mitglieder abbildbar – um Gleichheit und Unterschiedlichkeit in den Wahrnehmungen beispielsweise im therapeutischen Prozess aufgreifen zu können.

Den theoretischen Unterbau lieferten verschiedene Modelle wie etwa das Circumplex-Modell (Olson, 2000), das McMaster-Modell familiären Funktionierens (Epstein, Baldwin u. Bishop, 1983), Beavers Systemmodell (Beavers u. Hampson, 2000) und der schrittweise Prozess systemischen Arbeitens (von Kibéd u. Sparrer, 2005; von Schlippe u. Schweitzer, 2012) wie auch Konzepte der kollektiven Wirksamkeit (Bandura, 2000; Bandura, Caprara, Barbaranelli, Regalia u. Scabini, 2011) und des Teamklimas (Brodbeck, Anderson u. West, 2001; West, 2012). Ohne auf die Ausarbeitung dieser inhaltlichen Unterschiede einzugehen, ist doch entscheidend, dass der Beziehungsraum als Resonanzraum subjektiv sehr unterschiedlich wahrgenommen und gewichtet werden kann. Zusammenfassend wird jedoch wohl immer mindestens eine Dreidimensionalität von Nähe–Distanz, Oben–Unten (teilweise im Sinne von Submissivität–Dominanz) und schließlich der Positivität–Negativität (z. B. als Freundlichkeit–Unfreundlichkeit) gespannt (wobei die Autorin an dieser Stelle die dritte Dimension zum z. B. gängigen Circumplex-Modell nach Kiesler, 1983, ergänzt hat; vgl. Abbildung 5). Diese Ebenen können in einer Beziehung stets bestimmt werden und interagieren miteinander. Die Funktionalität bzw. Dysfunktionalität ergibt sich weniger aus einer Standortbestimmung in diesen drei Dimensionen, sondern vielmehr aus der Flexibilität in Angemessenheit zum jeweiligen Kontext (innerlich bezogen auf Bedürfnis-, Motiv- und Zielhorizonte, sozial im Hinblick auf die Quantität der Mitglieder und Qualität zu einzelnen Mitgliedern bedingt durch gesellschaftspolitisch-kulturelle Regeln etc.). Je starrer, desto ungünstiger – und je häufiger und schneller jeweilige Extrempositionen eingenommen werden, desto schwieriger werden sich Wohlbefinden und eine Zweckmäßigkeit abbilden.

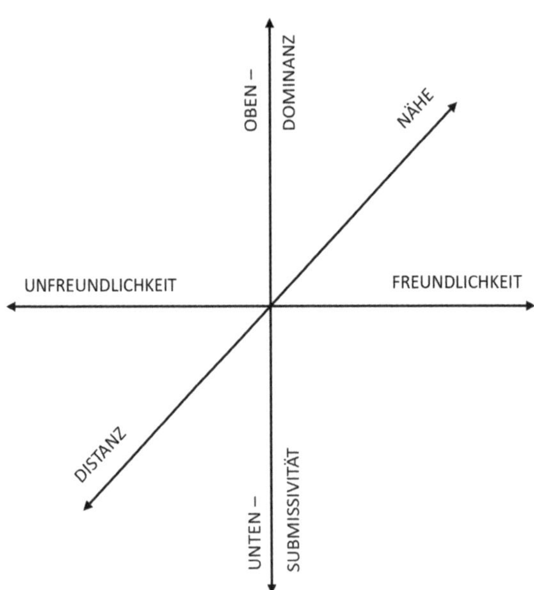

Abbildung 5: Dimensionaler Beziehungsraum

2.2 Der systemische Raum – das Praxisfeld

Wie finden nun diese theoretischen Grundlagen Eingang in das Praxisfeld der*des Systemiker*in? In der Praxis entsteht der dreidimensionale Raum durch mich als systemische*n Therapeut*in bzw. Berater*in, durch das Auftragssystem wie ein Paar oder eine Familie und die kommunikativen Interaktionen zwischen uns – meinerseits getragen von systemischen Haltungen und gestaltet mithilfe meines systemischen Handwerkszeugs (vgl. Abbildung 6). All das ist zusätzlich eingebettet in die Idee eines Raum-Zeit-Gefüges und der Transformationsdynamik auf Seiten aller Beteiligten – also ein hochkomplexer Prozess der interagierenden Subsysteme. Das heißt allerdings nicht, dass das therapeutische Agieren kompliziert sein muss.

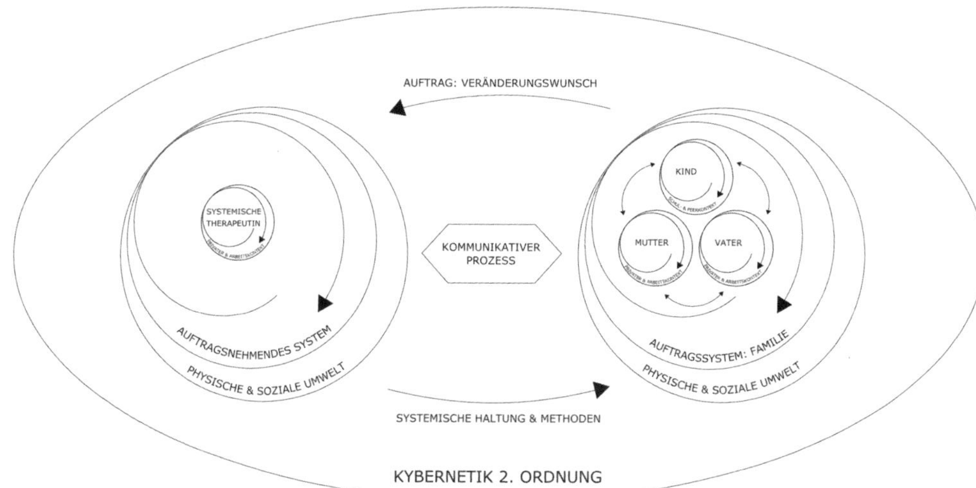

Abbildung 6: Der kommunikative Interaktionsprozess zwischen Auftragssystem und Therapeut*in bzw. Berater*in

2.2.1 Selbst- und grundlegendes Auftragsverständnis einer Systemikerin/eines Systemikers

Die erläuterten theoretischen Grundlagen fließen direkt ein in das Selbst- und Auftragsverständnis einer*s systemisch arbeitenden Therapeut*in. Wie sieht die konkrete Übersetzung an dieser Stelle aus?

Professionelles Agieren – oder wie Erwartungen nicht bedient werden: In der Regel kommt eine Auftragssituation dann zustande, wenn bei dem beauftragenden System ein Veränderungswunsch oder Problemverständnis vorherrscht, zumindest auf Seiten eines der beteiligten Systemmitglieder. Die*der Systemiker*in verschafft sich ein Bild des Gesamtgefüges, um Veränderungsideen aufzugreifen. Jedoch versucht sie/er, die Änderungsmöglichkeiten anzustoßen, ohne die Änderungsverantwortung im eigentlichen Sinne zu übernehmen. Sie/er verfolgt auch keine spezifischen, therapeutischen Ziel- oder Outcome-Ideen. Anders als bei den meisten therapeutischen Ansätzen gibt es keinen vordefinierten normativen Zielhorizont mit der Vorstellung, dass ein bestimmtes Erleben und Verhalten mit seinem jeweils interaktiven Charakter erstrebenswert seien, da dies in allen Fällen zu Wohlbefinden, Gesundheit oder Ausgewogenheit führe. In manchen Fällen wird die Professionalität dadurch infrage gestellt, dass diese Art des Nichtwissens sich auf das Nichtwissen der ausformulierten, inhaltlichen Zielrichtung bezieht. Aber genau darin besteht im Grunde die systemische Professionalität.

Das »Nichtwissen« ist eine Möglichkeit, sich vor vorzeitigem Vermischen von Beobachten, Erklären und Einordnen zu schützen: Als Menschen tendieren wir evolutionär begründbar mit einer Komplexitätsreduktion (Weglassen) oder Komplettierungsdynamik (Hinzufügen), so dass wir dabei schnell in die Versuchung geraten, aus unseren angenommenen Begründungen Handlungsempfehlungen abzuleiten – oft jedoch oder zumindest nicht zwangsläufig erfolgreich. Es geht also darum, anzunehmen, dass wir – obwohl wir schnell eine Idee oder Meinung gebildet haben – unsere Beobachtungen, Erklärungen und Bewertungsversuche als »hypothetische« Varianten aus einer Vielfalt an Möglichkeiten behandeln und uns dabei nicht auf ihre vermeintliche Richtigkeit berufen. Das bedeutet im Umkehrschluss natürlich nicht, dass Lern- und Praxiserfahrungen nicht hilfreich einfließen könnten.

Die Professionalität besteht nicht allein in der Kenntnis der oben dargestellten Theorien und Modelle, sondern vor allem aus einem selbstreflexiven Prozess, die eigenen interagierenden Subsysteme nicht aus dem Blick zu verlieren. Mit einem selbstreferenziellen Blick beziehe ich mich selbst als beteiligte Beobachterin – als Kybernetik zweiter Ordnung – mit meinen möglichen Einflussgrößen mit ein und bringe eine größtmögliche Flexibilität und Ambiguitätstoleranz mit, um Widersprüchliches, Mehrdeutiges und Ungewisses auszuhalten. So verlasse ich den Rahmen des Normativen, nicht aber den des Professionell-Systemischen.

Orientierungspunkte – oder welcher Schatz muss erst noch geöffnet werden? Professionelle Orientierung findet anhand dessen statt, was das Auftragssystem in den therapeutischen Raum selbst hineingibt. Dies gilt es in manchen Fällen erst zu entdecken, da die Ressourcen und Lösungsmöglichkeiten teils auf den ersten Blick verborgen liegen. Die Art der Versprachlichung auf Seiten des Auftragssystems erschwert dies in manchen Fällen, dient aber gleichzeitig als

Schlüsselreiz, um daraus über Umdeutung Ressourcen und Lösungsmöglichkeiten zu formulieren bzw. im erweiterten Sinne abzuleiten. Die Ressourcenorientierung deutet auf die Grundannahme hin, dass das System bereits über das immaterielle Gut verfügt, also über die Mittel, Merkmale und Gegebenheiten, die es zur Hindernisbewältigung, Veränderungs- und Zielerreichung benötigt.

In einem stets hinterfragenden, beobachtenden Prozess gelingt *Hypothesengenerierung*, was in einem spezifischen Fall hilfreich zu tun wäre, vor allem unter dem Primat der *Flexibilität* und *Kreativität*. Als Systemikerin lasse ich mich stets offen und neugierig vom Prozess des Beobachtens leiten, setze an Stelle unpassender, überflüssiger Hypothesen neu generierte. Als Teil des Systems hat die*der Therapeut*in bzw. Berater*in selbst Vorbildfunktion für das Auftragssystem. Es hilft, mich auf den dynamischen Prozess im zeitlichen Gefüge einzustellen und anzupassen, aber auch den Möglichkeitsraum möglichst weit zu fassen. Die eingebrachte Kreativität lädt sowohl mich als auch das Auftragssystem ein, eine Art spielerische, weniger festgefahrene Umgangsweise zu entwickeln und Wege zu beschreiten, die ich vielleicht vorher nicht einmal ahnte, denken zu können. In kreativen Sichtweisen und vorgeschlagenen Probehandlungen liegt oft ein Irritationspotenzial, das förderlich ist, um das Auftragssystem aus der Stagnation und Festgefahrenheit zu locken.

Was hilft mir dabei, so vorzugehen? Dazu gehören menschliche Werte und Qualitäten wie Offenheit, Neugier, Toleranz und Respekt – gegenüber mir selbst, dem auftragsgebenden System und den darin verfolgten Lösungsversuchen. Hinzu kommt der interaktive Prozess, der uns wiederum zu einer emergenten Struktur unseres Klient*innen-Therapeut*innen-Systems führt: Offenheit für Erfahrungen, Neugier für teils mir unbekannte Gestaltungsformen insbesondere des relationalen Gefüges, Toleranz im Sinne der inneren Weite für das, was mir möglicherweise selbst fern zu sein scheint, und Respekt im Bedeutungshorizont von Wertschätzung für die beteiligten Systemmitglieder, ihre jeweiligen Interaktionsmuster und Lösungsversuche.

Ethische Horizonte oder die Grenzen meines Wirksamwerdens – wer ist wofür verantwortlich? In jedem (therapeutischen) Arbeitskontext gibt es einen ethischen Horizont. Bei einer systemischen Arbeitsweise ergibt sich dieser viel weniger aus der Hierarchielogik, als Therapeut*in zu wissen, was zu tun ist, um ein vorweggenommenes Ziel zu erreichen. Im systemischen Praxisfeld wird stattdessen vielmehr auf Augenhöhe respektvoll und transparent an einem interaktiven Veränderungsprozess gemeinsam gearbeitet. Dennoch gilt es, Machtgefüge – allein durch Rollenzuschreibung – zu reflektieren und sowohl Möglichkeiten als auch Grenzen des therapeutischen Handelns antizipiert zu haben. Das Abstecken eigener praktischer Handlungsmotive und die Grenzsetzung therapeutischen Handelns sind wichtig, um die einzelnen Mitglieder des Auftragssystems, mich selbst und mein professionelles Agieren zu schützen.

Es geht dabei nicht so sehr um die Entscheidung, was »richtiges« oder »falsches« Tun ist, sondern eher um die allgemeine Verantwortungsübernahme. Diese, wie bereits aufgezeigt, liegt nicht in dem, was die Mitglieder aus dem therapeutisch-kommunikativen Prozess interpretativ konstruieren und für sich sinnvollerweise ableiten – dies ist prinzipiell von »außen« nicht steuerbar, wenn auch nur bedingt beeinflussbar. Jedoch übernehme ich Verantwortung für einen abgesteckten Auftragsbereich unter möglicher Aufklärung, was das therapeutische Angebot beinhaltet, wo also auch die Eigenverantwortung für das System beginnt. Neige ich als Therapeut*in schnell dazu, Hilfestellung zu bieten und auf Rettungsfantasien des Systems entsprechend zu reagieren, dann sollte dies mindestens selbstreflektiert sein – unter der Maßgabe, welche Spielräume das Auftragssystem dann für den eigens gestalteten Änderungsprozess hat.

Bestimmte systemische Interventionen wie etwa die Verstörung führen in manchen Fällen zu derartigen Irritationen, dass sie im therapeutischen Kontext Bearbeitung finden sollten. Allerdings beinhaltet dieses therapeutische Vorgehen auch, den Mut zu haben, bestimmte Beziehungsangebote und damit verbundene Erwartungen nicht zwangsläufig erfüllen zu müssen, sondern sich im Gegenteil gerade davon zu befreien. Darin liegt auch die Kreativität unter der Nutzung einer Vielzahl von Freiheitsgraden, sofern das gesellschaftlich-normative Feld bis zu einem gewissen Grad verlassen werden »darf«.

Die Zuschreibung der Eigenverantwortlichkeit als Angebot an das Auftragssystem ermöglicht, eigene Handlungsspielräume unter der Klärung, inwiefern Motive mit eigenen Zielideen zusammenspielen, auszuloten und selbstwirksam aktiv werden zu können. Dies versteht sich nicht als Zurückweisung von »eigentlich« therapeutischen Aufgaben, sondern trägt dem Verständnis Rechnung, dass sich soziale Systeme selbstorganisiert und autonom den eigenen Triebkräften gemäß verhalten und weiterentwickeln.

Was ist mit dem emotionalen Miteinander? Auf den genannten Werten und Qualitäten fußt auch die emotionale Atmosphäre mit dem wertschätzenden Interesse an dem, was das System konstruiert und wie es sich relational konstituiert. Der Respekt gegenüber den Beteiligten beinhaltet nicht, dass ich alles respektieren muss, was sie an Ideen mitbringen (von Schlippe u. Schweitzer, 2012). Allerdings kommt es auf den passenden Zeitpunkt im Verlauf der Therapie und Beratung an. Darüber hinaus ist ein geschicktes Infragestellen – ohne das Gegenüber derart vor den Kopf zu stoßen, dass es sich für den weiteren Prozess verschließt – einerseits eine Kunst, andererseits beruht es auf einer emotional-tragfähigen Beziehungsgestaltung zwischen Therapeut*innen- und Klient*innensystemen.

Oft wird wohl – zumindest in den theoretisch-abstrakten Ausführungen zum systemischen Arbeiten – mehr dem kognitiv-behavioralen als dem emotional-empathischen Zugewandtsein Raum geschenkt, als das vielleicht in anderen Verfahren wie den humanistischen der Fall ist. Natürlich sind Emotionen und Gefühle auf beiden Systemseiten in allen Fällen bedeutsam und sollten je nach therapeutischen Vorlieben direkt oder indirekt in die systemischen Interventionsspielräume einfließen – allein die Annahme, dass Gefühle in Beziehungsangeboten wirksam werden oder auch schnell in Handlungen münden, spricht dafür. Wenn ich weiß, wie ich sie geschickt im therapeutischen Kontext nutzen kann – also diese für die relationale Spannung für erweiterte Perspektiven und Lösungsspielarten zu verwenden suche –, dann ist dies eine gehaltvolle Chance.

Kommunikation und die Berücksichtigung der Kontextualität: Im Selbstverständnis der*s systemischen Therapeut*in spielen die kommunikativen Fähigkeiten und Kompetenzen eine wichtige Rolle, da diese den Beziehungsraum im sozialen System definieren. Allein das Vertrauen auf die Komplexität durch Rekursivität und Unvorhersagbarkeit, wer im System welche Signale mit welchen Informationen besetzt und wie diese aus den eigenen kreativen Beobachtungs-, Erklärungs- und Bewertungsideen einfließen, ist die Bühne, auf der sich die Dramen ereignen, die ich mit Staunen stets aufs Neue verfolgen kann. Das gemeinsame Wirksamwerden in der für das Auftragssystem bedeutsamen Weise wird durch meine Fähigkeit bereichert, den metakommunikativen Raum immer wieder zu betreten und in das Gefüge zu streuen. Die Berücksichtigung der Kontextualität, die dem kommunikativen Interagieren erst den Bedeutungsgehalt verleiht, heißt, sich immer wieder der Perspektiven aller Beteiligten zu vergewissern und zu überprüfen, welche Standorte und Bestimmungsgrößen in dem Gefüge welche Rolle spielen. Dann wird das systemisch-therapeutische Agieren kein willkürliches Dahintreiben, sondern folgt einer Ausrichtung (selbst wenn das Ziel nicht vorbestimmt zu sein scheint). Erst so können Perspektiven (gezielt) erweitert oder verändert werden, die sich zu emotional besetzten und handlungswirksamen Veränderungen ausformen.

Das Erste zum Schluss: Die auslösende Situation – oder wer hat Schuld? Anders als meist von den Auftraggeber*innen gedacht, wird ein »Problem« aus systemischer Perspektive als interaktive Gemeinschaftsleistung verstanden, bei der die darin involvierten Erlebens- und Verhaltensweisen – zunächst – als Lösungsversuche wertgeschätzt werden. Die Ursachen- und Schuldzuweisungen, die sich aus einer oberflächlichen Beobachtung sehr leicht ableiten lassen, aber doch oft wenig hilfreich sind, sind häufig Ausgangspunkt auf Seiten des auftraggebenden Systems. Sie greifen in den meisten Fällen zu kurz, da der zirkuläre Charakter unseres kommunikativen Interagierens und die darin beinhalteten Interdependenzen außen vor gelassen werden. Das Erkennen wechselseitiger Einflussnahme und die Benennung des sozialen Rahmens und der darin enthaltenen Zusammenhänge sind oft eine Entlastung. Allerdings wird dies in den meisten Fällen therapeutischen Agierens nicht direkt durch das Betreten der Metaebene thematisiert, sondern kommt durch geschickte, kreative Interventionen wie zirkuläre oder andere Fragetechniken oder erlebnisorientierte Interventionen wie etwa die Familienskulptur zum Vorschein und wird damit greif- und erlebbar.

In den Problembeschreibungen liegen meist bereits die Lösungswege verborgen. Oft wird eine ungewollte, unerwünschte, gar leidvolle Zustandsverortung mit Ursachenzuschreibung auf Seiten meistens eines Systemmitglieds (z. B. das einnässende Kind) vorgenommen, welche im sozialen System kommunikativ geteilt wird. Die Beteiligten sind sich außerdem in der Regel nicht über die Veränderungsmöglichkeiten und Wege einig (»mehr fürsorgliches oder strafendes Verhalten«). Es lässt sich jedoch an der Idee ansetzen, den »Zustand« zu verändern (was voraussetzt zu klären, welche Zustände wer wann unter welchen Bedingungen genau erlebt und wie), und damit das Geschehen zu dynamisieren. Es liegt etwas Ungewolltes, Unerwünschtes, Negatives, Leidvolles vor, so dass an der Veränderung des Bedeutungsgehalts angesetzt werden kann. Je nach Rahmenbedingungen und Möglichkeiten ist ein weiterer Weg, die Grenzen des Machbaren abzuwägen und an der daran anknüpfenden Akzeptanz zu arbeiten, da sich das Ringen um die Veränderung nicht zu lohnen scheint oder der Preis zu hoch ist. Wichtig ist, nicht außer Acht zu lassen, mit welcher Bedrohung eine mögliche Veränderung einhergeht. Die Frage danach, was die einzelnen Mitglieder für die Aufrechterhaltung des problematischen Zustandes tun und welcher Eigenlogik zur Systemaufrechterhaltung gefolgt wird, sind für das interventive Vorgehen leitend. Die Symptom- und Problembildung dient oft der Stabilisierung und hat eine Funktion (teils auch im psychischen System einzelner Beteiligter, wie den Konflikt zwischen innerer Einstellung und Realität zu vermeiden, beispielsweise etwas nicht wahrnehmen zu können, da es nicht zum Glaubenssatz passt), die eine Art Zwischenzustand bezeichnet, in dem ein »Weg-Von« vordergründig im Raum steht, aber auf das noch unmögliche »Hin-Zu« stößt.

2.2.2 Die andere Seite: Das auftraggebende Klient*innensystem

Ein genauerer Blick auf die »andere« Seite lohnt sich, um die Eigendynamik hier ein wenig zu pointieren, insbesondere da sich die Sicht auf die Ausgangssituation oft sehr zwischen Auftraggeber*in und -nehmer*in unterscheidet und mehr oder weniger stark auseinanderklafft. Das soziale System, welches die therapeutische Hilfe sucht, kommt manchmal in einer Konstellation, von der es selbst glaubt, die zentral Beteiligten seien anwesend. Die Frage, die zuallererst im Raum steht, ist also die, wer gehört eigentlich dazu? Wer von diesen indirekt und direkt Beteiligten verfolgt welche unterschiedlichen Anliegen? Was sind die Rahmenbedingungen? Warum kommen sie gerade jetzt, warum gerade hierher, warum gerade zu dieser*m Therapeut*in? Wer hat überwiesen und welche Übereinstimmung herrscht mit wem zu welchem Anliegen? Welche Helfernetzwerke sind noch beteiligt und wo entstehen möglicherweise Loyalitätskonflikte – geht beispielsweise eine*r der Beteiligten bereits zur*m Einzelpsychotherapeut*in? Die Anfangssituation, scheinbar so eindeutig, beinhaltet viele offene Fragen, die bei anfänglicher Klärung schon wichtige Setzungen ermöglichen und Missverständnissen vorbeugen.

Da jedes Systemmitglied eigene Vorerfahrungen an Erfolgen und Scheitern (teils im therapeutischen Zusammenhang) mitbringt, bestimmten Überzeugungen und Glaubenssätzen folgt und sich eventuell das selbstreflexive Hinterfragen wenig bis gar nicht zu eigen gemacht hat, sind auch dabei erste Klärungsfragen nicht nur für die Orientierung der*s Therapeut*in zweckdienlich, sondern auch für das Auftragssystem selbst. Von Anfang an ermöglicht es dem System, die Erfahrung zu machen, all die Selbstverständlichkeiten genauer unter die Lupe zu nehmen und so mit dem systemischen Vorgehen vertraut zu werden. Wer verpasst, dies am Anfang ins Spiel zu bringen, sieht sich im Verlauf häufig mit mehr Klärungsbedarf konfrontiert, als dies womöglich notwendig wäre. Dazu kommt, dass diese Art der Transparenz Vertrauen schaffen kann.

Ein wichtiger Anfangspunkt ist außerdem die Klärung der Motive. Wer von den Anwesenden will was erreichen und vor allem wie? Wer ist gefragt, sich wie zu beteiligen, und was würde dazu beitragen, dass das Vorhaben misslingt? In dieser Art des Vorgehens steckt bereits indirekt die Autonomiezuschreibung an das System. Es hilft, mögliche, realitätsferne Absichtserklärungen zu offenbaren oder diffuse Änderungsideen zu thematisieren. Wer anfänglich erkennt, wohin es eigentlich mit welchen Mitteln gehen soll, ist sicher besser dran, als von Angst- und Leidensdruck gesteuert einfach nur das Weite suchen zu wollen.

Natürlich besteht die Option, dies als Bürde aufzufassen; Veränderungen werden jedoch insbesondere dann eingeladen, wenn die gefühlten Freiheits- und Einflussgrade steigen. Dies ist vor allem dann wahrscheinlicher, wenn deutlich wird, dass Veränderungen nicht von außen in das System hineingegeben werden können. Der Rat, der einem ins Gesicht »geschlagen« wird, ist das beste Beispiel. Dies wird durch einige Studien unterstrichen, die zeigen, dass auferlegte, instruktive, suggestive oder gar direktive Handlungsempfehlungen durch mindestens Partizipation bzw. partizipatives Entscheiden abgelöst werden und zu einem besseren Therapiegelingen beitragen.

Weiter gilt es zu bedenken, dass die Systemmitglieder sehr unterschiedlich auf den ersten Kontakt mit dem Therapeut*innensystem reagieren und indirekt von den dahinterliegenden Vermutungen gesteuert werden. Mit anderen Worten ausgedrückt heißt das, dass jeder von uns aus unterschiedlichen Hinweisreizen und internalen Heuristiken heraus abzuleiten versucht, wer das Gegenüber ist und was ihm die Kompetenzen verleiht, die das Auftragssystem erwartet. In der Passung der wahrgenommenen Eigenschaften mit den von den einzelnen Mitgliedern positiv besetzten (die*der Therapeut*in erfüllt die Erwartungen des Berufs, des Stils, der Sprache etc.) entsteht ein Maß an Sympathie, Identifikation und Vertrauensvorsprung oder bei Nichtpassung auch das Gegenteilige. Wer sich dessen bewusst ist, kann dies auch indirekt durch Rückfragen thematisieren und an den Reaktionen in der Beantwortung all dieser Fragen bereits das Relationale daran zum Vorschein bringen.

Die (Ver-)Bindungen der Mitglieder untereinander, wie die Nähe–Distanz, die Dominanz–Submissivität und die emotionale Qualität (mindestens der Grad an freundlichem Miteinander) in dem System, wie sie ausgehandelt wurden und bestehen, sind wichtige Entdeckungsreisen. Es bleibt einzuordnen, welche Rolle diese Aspekte für die jeweilige Problemzuschreibung spielen. Denn das Therapeut*innensystem muss immer wieder den Sprung in unterschiedliche Beobachtungs-, Erklärungs- und Einordnungsebenen wagen, um zu sehen, auf welcher Ebene die Struktur zu zwanghaft, versklavend und bindend zur Stagnation und damit zum Mangel an Flexibilität führt. Oder umgekehrt, inwiefern sich das System in der Unordnung und im Chaos verloren hat und nach Ankern sucht, die zu mehr Stabilität führen und die Dynamiken etwas mehr beruhigen.

Manchmal reicht es, über die Perspektivenvielfalt eine Art von Klarheit zu erzeugen; an anderer Stelle geht es um praktische Verhaltensveränderungen im Miteinander, bei denen die Veränderungen so begleitet werden, dass sie ihren bedrohlichen Charakter verlieren und eingeladen werden, Sicherheitsfelder und mehr schlechte als rechte Komfortzonen zu verlassen. Auch die Annahme der Bedrohung, wenn sich das System nicht in eine bestimmte Richtung hin verändere, kann Anlass sein, zu hinterfragen, wer wie viel Widerstand dabei hat, etwas zu akzeptieren, was sich sehr unwahrscheinlich ändern wird, und wo und wozu das Hindernis eigentlich begraben liegt. Die Ressourcen und Hindernisse für die unterschiedlichen Änderungsprinzipien sind wichtige Orientierungsmarker für den Prozess, die dem System in seiner funktionierenden Eigenlogik mit der bestehenden Autonomie die Selbstwirksamkeit verleihen, die es braucht, um »wirklich« etwas zu bewirken.

2.2.3 Das Resonanzfeld zwischen Systemiker*in und Auftragssystem: Techniken und Methoden systemischen Arbeitens

Die Beziehungsgestaltung zwischen Systemiker*in und Auftragssystem ist insofern wichtig, als dass darin die Weichen für die eigentliche Resonanz gestellt werden. Wie bereits über die Darlegung der Positionen und Hintergrundideen auf Seiten der Auftragnehmenden und des Auftraggebenden erfolgt, so lohnt es, den Interaktionskreislauf – das Dazwischen – ebenfalls genauer zu beleuchten, selbst wenn die Trennung dieser drei Kreise (Therapeut*in – Klient*innen – therapeutisches Handeln) im Grunde fiktiv und unscharf ist. Durch das Aufeinandertreffen entsteht ein erster Kontakt, und die Kette an inneren Prozessdynamiken beginnt, ehe man das bewusst steuern würde. Ob jedoch ein »echter« Kontakt entsteht, hängt ganz davon ab, wie sich das weitere Miteinander gestaltet.

Mit welcher Rolle bekleidet begibt sich die*der Therapeut*in nun in das Geschehen? Es ist zwar gut zu wissen, welche Rollen an sie herangetragen werden und welche Beziehungsangebote im Raum stehen, jedoch sollte sie bzw. er sich im Klaren sein, welche Rolle sie im aktiven Gestaltungssinne und zielführend einnimmt. Neben derjenigen, die die Regeln, Strukturen und den allgemeinen Rahmen benennt, moderiert und stets wachsam zur Einhaltung aufruft, ist es vor allem die einer*s teilhabenden Beobachter*in, zugleich bereit, Mitglied des Systems zu werden (in der Therapeut*in-Klient*in-Logik), aber immer verbunden mit der Idee, Anwältin bzw. Anwalt der Vielfältigkeit, vor allem der Perspektiven, des komplexen Möglichkeitssinns und der kritisch-hinterfragenden Lösungsideen zu sein. Die staunende Freude an den Dynamiken im komplexen Rückkopplungsgefüge spielen dabei eine ebenso bedeutsame Rolle wie die Bescheidenheit, die Demut oder auch der Verzicht: bescheiden und demütig angesichts der Komplexität, Eigenlogik, Selbstorganisation und verhältnismäßig geringen Steuer- und Vorhersehbarkeit. Verzichtend im Hinblick darauf, das therapeutische Machtgefüge zu nutzen (z. B. immer freundlich-bestätigende Helferin zu sein) und der Versuchung zu widerstehen, sich um seiner selbst willen therapeutisch zu produzieren.

Dort hinein fügt sich sehr gut die Idee der Kooperation auf Augenhöhe. Die Hierarchien, die im Geben und Nehmen selbst schon angelegt sind, treten mit dem Blick auf das Zeitliche in den Hintergrund, mit der sich unterschiedliche Dynamiken entwickeln und nie stillstehen. Bin ich selbst in der Lage, mir das Relativieren zunutze zu machen, verliert die *Oben Unten*-Logik schnell ihre Vormachtstellung. Anders als beim bloßen Interagieren beruht das Kooperieren auf gemeinsamen Zielvorstellungen. So gesehen geht es um ein Miteinander-wirksam-Werden zum Zwecke der gemeinsam antizipierten Zielgrößen.

Diesem Gedanken folgend drängt sich unweigerlich die Frage nach Konsens und Dissens auf: In den allermeisten Fällen besteht ein Grad von Uneinigkeit darüber, was zu welchem Zweck und für welche Zielerreichung getan werden sollte. Dass dies so ist, ist weniger problematisch, es geht vielmehr um einen kreativen und geeigneten Umgang damit. Die Haltung, die dabei eine Rolle spielt, ist im systemischen Praxisfeld die *Neutralität* (Boscolo, Cecchin, Hoffman u. Penn, 1987; Cecchin, 1987) oder auch die *Allparteilichkeit* (Boszormenyi-Nagy, 1987). Neutral in dem Sinne, als dass weder die eine noch die andere Sichtweise, Partei oder Position eingenommen wird. Neutralität ist nicht gleichzusetzen mit einem emotionalen oder behavioralen Unbeteiligtsein oder gar, den gesetzten Rahmen und die dafür übernommene Verantwortung nicht wahrzunehmen. Es bedeutet auch nicht, dass man keine eigenen Meinungen, Ideen oder Sichtweisen hätte, die sich womöglich eben auch von den anderen Systemmitgliedern unterscheiden. Es bedeutet, den professionellen Beziehungsraum so zu bespielen, dass für alle Farbnuancen Platz im Bild ist, jedoch die jeweils damit verknüpften, potenziellen Konsequenzen und Lösungsakrobatiken zu berücksichtigen – zumindest im Denk- und Kommunikationsraum.

Die Allparteilichkeit hingegen unterstreicht mehr den Sowohl-als-auch-Ansatz – bei dem jeder Position, Sichtweise und Perspektive in gleicher Weise Wertschätzung entgegengebracht wird. Dabei wird noch stärker das Paradox unterschiedlicher Erfahrungen und Zugänge trotz gleicher raum-zeitlicher Situationen sichtbar, das sich durch die unterschiedlichen subjektiven, wahrnehmungsbedingten Selektionsprozesse und Wirklichkeitskonstruktionen ergibt, wie in Abbildung 7 dargestellt ist.

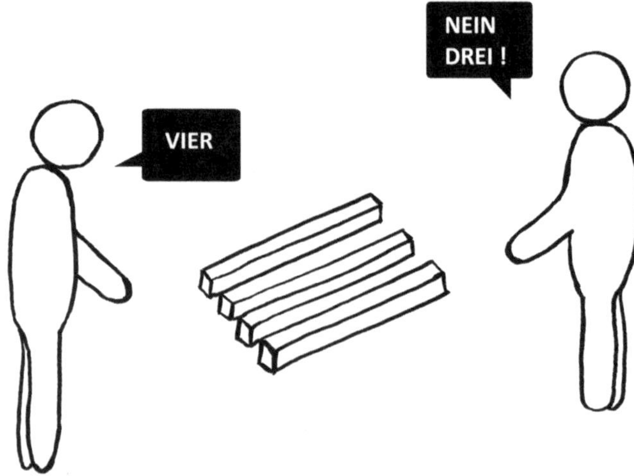

Abbildung 7: Vier – nein drei! Eine Frage der Perspektive

Gemäß der konstruktivistischen Logik ist es daher auch wenig förderlich, das »Richtige« im Unterschied zum »Falschen« zu benennen oder denjenigen zu identifizieren und zu unterstützen, der im Recht ist. Rechthabenwollen ist in der Regel tieferliegend motiviert und sagt etwas über das Beziehungsgefüge und die Beziehungswünsche aus. Es ist keinem damit geholfen, dem Streben nach Rechthabenwollen nachzugehen; der ins Interpersonelle verlagerte Konflikt löst sich damit nicht auf. Da die emotionale Färbung immer mitschwingt und Gefühle nicht per se zielgerichtet gesteuert werden, so verdienen diese gleichermaßen Aufmerksamkeit – sie sind in allen Fällen und bei jedem Beteiligten (erstmal) berechtigt, da sie Sprachrohr und Ausdruck einer Innen- und Eigenlogik sind.

Jeder, der sich im Praxisfeld bewegt, weiß, dass Sympathien, Antipathien, das Gewichten und In-den-Vordergrund-Stellen von bestimmten Bestrebungen und Positionen ein Stück weit menschlich sind. Dies ist verführerisch, da Ambivalenzen, Zwei- und Mehrdeutigkeiten zum menschlichen Leben dazugehören und wir die damit verbundenen Konflikte und Unsicherheiten vermeiden, abwehren oder ins Außen verlagern. Es gibt keine derartig klaren Eindeutigkeiten, sobald es um lebende, komplexe Systeme geht. Sprunghaftigkeit, Wechsel, Dynamiken sind vorherrschend und im Bestfall kommt es zu Integrationsleistungen, über die wir imstande sind, diese Paradoxien und Widersprüchlichkeiten verbindend in uns aufzunehmen.

Im professionellen Kontext besteht die Maxime, stets Anwältin bzw. Anwalt der Ambivalenz zu sein und zu bleiben. Das, was ich therapeutisch ausagiere, sollte diesem Prinzip folgen und kann in dieser Hinsicht immer wieder neu ausgerichtet werden. Sobald eine Seite droht, zu wenig Aufmerksamkeit zu bekommen, sei es ein Systemmitglied, eine Position, eine Bestrebung, so steuere ich als Therapeut*in dagegen. Im Gesamtgeschehen balanciert sich das Gegensteuern aus und alle Personen, Perspektiven etc. werden berücksichtigt – die Perspektivenvielfalt und der Möglichkeitssinn kommen zum Blühen.

Mit welchen *Werkzeugen* macht sich die*der systemische Therapeut*in an die Arbeit? Getragen von den skizzierten Haltungen kommen verschiedene Methoden und Techniken infrage. In erster Linie geht es darum, die Kommunikationsmöglichkeiten – das Beschreiben, Erklären und Einordnen – aller Beteiligten konstruktiv zu nutzen. Verschiedene Arten von Fragen und Fragetechniken sind das wichtigste Handwerkszeug.[20]

Der systemtherapeutische Zeitrahmen unterscheidet sich meist von anderen therapeutischen Vorgehensweisen dadurch, dass er in aller Regel mit weniger

20 Für ausführliche Erläuterung sei die Leserin auf andere Bücher verwiesen, zum Beispiel Kindl-Beilfuß, 2019.

Sitzungen und größeren Zeitabständen zwischen den Sitzungen einhergeht – insbesondere bei Mehrpersonentherapien. Eine übliche Variationsbreite liegt etwa bei durchschnittlich ein bis zwölf Sitzungen. Unabhängig davon lässt sich ein Bogen spannen von Anfang, Mitte und Ende der Therapie, mit den jeweils zu differenzierenden Aufgaben und Zielen.

1. In der Anfangsphase werden der Rahmen gesetzt, Verbindungen hergestellt und Informationen gesammelt – über Auslöser, Anlass, wahrgenommener Istzustand und wahrgenommene Abweichungen von erstrebten Zielzuständen. Die Sammlung von Informationen von Seiten aller Beteiligten kann mithilfe aller möglichen kreativen Methoden unterstützt werden – um bereits von Anfang an Muster und Strukturen sichtbar werden zu lassen, wie beispielsweise über Visualisierungstechniken bei der Genogrammarbeit, der Zeitstrahltechnik (u. a. von Schlippe u. Schweitzer, 2012). Klärungsfragen und andere Fragetechniken helfen, um erste Ideen von Bedeutungszusammenhängen zu formulieren. Die systemische Diagnostik setzt andere Schwerpunkte als üblich: Nicht die Frage nach dem Warum und den möglichen Ursachen, sondern die nach der Kontextualität und der beteiligten aufrechterhaltenden Mechanismen sind von Bedeutung. In welche und wie viele Rahmen ist das »Problem« eingebettet? Es wird auch nicht angestrebt zu identifizieren, was »richtig«, »gut«, »gesund« ist im Unterschied zu »falsch«, »schlecht« und »krank«. Das Interaktionsgefüge wird dahingehend befragt, für wen was, in welchem Ausmaß und inwiefern nützlich ist und wie dies die Beteiligten unterschiedlich einordnen.
   Das hypothetische Diagnostizieren folgt dem Grundsatz: Es könnte so oder auch anders sein. Somit gilt für das Erteilen von Etikettierung immer das kritische Hinterfragen nach Schädlichkeit oder Nutzen – auch in der Folge – für die einzelnen Beteiligten. Der Möglichkeitsraum wird eingebracht und Vergangenes (Was haben Sie bereits alles versucht? Was davon war hilfreich, inwiefern, was nicht?), Aktuelles (Was hat Sie gerade jetzt dazu bewegt, eine*n Therapeut*in aufzusuchen?) und Künftiges (Angenommen, Ihr Sohn würde sich auch in Zukunft weigern, auf dem Hof mitzuhelfen, was würde das für Ihre Familie bedeuten?) thematisiert. In einem rekursiven, iterativen Wechselwirkungsprozess sind die anfänglichen Fragen Diagnostik und Intervention zugleich, die darauffolgenden Reaktionen erneute diagnostische Hinweise.
2. In einer Art zweiten Phase wird weiterhin über unterschiedliche Fragetechniken herausgearbeitet, wer welches Anliegen hat, wie ein gemeinsamer Auftrag und das gemeinsame Arbeiten so ausgehandelt werden kann, dass alle Beteiligten mit im Boot sind. Die Klärung betrifft die Frage(n), was, wer, wovon wie viel will und wer sich daran wie beteiligen soll, kann oder muss.

3. Das therapeutische Arbeiten hat längst begonnen. Eine Zwischenbilanzierung hilft, zurück auf einen gemeinsamen Weg zu kommen bzw. den Weg weiterzuverfolgen. Das Monitoring und Abklopfen, ob das, was wie gemeinsam erarbeitet wird, für das System passend oder zufriedenstellend erscheint, ist wichtig. Die Kopplung an die Systemmitglieder und ihr aktives Engagement wird auf diese Weise stets gewährleistet.
   Fragetechniken als Herzstück folgen der Perspektivenklärung und -erweiterung mit der impliziten Wirklichkeitssetzung als Möglichkeitsraum und der damit potenziellen Irritationsmöglichkeit. Sie sind weder direktiv noch beinhalten sie Meinungsäußerungen, die dazu einladen, anzugreifen oder sich zurückzuziehen. Dazu gehören eine Vielzahl von Fragetypen. Einer der bedeutsamsten sind die sogenannten zirkulären Fragen: »Was denkst du, wie deine Mama sich fühlt, Papa so wütend zu sehen?« Es sind Fragen nach Beschreibungen und Mustern, die Beziehungsideen aufgreifen und den Spekulationen darüber gerecht werden, was andere über mich und mein Verhalten denken. Ansonsten gehören beispielsweise Unterschieds- und Verflüssigungsfragen[21] dazu, Fragen zu Möglichkeitskonstruktionen und hypothetische Fragen (»Wenn das Problem nicht mehr da wäre, woran würden Sie es merken, was würden Sie anders machen als jetzt?«). Neben den Fragetechniken wird über den Einbezug des Körpers beispielsweise in der Skulptur- oder Aufstellungsarbeit eine andere Form des Verstehens erzeugt. Weiter werden Ressourcen herausgearbeitet, anerkannt, wertgeschätzt und gefördert. »Schwieriges« und »Problematisches« werden umgedeutet und in einen neuen, anderen Sinnzusammenhang eingebettet. Irritationen werden am stärksten sicherlich in paradoxen Interventionen wie der Symptomverschreibung ausgelöst. Das daraufhin stattfindende Sich-Einpendeln auf einen neuen dynamischen Gleichgewichtszustand mit neugebildeten Mustern wird konsolidiert. Die Reflexion über das eigene soziale Eingebundensein unter Einbezug des sozialen Raums selbst ist höchst effizient gegenüber der Arbeit mit Individuen allein.

Am Schluss bleibt der*dem Therapeut*in das Resümee-Ziehen über das Erreichte im Sinne der auftragsorientierten Musterdurchbrechung unter Einbezug der Sichtweisen des Auftragssystems.

21 Skalieren, Rangreihen bilden, Prozentfragen, Übereinstimmungsfragen, Dynamisierung und Auflösen von Festgefahrenheiten durch Fragen nach Ausnahmen und Variationen etc.

2.3 Forschung: Eine kurze Abhandlung systemischen Forschens – oder wie die Praxis in ihrer Wirksamkeit belegt ist

Systemisches Forschen kann insofern gelingen, als dass die skizzierten Grundsätze sowohl in die Forschungsfragen und -methoden als auch in den Umgang mit generierten Daten einfließen.

2.3.1 Allgemeine methodische Aspekte

Das Motiv und die Logik der Erkenntnisgewinnung sind tragend. Die üblichen, teils normativen Methoden der Erkenntnisgewinnung, die in der (psychologischen) Wissenschaftsgemeinschaft anerkannt sind, helfen dabei nicht weiter. Sie sind daher weniger passend und lassen sich schlechter auf die systemische Denkfigur übertragen: Menschliches Erleben und Verhalten vorhersagbar zu machen, und das mit einer möglichst hohen Treffsicherheit, wie auch Pathologisches von Nichtpathologischem in absoluten Größenordnungen zu differenzieren, scheint vor dem gegebenen Hintergrund wenig nützlich oder schlicht nicht möglich. Selbst was dimensional gesehen als krankhafte Ausprägung im Sinne von Zuviel–Zuwenig gedacht wird, kann unter bestimmten Kontextbedingungen nicht in gleicher Weise differenziert werden. Eine Besessenheitserfahrung mag zwar auch in Indien selten auftreten, das heißt aber nicht, dass dies in der Dorfgemeinde als ein Indiz für eine psychische Störung aufgefasst würde. Das Gleiche gilt für die Replizierbarkeit von (experimentellen) Ergebnissen und der dahinterstehenden Vermutung einer Objektivität.

Eine Ebene darüber steht die Frage im Raum, was denn genau der Untersuchungsgegenstand sein kann, wenn eine objektive Wahrheit da draußen als solche nicht erkannt und beforscht werden kann. Unter mathematischer Berücksichtigung der relativen Einflussgrößen kann zwar eine mögliche Annährung umgesetzt werden. Viel wichtiger scheint jedoch, was genau der Untersuchungsgegenstand sein sollte: Eine mögliche Variante wäre, weniger die Inhalte als vielmehr die Prozessdynamiken, die ordnungsbildenden Strukturen und Regelhaftigkeiten bestätigend zu untersuchen, insbesondere in ihrer Anwendung auf den psychischen und sozialen Bereich.

Eine Variante der Komplexitätsberücksichtigung sind *Mix-Method*-Ansätze mit der Kombination von quantitativen und qualitativen Methoden, bei der möglichst viele Erkenntniszugänge geschaffen und miteinander in Verbindung gebracht werden. Dazu gehört die Outcome- und Prozessforschung im Sinne der Quantifizierung von erreichten Häufigkeitsparametern und *Cut-off*-Werten, die Über- bzw. Unterschreitungen sowie beobachtungs- und interviewbasierte Erfahrungsausschnitte.

Die Abbildung der nichtlinearen Kausalitätsidee kann mit einfachen statistischen Methoden nicht gelingen, jedoch mit Multilevel- und Zeitreihenmodellen unter Voraussetzung einer längsschnittlichen Datenstruktur mit einer Vielzahl an Messzeitpunkten unter Berücksichtigung mehrerer Systeme bzw. Subsystemeinheiten (z. B. Menschen, Familien). Die Modellierung von Modellen mit der Kenntnis um die beeinflussenden Parameter ist also durchaus möglich[22].

2.3.2 Psychobiologische Aspekte

Die Beziehung zwischen Erleben und Verhalten auf der einen und der Psychobiologie auf der anderen Seite ist reziprok: Etwa seit den 1990er Jahren ist bekannt, dass die Biologie und unser Gehirn uns nicht auf eine determinierende Art und Weise im Erleben und Verhalten wie in einer Einbahnstraße steuern. Die Neuroplastizität lässt es zu, dass wir in einem wechselseitigen Gefüge auch durch unser Erleben und Verhalten und in der Interaktion mit unserer Umwelt unsere biologischen Funktionsbereiche beeinflussen und verändern können. Auch in der sogenannten Epigenetik zeigt sich dieser Wechselmechanismus, bei der Änderungen der Genfunktion bzw. Genexpression beobachtbar werden, die nicht durch die DNA selbst, sondern durch nachhaltige Lebensveränderung oder auch Umwelteinflüsse entstehen, wie zum Beispiel chronische Stressoren oder Traumata, die damit auf den Phänotyp wirken.

Es wird deutlich, wie wichtig die Berücksichtigung des (sozialen) Kontextes ist – dies im Grunde auf allen Erklärungsebenen von der Psychobiologie bis hin zur Sprache und anderen Kulturgütern.

Es gibt ausreichend empirische Belege für psychobiologische bzw. neuroendokrine Moderatoren und Mediatoren, die ein (soziales) Verhalten jedoch nicht im Sinne einer Ursache-Wirkungs-Richtung bedingen, sondern sie erst einmal mitbedingen oder begleiten. Es gibt noch zu wenig längsschnittliche Forschung, die aussagekräftig genug wäre, um wirklich von vereinfachten, linearen Wenn-Dann- bzw. Ursache-Wirkungs-Prinzipien zu sprechen, bei der Hormone, Neuropeptide etc. ein Verhalten deterministisch vorhersagen. Dennoch scheint experimentelle Laborforschung Erleben und Verhalten auch biologisch triggern und die Auftretenswahrscheinlichkeit erhöhen zu können – aber eben auch in umgekehrter Wirkrichtung.

22 Die Leserin, der Leser sei auf elaborierte Ausführungen zum Thema »Systemisch Forschen« verwiesen, zum Beispiel in Ochs und Schweitzer (2012).

In der Zusammenschau könnte man davon sprechen, dass die psychologische Forschung eine soziale Wende erlebt hat und sich noch in einem Veränderungsprozess befindet: Die Kontextabhängigkeit ist nicht nur vorgedrungen in die psychobiologische Welt, wie zum Beispiel an der Bezeichnung *Social Neuroscience* deutlich wird (vgl. auch RDOC NIMH in Insel et al., 2010). Berücksichtigt werden nun die uneindeutigen, weniger einfachen Wirkweisen, beispielsweise bestimmter Hormone, die eben je nach (sozialem) Kontext oder zumindest je nach Anwesenheit von bestimmten sozialen Hinweisreizen *(social cues)* ein bestimmtes Verhalten mitbedingen können. Anhand der Oxytocin-Forschung lässt sich das sehr gut veranschaulichen: Es gilt als hinreichend belegt, dass es sich bei Oxytocin nicht um ein *Love-* oder *prosoziales* Hormon per se handelt, wovon man einige Zeit ausging, sondern es durchaus auch aggressives Verhalten begünstigt, etwa wenn es darum geht, die eigenen Nachkömmlinge zu schützen.

Auch die Grundfesten der Forschungsmethoden selbst werden von dieser Wende beeinflusst – dies zeigt sich in der zunehmend bedeutsamen Alltagsforschung, bei der Menschen sich in ihrem Erleben und Verhalten nicht linear-vorhersagbar zeigen, sondern je nach innerer (z. B. Stimmung) und äußerer Rahmenbedingungen, wie der Co-Regulation durch eine*n Partner*in nach einer psychosozialen Stresssituation mehr oder weniger funktional, aber eben kontextabhängig variationsreich verhalten.

2.3.3 Wissenschaftliche Evidenz systemischer Therapieansätze

Folgt man der üblichen Evaluationsidee, so finden sich in der aktuellen wissenschaftlichen Literatur eine Reihe von Arbeiten, systemischen Überblicksarbeiten und Metaanalysen zur Wirksamkeit systemischer Therapieansätze (von Sydow, Beher, Schweitzer u. Retzlaff, 2010). Sowohl für Erwachsene als auch für Kinder ist die Wirksamkeit bei unterschiedlichen Störungsbildern hinreichend und vergleichsweise gut belegt (von Sydow, Retzlaff, Beher, Haun u. Schweitzer, 2013). Die systemische Therapie kann mit den Standardverfahren der (kognitiven) Verhaltenstherapie, der tiefenpsychologisch-orientierten Psychotherapie und der Analyse mithalten, bringt sogar in mancher Hinsicht einige Vorteile mit sich: von der Kosteneffektivität durch Einbezug sozialer Systemmitglieder bis hin zu geringeren Abbruchquoten und kürzeren Behandlungszeiten (weniger Sitzungen) mit durchschnittlich gleich guten Ergebnissen und Anwendungsmöglichkeiten bei schweren Störungsbildern und Menschen mit niedrigem sozioökonomischen (Bildungs-)Status (von Sydow, Beher, Retzlaff u. Schweitzer-Rothers, 2007).

Der Blick auf systemische Outcome-Variablen wie etwa die Steigerung der Beziehungsqualität und des Miteinander-wirksam-Werdens in verschiedenen sozialen Mehrpersonensystemen gilt als ebenso gut belegt wie bedeutsam für den individuellen Gesundheits-Outcome (Aguilar-Raab et al., 2018a; Grevenstein et al., under review). Dies hat unter anderem 2018 in Deutschland dazu geführt, dass der gemeinsame Bundesausschuss (G-BA) die systemische Therapie in ihrem Nutzen und der medizinischen Notwendigkeit für Erwachsene als Therapieverfahren anerkannt hat. Somit wird die systemische Therapie in die Psychotherapierichtlinien aufgenommen, nach einem über zehnjährigen Prozess infolge der wissenschaftlichen Anerkennung durch den Wissenschaftlichen Beirat Psychotherapie (WBP) seit 2008. Nach Klärung einer Vielzahl kleinschrittiger Entscheidungen, wie etwa die Behandlungsdauer und -frequenz, wird die systemische Therapie damit als viertes (nach kognitiver Verhaltenstherapie, tiefenpsychologisch-fundierter Psychotherapie und Analyse) anerkanntes Therapieverfahren Kassenleistung und bereichert die aktuelle Versorgungsstruktur um ein Vielfaches.

2.4 Wir halten fest: Bedeutung für die Praxis

Wenn wir genauer drüber nachdenken, befinden wir uns in einem komplexen Gefüge aus Systemen und Subsystemen, Elementen und deren Beziehungen zueinander mit möglichen Grenzziehungen zu anderen Systemen oder äußeren Funktionsprinzipien, wechselseitig eingebunden. Der Mensch eingebettet in seinen sozialen Kontext entwickelt, gestaltet, interagiert und lebt in einem dynamischen Prozess mit Steuerungsmöglichkeiten von Erleben und Verhalten – die sich jedoch anders als oft angenommen nicht in Allmacht oder Ohnmacht wiederfinden und auch nicht so vorhersehbar sind wie gemeinhin fantasiert. Die Selbstorganisation des Menschen und der sozialen Systeme zu verstehen, bedeutet letztlich, ihre Autonomie und ihre Veränderungslogiken mit geschickten Mitteln zu berücksichtigen: Veränderung kann angestoßen werden, folgt schließlich einer komplexen Eigendynamik und führt auf neue Wege, die unter Umständen so nicht antizipiert waren. Dabei verdienen Probleme, Schwierigkeiten oder gar leidvolle Zustände Anerkennung als Gemeinschaftsleistungen – die Bearbeitung kann davon profitieren, die beteiligten »Zahnrädchen« bei der Begleitung von Veränderungsprozessen ebenfalls einzubeziehen, statt, wie gewöhnlich, lediglich mit einem Einzelnen zu arbeiten.

Es hat sich erwiesen, dass es nützlich ist, in Beratung und Therapie einen Möglichkeitsraum zu eröffnen, der nicht allein davon lebt, einem vorgegebenen (normativen) Ziel folgend, professionell zu handeln, sondern sich flexibel auf respektvolle Augenhöhe und als Teil des Systems einzulassen – auf Perspektivenwechsel und -erweiterung fernab hypothetisierter Zusammenhänge und Zielgrößen. Vor dem Hintergrund eines Möglichkeitsraums, bei der die Abhängigkeit von Subjekt und Objekt sinnvoll aufgegriffen wird, bedeutet die Negation einer vollkommenen Objektivierbarkeit keine Beliebigkeit: Die Frage nach dem Nutzen (und wenn nötig der Schadensminimierung) und den entsprechenden Rahmenbedingungen ist zentral – insbesondere im Sinne der Auftrags- und Anliegenorientierung.

Die Quintessenz für die Praxis ist: Lasse dich stets vom Auftragssystem, dem Zusammenspiel und den Perspektiven zum Staunen und Wundern bringen. Bleibe auf dem Terrain der Ambiguität und greife stets auf der Metaebene auf das Verständnis von rekursiver Zirkularität und dem Zusammenwirken verschiedener Funktionsprinzipien in einem stetigen dynamischen Prozessgeschehen zurück. Lasse, verbunden mit dem Auftragssystem, echte Begegnung lebendig werden, die inspiriert.

Die Forschung bestätigt: Es lohnt sich (auch im Sinne der Gesundheitsförderung, sofern soziale Beziehungsgestaltung mitgedacht wird). Nun finden systemtherapeutische Ansätze auch im Gesundheitssystem angemessen Beachtung. Zur vertiefenden Selbstreflexion, die nötig ist, um sich in der Arbeit mit Klient*innen und Auftragssystemen immer wieder selbst zu hinterfragen, sei der/dem interessierten Leser*in insbesondere die Übungen 5.17 bis 5.19 nahegelegt, während die Übung 5.20 das dyadische Üben von Beobachten/Beschreiben, Erklären und Einordnen ermöglicht.

3 Synergien: Systemisches trifft Buddhistisches

»Jenseits von richtig und falsch liegt ein Ort. Dort treffen wir uns.«
Rumi

3.1 Theoretische Schnittmengen

Basierend auf der bisherigen Darstellung buddhistischer und säkularer achtsamkeits- und mitgefühlsbasierter und systemischer Denkfiguren geht es nun darum, die theoretischen und praktischen Möglichkeitsräume der Begegnung und sinnvoller Synergieeffekte zu eröffnen. Intuitiv setzt der Buddhismus am Individuum an und betrachtet dabei vor allem Wege, die es ermöglichen, leidvolle Erfahrung zu transformieren. Die Übungswege buddhistischer Praxis legen einen Fokus auf die Etablierung und den Ausbau von heilsamen, förderlichen inneren Qualitäten, Haltungen und Perspektiven wie Achtsamkeit und Mitgefühl. Auch steht die Korrektur des Selbst- und Weltverständnisses im Vordergrund, da dabei eine Divergenz zwischen Erscheinung und tatsächlicher Bestehensweise angenommen wird. Die Verbundenheit oder die darin verborgene Nondualitätsidee von miteinander in Wechselbeziehung stehenden Prozessen von Außen und Innen, ich und du, wir und sie, spielt dabei eine wichtige Rolle, die jedoch erst auf den zweiten Blick zum Vorschein kommt. Dabei werden einige Anknüpfungspunkte zu systemischen Theorien und Modellen sichtbar.

3.1.1 Dynamische Prozesseigenschaften von Selbst und Phänomenen

Interdependenz

Wir erleben uns stets als eine kohärente Person (»ich«, »mein«, »selbst« – »Ich fühle mich immer noch als dieselbe Anna wie vor zehn Jahren«), die zentrifugal Prozesse von einer Ich- und Selbsthaftigkeit aus in Richtung Innen und Außen zu steuern scheint, gleich einem Reiter, der das Geschehen bestimmt. Aus systemischer Sicht aber handelt es sich um eine dynamische Aneinanderreihung von prozesshaften, strukturbildenden Erfahrungsmomenten, die bestimmten Wirkprinzipien folgend miteinander im steten Austausch stehen.

Kybernetische und synergetische Modellideen lassen sich an dieser Stelle sehr gut auf das Konzept der *Leerheit* der Person im Sinne einer Negierung einer inhärent existenten und stabilen Personenhaftigkeit anwenden. *Leerheit* und *Abhängiges Entstehen* sind die zwei Seiten des prozesshaft-relationalen Erlebens und Verhaltens. Die fünf Skandhas (vgl. Kap. 1.1) als jeweils definierte Konglomerate von – vereinfacht ausgedrückt – Form, Bewusstsein, Wahrnehmung, Gefühl und Geistformation bezeichnen das, was einen jeweiligen menschlichen Erfahrungsmoment bedingt. Die körperlich wie auch die psychisch-immateriellen, funktionalen, energetischen, sinn- und bewegungsbasierten Einflussgrößen werden gleichermaßen benannt, um den Erfahrungsstrom zu definieren. Nicht gegenständlich und substanzlos ist das, was uns ausmacht. Es gibt nichts, auf das man als Kern der Person zeigen könnte. Es ist nicht das Gehirn, welches Platz für das »Steuer-Ich« bietet; selbst aus sozial-neurowissenschaftlicher Perspektive können lediglich fortschreitende, neuronale Aktivitätsmuster in Konnektivität befindlich aufgefunden werden. Diese Konzeption entspricht einer dynamischen Prozessperspektive, bei der Elemente (z. B. die Skandhas) und ihre jeweiligen Funktionsweisen rekursiv und wechselseitig im Zusammenspiel emergieren und zum Ausdruck kommen. Der »jetzt«-Erfahrungsmoment bedingt den nächsten, den nächsten und den wieder nächsten und so weiter bei gleichzeitigem Fortschreiten des »Systems Mensch« im Raum-Zeit-Gefüge, so dass immer nur der »jetzt«-Erfahrungsmoment erlebbar ist. Dabei unterliegt jedes Einzelelement, jedes Skandha, einer sich stets im Wandel begriffenen rekursiven Eigendynamik.

Die systemisch-theoretische Konzeption untermauert auf diese Weise die Philosophie der *Leerheit* (und vice versa; vgl. Prosky, 2016): Es gibt keine Instanz, die übergeordnet die Prozesse steuert. Es gibt im Familiensystem lediglich den Symptomträger, nicht den Problemverursacher. So wie Probleme eine »Gemeinschaftsleistung« sind, so bringen die Skandhas als Gemeinschaftsleistung menschliches Erleben und Verhalten hervor, selbstorganisiert. Auf der Ebene menschlicher Organismen, aber auch bezogen auf soziale Systeme finden wir Prozesse des stetigen Abhängigen Entstehens, wie sie durch die benannten zwölf Glieder kurz skizziert wurden.

Köper und Geist im intersubjektiven Gefüge

Interessanterweise wird im buddhistischen Kontext weniger die Dualität von Körper und Geist thematisiert, die wir im Westen lang tradiert nicht nur diskutieren, sondern auch in ihrer Bedeutung unterschiedlich gewichten. Durch den Beitrag der *Embodiment*-Forschung findet sich wiederum eine Parallele (Storch, Cantieni, Hüther u. Tschacher, 2010; Tschacher u. Storch, 2012): Geistig-psychische Prozesse außerhalb eines materiell-somatischen Eingebundenseins sind nicht denkbar und, umgekehrt genauso, materiell-somatische Funktionsabläufe ohne geistig-psychische ebenso wenig. Es besteht eine wechselseitige Abhängigkeit, die sich, auch wenn der Wunsch weiterhin zu vernehmen ist, nicht durch korrelative, zeitliche Co-Inzidenzen anders begründen oder sich gar die Bandbreite psychischer Prozesse auf rein medizinisch-somatische reduzieren ließe. Erfahrungen sind verleiblicht. Geistig-psychische Prozesse sind verleiblichte Erfahrung (siehe phänomenologische Leiblichkeit vs. Körperlichkeit, z. B. in Fuchs, 2017; Fuchs, 2018; Varela, 1993).

Der Mensch mit seinem Erfahrungsprozess ist ein offenes System, das wiederum mit seiner Umwelt im steten Austausch steht. Tschacher und Storch (2012) führen diesen Aspekt noch weiter in Richtung einer sozialen Kontexteingebundenheit aus, basierend auf phänomenologischen Ausarbeitungen zur zwischenleiblichen Resonanz von Merleau-Ponty (vgl. z. B. Fuchs, 2009). Das, was in der Systemtheorie als Musterbildung bezeichnet werden kann, lässt sich beispielsweise als Synchronie – als Zusammenwirken und einer wechselseitigen Dynamik von Angleichungs- und Abstimmungsprozessen – zwischen unterschiedlichen Komponenten oder Elementen im sozialen Kontext messen. Soziale Synchronisationsprozesse werden beispielsweise in der Psychotherapieforschung im Sinne einer wichtigen Einflussgröße (durch positive Beeinflussung der wahrgenommenen Beziehungsqualität) auf den Therapie-Outcome diskutiert (auch verstanden als Selbstorganisation des Psychotherapieprozesses durch Patient–Therapeut, z. B. in Koole u. Tschacher, 2016; Tschacher u. Grawe, 1996). Erst durch ein wechselseitiges, soziales Zusammenspiel (auch in motorischer Hinsicht; vgl. MEA, den »Motion Energy Analysis«-Ansatz nach Ramseyer u. Tschacher, 2011), was sich meist unbewusst und damit unbeabsichtigt bei den einzelnen Interaktionspartner*innen vollzieht und wiederum zu einer Musterhaftigkeit führt, ermöglicht auf dem nächsthöheren Struktur- oder Systemniveau Funktionsprozesse, die ein Einzelner nicht hätte zustande bringen können (vgl. das Schwarmverhalten bei Vögeln, Fischen etc. oder auch Prozesse, die in der Massenpsychologie beschrieben werden oder, wie in Kap. 1.4 bereits erläutert, Gefühlsansteckung als soziale Synchronisation etc.)[23].

Obwohl dieser soziale Aspekt im buddhistischen Kontext weniger aufgegriffen wird – was womöglich unter anderem mit der asiatisch-kulturellen, eher kollektivistischen Einbettung zu tun haben könnte –, so wird dies insbesondere durch die Beschreibung und Hervorhebung der Bedeutung der

23 An dieser Stelle sei die Leserin, der Leser auf die Literatur von Otto Scharmer und Peter Senge verwiesen mit Bezug zu *Theory U* bzw. dem Ansatz von *Generative Social Fields* und der Charakterisierung dessen, was spontan bzw. unvorhersagbar im sozialen Raum als beispielsweise neue Ideen entstehen kann durch den co-kreativen Prozess mindestens zweier Interaktionspartner (Goleman u. Senge, 2014; Scharmer, 2015).

Lehrer*in-Schüler*in-Beziehung sichtbar. Eine Praktizierende, die sich den genannten Pfaden und Übungswegen widmet, braucht eine soziale Spiegel- und Reflexionsfläche. Erst im intersubjektiven Austausch mit einer*m Lehrer*in oder Meditations- und/oder Philosophiemeister*in (vgl. Ausführungen zu Lehrer*in-Schüler*in-Beziehung in Berzin, 2002) kann der innere Entwicklungs- und Veränderungsprozess teilsteuernd vorangetrieben werden.

Warum teilgesteuert? Weil sich systemische Funktionsprinzipien ebenso wie in der systemtheoretischen Darlegung auf unterschiedlichen Ebenen autonom und selbstorganisiert vollziehen. Es braucht die Beeinflussung von Randparametern und Einflussgrößen, die beim Prozessgeschehen von Unordnung zu Ordnung zu Unordnung und Ordnung usw. und steter Muster- und Strukturbildung des Systems behilflich sind, sie aber nicht an sich oder selbst verändern. Veränderungen können nur von innen her geschehen: Ein*e Lehrer*in – selbst ein Buddha – kann die*den Schüler*in nicht von ihrem Leiden befreien oder sie »von außen gemacht« erleuchten. Das kann die*der Schüler*in nur selbst, so wie das Familiensystem in der systemischen Therapie nur sich selbst verändern kann. In der buddhistischen Terminologie wird dies häufig als »geschickte Mittel« bezeichnet, da die Beeinflussung auf eine geschickte Weise, und zwar sowohl inhaltlich als auch zeitlich, erfolgen muss, sonst können eine positive Beeinflussung und Anstoßung nicht gelingen.

Der Buddha hat in sich unvereinbare philosophische Darlegungen zur Idee der *Leerheit* in unterschiedlichen Lehrreden vorgelegt, in Abhängigkeit der Voraussetzungen und Eigenschafen der jeweiligen Schüler- bzw. Hörerschaft. Dies wird als die Anwendung geschickter Mittel interpretiert, denn jemandem etwas auf eine Weise nahezulegen, für die sie oder er nicht aufnahmefähig oder -bereit ist, ergibt wenig Sinn. Dies wäre im systemisch-praktischen Kontext vergleichbar mit der Anwendung geschickter Fragetechniken, anstatt einfach direkt bestimmte Sachverhalte abzufragen bzw. anzusprechen.

In bestimmten tibetisch-buddhistischen Lehrkontexten wird dafür das Zusammenspiel zwischen Lehrer*in und Schüler*in unter dem Aspekt der Synchronie näher beleuchtet. Sofern ein*e Lehrer*in bestimmte innere Einsichtsmöglichkeiten bei ihrer*m Schüler*in anstoßen möchte, braucht es einen synchron verlaufenden Kommunikationsprozess, bei dem Informationen nicht weitergegeben werden wie in einem Sender-Empfänger-Modell, sondern auf verleiblichte Art und Weise ein dynamisches wechselseitiges Gefüge aus Prozessen des Aufeinanderabstimmens bei zeitlicher Koinzidenz entsteht (vgl. Ausführungen zu tantrisch-meditativen Übertragungen während Ermächtigungszeremonien, beispielsweise in Dagyab Kyabgön Rinpoche, 2010). Die*der Lehrer*in fungiert wie ein Schlüssel, im Zusammenspiel mit der*m Schüler*in wird auf emergente Weise eine Tür für neue Perspektiven geöffnet. So ist die*der Lehrer*in ein Verstärker der von der*m Schüler*in angewendeten meditativen Praktiken und den daraus resultierenden Wirkungsmöglichkeiten. Ohne ein inspirierendes Gegenüber, zu dem eine Beziehungsebene von Vertrauen, Hingabe, Wertschätzung und Offenheit besteht, wird der Erfolg meiner (meditativen) Praxis verlangsamt sein oder im schlimmsten Fall auf Abwege geraten, die ich womöglich selbst erst sehr spät als solche identifiziere. Erst in einem intersubjektiven Spiel wird es möglich, eigene stagnierende, vielleicht von mir selbst unerwünschte psychische Prozesse in eine andere Richtung zu lenken und Fehler als Anlass nehmen zu können, neue Wege zu betreten. Dies gilt nicht einmal nur für emotional gefärbte Erfahrungen, sondern auch für kognitive und intellektuelle Verstehensprozesse (vgl. die Kultur des Debattierens in tibetisch-buddhistischen Klöstern, z. B. in Perdue, 1992). Aus einem Buch lässt sich vieles verstehen lernen; vertiefen lässt sich dieses Wissen jedoch in erster Linie im Austausch mit einer anderen Person, die durch ihre Art und Sichtweise unvorhergesehene (neue) Reaktionen und Rückmeldungen in das soziale Geschehen hineingibt, die sich als Bereicherungen und entwicklungsfördernd für die eigenen Erkenntnisprozesse niederschlagen können.

Vergleichbar mit dem systemisch-therapeutischen Kontext kann ein Selbsthilferatgeber viel leisten. Bis zu einem gewissen Grad mag die selbstinitiierte Ein- und Ausübung neuer Ideen und Techniken möglich und wirkungsvoll sein. Im Sinne der Kybernetik zweiter Ordnung, bei dem ein*e Beobachter*in Teil der Systemdynamik wird, führt jedoch erst die Erweiterung des Kontextes – der Einbezug einer*s Beobachter*in oder intersubjektiven Gegenübers – zu gewünschten Perspektiv- und Verständniserweiterungen. Erst in diesem emergenten, selbstorganisierten Prozess werden andere oder gar neue Bedeutungszusammenhänge möglich. Die/der Beobachter*in, die/der hinzukommt, ist im Grunde Teil vom Ganzen geworden. In diesem Sinne könnte man davon sprechen, dass sich dabei die Grenzziehung zwischen Subjekt–Objekt, System–Umwelt auflöst und wieder neue Strukturebenen hervorbringt.

Kommunikation als ein Austauschprozess von Signalen mit Bedeutungsgehalt – das heißt von Informationen – findet so gesehen auf unterschiedlichen Ebenen statt. Das, was in der Beziehung im relationalen Sinne gestaltbar ist, hängt auch von den Mechanismen ab, derer ich mich bedienen kann. Ein Subjekt, welches seine Wahrnehmung schult – durch Zähmung geistiger Prozesse, mit anderen Worten, der Aufhebung von Versklavungs- oder Anhaftungstendenzen und der Sprunghaftigkeit im Geist –, wird zunehmend auch in der Lage sein, sich über vielfältige Kommunikationskanäle nach innen (zu sich) und nach außen im sozialen Kontext zu regulieren (allerdings nicht im Sinne eines fortführenden Hinterherjagens von Dingen, die Befriedigung versprechen). Eine innere Stimmigkeit und Authentizität entstehen, durch Synchronie mit der inneren Stille, durch die Geschmeidigkeit und gleichmütige, freudvolle Ruhe, welche die eigene »Soheit« in vollkommener Weise mit der eigenen konventionellen Bestehensweise in einem Sowohl-als-auch-Prinzip in Einklang gebracht hat. Leidvolle Erfahrungen werden daher nicht aufgehoben durch die Vermeidung von unausweichlichen Tatsachen, sondern durch das synchrone Zusammenspiel (eigentlich ungetrennter) innerer-äußerer Prozesshaftigkeit. Ein lebendiger Austauschprozess entsteht, der mit der Auflösung einer Vielzahl von Blockaden einhergeht.

Transformation

Worum geht es qualitativ-inhaltlich? Im buddhistischen Kontext ist die Idee, eine Selbst- und Welterkenntnis zu ermöglichen, die weit über die übliche Alltagswahrnehmung hinausgeht und entscheidend ist für die innere Transformation und das, was an Veränderungsprozessen nötig ist, um leidvolle Erfahrung endgültig und nachhaltig zu beenden. Die Alltagswahrnehmung wird durch alle möglichen Erscheinungen angesprochen. Gemeinsamer Nenner ist die Inhärenz, als wären die Eigenschaften der Dinge mit ihnen von sich aus verknüpft, das Abgetrennt-Sein oder In-sich-geschlossen-Sein (unabhängig von mir als Beobachter*in) und die Unvergänglichkeit oder zeitliche Unveränderlichkeit. Die erscheinenden Dinge vermitteln mir als Beobachter*in auf diese Weise eine gewisse Sicherheit und Vorhersagbarkeit – nach dem Motto: »Das, was mir so und so erscheint, ist auch so oder wird sich voraussichtlich so und so verhalten.« Oft nehmen wir diese Dinge ohne weiteres Hinterfragen einfach hin. Das Gleiche betrifft die Erscheinung meiner Person, wie bereits zu Beginn des Kapitels angedeutet.

Die Ausgangslage im buddhistischen Kontext ist das Beginnen des Hinterfragens, womöglich und in vielen Fällen sicher initiiert durch leidvolle Erfahrungen und den Wunsch, diesen zu entrinnen. Das gilt auch für den systemischen Praxiskontext: Ein soziales System, ein streitendes Paar etwa, fühlt sich nicht wohl, möchte daran etwas verändern und sucht infolgedessen ein Unterstützungssystem auf. In der Auseinandersetzung und womöglich Konfrontation mit bisher unbekannten Denkfiguren oder systemischen Fragen wird eine Art Unordnung erzeugt. Bisher gefasste Einstellungen und Meinungen werden vielleicht erschüttert oder zumindest auf den Kopf gestellt. Diese Erschütterung kommt durch neue oder erweiterte Perspektivelemente zustande. Das, was ich vorher glaubte, beobachtet zu haben und mir auf eine bestimmte Weise erklären und interpretieren zu können, wird nun durch neue Beobachtungs-, Erklärungs-, und Bewertungskomponenten ergänzt oder gänzlich ersetzt. Aus der Kombination von »alten« und »neuen« Elementen entwickeln sich in einem dynamischen Prozess auf einer höheren Systemebene neue Sinnzusammenhänge. Plötzlich kann ich Dinge in einem anderen Licht sehen oder habe andere Erklärungs- und Bewertungsmöglichkeiten entdeckt. Es entstehen Muster und Strukturen, erneut also eine Art innere, stabilisierende Ordnung bestimmter Einstellungen, Meinungen, Perspektiven. Dieser Prozess bleibt dynamisch und entwickelt sich im zeitlichen Gefüge fort.

Die Metaebene – die Rolle des Beobachtens

Die Fähigkeit zur Selbstreflexion und Metakognition sind kybernetische Prozesse zweiter Ordnung, die für den buddhistischen Zielhorizont auf psychischer Systemebene von besonderer Relevanz sind (vgl. Schmidt, 2016). Die angestrebte (direkte) Einsicht in die *Leerheit* inhärenter Existenz von Selbst und Phänomenen sowie des Abhängigen Entstehens und damit auch der netzwerkartigen Verbundenheit dynamischer-lebender Systeme kann sich nur durch einen übenden Prozess der Verfeinerung dieser selbstreflexiven und metakognitiven Fähigkeiten entfalten.

Es geht in diesem Rahmen also nicht um die inhaltlich-qualitative Färbung – nicht das, »was« ich fühle oder denke, soll erweitert oder verändert werden. Manchmal kommt es tatsächlich wenig wirkungsreich zu Situationen, in denen einfache, bloße Inhalte durch neue, vermeintlich »bessere« oder »heilsamere«, ausgetauscht werden, sich jedoch nichts wirklich sinnvoll verändert. Es geht vielmehr darum, das Funktionsprinzip selbst zu erkennen; den »eigenen Geist zu schauen«, bedeutet letztlich eine tiefe Erkenntnis dahingehend zu entwickeln, wie diese Mechanismen dynamischer Rekursivität und wechselseitiger Entstehens- und Vergehensprozesse allem zugrunde liegen (im Unterschied zu dem, wie wir sie als gewöhnliche Erscheinungen wahrnehmen, »Mir geht es gut«, »Ich bin schlecht«). Die Erkenntnis ist im Grunde kein Zustand, sondern selbst ein dynamisierter Prozess, der selbstreferenziell wirkt und dabei gleichzeitig dazu beiträgt, dass bestimmte Versklavungsmechanismen und Ordnungsparameter nicht länger in gewohnter Weise wirken. Die Prinzipien, die vorher noch dazu beitrugen, eine innere Ordnung, ein Gleichgewicht in unserem sinnbasierten Verstehen zu erzeugen, greifen nun nicht mehr.

Ein Beispiel ist der Umgang mit der Vergänglichkeit und der Endlichkeit unseres Daseins. In der Regel tun wir uns schwer damit anzuerkennen, dass wir irgendwann sterben werden, aber nicht wissen, wann der Tod uns ereilen wird. Wir können diese unausweichlichen Tatsachen intellektuell verstehen und kognitiv abstrahieren, meistens jedoch werden sie ohne entsprechende Übung oder vertiefende Praxis zur Verinnerlichung keinen wirklich erlebens- und verhaltensverändernden Effekt nach sich ziehen, wie etwa Dinge im Leben anders zu priorisieren. Bis daraus ein verkörpertes Verstehen der Unausweichlichkeit des Todes und der Unsicherheit des Zeitpunktes des Todes wird, verfallen wir immer wieder den Erscheinungen, die dazu einladen, dass wir der Angst vor der Unsicherheit, möglichen Schmerzen oder auch der Unvorstellbarkeit der aktuellen Nichtexistenz ausweichen können. Wir tun schließlich alles, um uns selbst eine Beständigkeit zu suggerieren, und halten an allem fest, das uns in vermeintliche Sicherheit wiegt. Mit dem Kontakt dieser erscheinenden Phänomene, die unsere Sicherheitsgefühle und Glaubenssätze bedienen, fangen wir an, nach ihnen zu greifen (darunter fällt das Heranziehen von Gewünschtem sowie das Ablehnen und Vermeiden von Aversivem). Sie bilden Strukturen, unsere Erfahrungswelt wird nach diesen sich selbst verstärkenden Prinzipien gefüttert. Jedes Mal, wenn es zu einer Erschütterung kommt, wird ein Leidensprozess angestoßen, der auf der Diskrepanz von erscheinender Langlebigkeit oder allmächtiger Unversehrtheitsüberzeugungen auf der einen Seite und tatsächlicher Bestehensweise – nämlich in diesem Beispiel in Folge des Alterns Funktionsverluste zu erleiden oder zu erkranken – auf der anderen Seite beruht.

Mit der tiefen Erkenntnis der dem Wandel unterworfenen Phänomene und meiner selbst lässt sich dieser regelhafte Prozess durchbrechen, der im Grunde dazu angetrieben wird, dass mein egozentriertes, beständiges Selbst- bzw. Ichverständnis aufrechterhalten bleibt, um Ängsten auszuweichen und Anhaftungen zur kurzfristigen Befriedigung bedienend zu folgen. Mit der Aufhebung oder Beseitigung dieser Art von Unwissenheit steigen die Freiheitsgrade. Die dynamische innere Stabilität geschieht durch eine Art flexible Synchroniefähigkeit, bei der Erleben und Verhalten – mein Erfahrungskontinuum – mit diesen zugrunde liegenden, dynamischen Wirkprinzipien in Einklang sind. Die neu ausgebildeten psychischen Strukturen, die muster- und ordnungsbildend wirken, passen nun stimmiger zu dem, was im buddhistischen Kontext den drei Existenzweisen entspricht: die erkenntnis- und erfahrungsbasierte Integration von Unbeständigkeit, Unbefriedigung und Nichtselbst (vgl. Kap. 1.1).

Im systemischen Praxiskontext ist die Flexibilisierung der Perspektiven ein wichtiges Anliegen, um konstruktiv auf Problemkonzeptionen eingehen zu können. In der Regel geschieht dies über soziale Reflexionsprozesse (vgl. zirkuläre Fragetechniken in Kap. 2.2.3) und bleibt oft auf den Inhalt selbst bezogen. Im Grunde geht es jedoch wie im buddhistischen Kontext auch um den Anstoß einer Dynamisierung, also der indirekten Vermittlung, wie beispielsweise Probleme im sozialen Raum aufgespannt sind. Es erscheint so, als wäre das einnässende Kind das Problem und daher Verursacher, an dem herumgedoktert werden müsste – bis die soziale Dynamik des Geschehens zwar nicht direkt angesprochen, doch indirekt durch Fragen erweitert, aufgelöst oder verändert wird (oder zumindest der Blick darauf). Die Professionalität der*des Systemiker*in besteht also nicht in der Vorhersagbarkeit, was inhaltlich konkret in einem sozialen Gefüge funktionaler- oder normativerweise ausgehandelt werden »sollte«, damit das Geschehen und die einzelnen Beteiligten »gesunden«. Die Professionalität besteht im Anwenden und ggf. (indirekten) Vermitteln der zugrunde liegenden Mechanismen – des Verstehens und des Sich-darauf-Einlassens, die in ähnlicher Weise in der buddhistischen *Wahrheiten*-Konzeption thematisiert werden.

Unterschiedliche Zielhorizonte

Die systemische Grundidee greift in ihrem motivationalen Zielhorizont weniger weit als die buddhistische. Die alltäglichen psychischen Funktionsbereiche werden dabei genutzt, um gemäß dem Auftragssystem dazu beizutragen, dass diese in ihrer jeweiligen Eigendynamik angestoßen werden, um eine dynamische Stabilität im aktuellen Vorstellungsbereich zu erreichen.

Die buddhistische Konzeption geht davon aus, dass die psychologischen Funktionsbereiche wie beispielsweise die Aufmerksamkeit – die jeweils rekursiv auf dieselben, sich selbst bedingenden Elemente zurückwirken – durch kontinuierliche Übung erweiterbar sind. Mit dem Ausbilden neuer Strukturen emergiert ein jeweils höheres Strukturniveau und der funktionsbedingte Spielraum wird größer. Wenn von »direkter« Erkenntnis im Unterschied zu einer »konzeptuellen« im buddhistischen Kontext die Rede ist, dann ist damit gemeint, dass die Erkenntnis nicht auf einem abstrahierenden oder diskursiven Denken beruht.

Die kognitive Erfassung kann buddhistisch gesehen auf unterschiedliche Weise geschehen: Eine auf begriffliche Wahrnehmung beruhende Erfassung eines Phänomens beinhaltet den Rückgriff auf Konzepte im Sinne von begrifflicher und kategorialer Vorstellung, das heißt einer inneren Repräsentation und einer Hör- sowie Bedeutungskategorie. Eine direkte Wahrnehmung beruht hingegen auf einer unbegrifflichen Wahrnehmung und greift dabei nicht auf bestimmte Ideen oder Kategorien zurück. In der Regel dient die Sprache dazu, als Mechanismus der Symbolisierung Sinn zu erzeugen und damit ein Verstehen über Kategorienbildung zu ermöglichen. Im buddhistischen Kontext eigne ich mir zunächst ein begriffliches, konzeptuelles Verstehen von beispielsweise *Leerheit* an. Ich bediene mich der üblichen, gewöhnlichen psychischen Funktionsprinzipien, die zu einem Selbst- und Weltverständnis beitragen, ich verlasse an der Stelle keineswegs das übliche Funktionsrepertoire, ich bewege mich weiterhin im bekannten, sicheren Terrain. Erst mit zunehmender meditativer Praxis (wie bereits beschrieben, z. B. durch die Verfeinerung der Aufmerksamkeit im Sinne von Stabilität und Klarheit) und der Entwicklung einer selbstreferenziellen Schau kann ich mich der versklavenden Ordnungsparameter entledigen, etwa der auf Sprache fußenden Konzepte, bis schließlich eine direkte Einsicht entsteht.

3.1.2 Veränderungslogik und Beeinflussbarkeit

Jeder Mensch entwickelt sich im ontologischen Sinne eingebettet in den phylogenetischen Kontext über die Zeitachse hinweg. Entwicklung braucht dafür keine antreibenden Anreize. Durch eine Kombination unterschiedlicher Prozesse der Reifung, des Lernens, der Wahrnehmung und Kognition, der Co-Variation und Interaktion von Person (inklusive Genetik) und Umwelt bzw. spezifischer (genetischer, ökologischer) Lebensumwelten, aber auch durch aktive, intendierte oder handlungssteuernde Elemente, wie motivierte, zielgesteuerte Problemlösung und Aufgabenbewältigung, stellt sich Entwicklung wie von allein ein. Gespeicherte Erfahrungsinhalte werden über Gedächtnisfunktionen abrufbar und sind dabei ein wichtiger Mitgestalter.

Aus der Perspektive des Buddhismus ist Veränderung über den natürlichen Entwicklungsprozess hinaus notwendig, sofern es um die Zielidee der Befreiung und das Erreichen einer vollkommenen Leidfreiheit geht. Das, was in uns als »Samen« angelegt ist, gilt es, durch die Schaffung verschiedener Randparameter und Rahmenbedingungen zum Wachsen und bis zur Blüte zu bringen.

Ausgestattet mit einem psychobiologischen System, eingebettet in einen sozialen Kontext unterschiedlicher Mikro-, Meso- und Makroebenen, bezieht sich die Steuerungsmöglichkeit eines angestrebten Entwicklungsprozesses auf die »geschickte« Gestaltung des Rahmens, bei gleichzeitiger Verfeinerung und Sensibilisierung der Differenzierungs- und Unterscheidungsmöglichkeiten. Das Subjekt steht im Austausch mit seiner Umwelt und ist im Grunde ungetrennte Entität. Subjektive Erfahrung ist eine verleiblichte Interaktionsinternalisierung, bei der in einem wechselseitigen und kreisförmigen Geschehen der eigene innere Transformationsprozess immer weiter, neue, andere Anreizmomente für wiederum aktivierende Außenreize gibt. Die Wahrnehmungsselektion, also das, was ein Einzelner aus einem Gesamtgeschehen bedeutungsrelevant herausgreift, hängt von den eigenen Sinnes- und Kognitionsmodalitäten ab. Dieser Prozess ist auf sich selbst wirkend, selbstverstärkend. Im Grunde determinieren eigene verleiblicht-kognitive Möglichkeiten, die ich bis zu einem gewissen Grad durch eine Verfeinerung selbstreflexiver Schulung aktiv schaffe, was ich an aktivierenden Anreizen oder Stimuli aufnehme. Je erfahrener ich in der Differenzierungsfähigkeit werde, desto erweiterter der Rahmen und deren Elemente, auf die ich wiederum rückwirkend und fortführend eingehen kann.

Die Anwendung bestimmter Methoden, wie die der Achtsamkeits-, Mitgefühls- oder Leerheitsmeditation, ist im Grunde in Abhängigkeit von der Anwendung und des Anwenders effektiv und wirksam. Eine Methode kann nicht für sich genommen wirksam werden und angestrebte Endpunkte bzw. Ziele hervorbringen; sie wirkt also nicht absolut gesehen, sondern in Abhängigkeit. Zu wissen, zu welchem Zeitpunkt welche Methode die aktuell greifende Zutat ist, um in meinem inneren Erfahrungsgeschehen nachhaltig die soeben beschriebenen Prozesse der Unwissenheit und Anhaftung aufzulösen, ist zentral bedeutsam. Gehen zwei Menschen zehn Jahre lang in ein Meditationsretreat, werden sie mit sehr hoher Wahrscheinlichkeit nicht zu den gleichen Ergebnissen und Zielen kommen, auch wenn sie die gleichen meditativen Praktiken in ähnlicher Weise anwenden. Durch die Hilfe einer*s Lehrer*in oder einer*s Mentor*in wählt man die Methoden wahrscheinlich zielführender aus und lernt zu entscheiden, an welchen Stellen genau zu adjustieren ist – von was mehr oder weniger getan und umgesetzt werden könnte.

Die *Autonomie* und *Selbststeuerung* sind wichtig zu berücksichtigen, wie wir nun schon mehrfach gesehen haben. Man könnte dies auch mit der buddhistischen Karmalogik zusammenbringen, in dem Sinne, als geschaffene Ursachen immer mit bestimmten Konsequenzen zusammen zu betrachten sind – und scheinen sie noch so unverbunden. Die Tat oder Handlung ist stets zusammen mit den jeweiligen Folgen zu denken. Darin liegt die Freiheit, die aktive Steuerung des Anlegens bestimmter ursächlicher Bedingungen, die immer auch zugleich einen Möglichkeitsraum an Wirkungen nach sich ziehen, von Moment zu Moment immer beides in einem.

Die *Intention* und *Motivation* sind dabei eine nicht zu vernachlässigende Größe, da sie als wesentlicher Steuerungsparameter genutzt werden kann: Es hängt davon ab, was ich mir vornehme (wage zu glauben, was möglich ist) und in welchem Maße ich davon überzeugt bin, realistischerweise die notwendigen Schritte effektiv umzusetzen, um ein ins Auge gefasstes Ziel auch erreichen zu können.

Im systemischen Praxiskontext folgt die Änderungslogik sehr ähnlichen Grundannahmen. Die Ressourcen, auf die das System zurückgreifen kann, werden nicht erst erzeugt, sie sind bereits angelegt. In welcher Weise sich nun Beobachten, Erklären und Einordnen vollziehen, folgt gleichwohl einer Eigenverantwortlichkeit des Systems eingebettet in einem selbstorganisierten sozialen System. Welche Beeinflussungsparameter angesteuert werden, hängt auch dabei zu einem erheblichen Maße vom System ab, so das Auftrags- und Anliegenprimat. Daher wird nicht unerheblich viel Zeit damit verbracht, in einem interaktiven Prozess zu klären, wer was in dem System will und was jeder Einzelne dafür tun müsste, sollte oder könnte.

Sowohl in buddhistischen als auch systemischen Ansätzen gilt es, die Funktionsprinzipien »anders« verstehen zu lernen, so dass »alte« Bedeutungszusammenhänge gänzlich aufgehoben werden können, die wesentlich zu

Schwierigkeiten, Problemen oder leidvollen Erfahrungen beigetragen haben. Es sind nicht die gefundenen Antworten auf zuvor gestellte Fragen. Es sind nicht die Lösungen für vorher definierte Probleme und vor allem für Problemzuschreibungen (»Er ist schuld an meiner Depression«). Veränderung vollzieht sich in der Aufhebung der Bedeutungszuschreibung bestimmter Antworten, Lösungen und vorher angedachter Wege. Sie werden ersetzt und schließlich wird das Ersetzen selbst nicht mehr notwendig sein.

So gesehen sind die Antworten, Lösungen und Endpunkte bereits präsent, aber doch erst infolge eines Veränderungsprozesses erfahrbar. Es ist die Verinnerlichung einer paradoxen Welt, eine Integrationsleistung von grundlegenden Sowohl-als-auch-Prinzipien und einem Weg der Mitte, für die erst die inneren und äußeren Rahmenbedingungen – die innere Weite, wenn man so will – geschaffen werden müssen, da sie sonst nicht greif- und erfahrbar werden.

3.1.3 Nützlichkeit und Viabilität – oder die Bedeutung des Motivs

Der Versuch des Brückenschlags führt letztlich zur Frage von (objektiven) Wahrheiten, die es zu entdecken oder zu erkennen gilt, oder was da »draußen« isoliert und ohne unser Hinzutun oder ohne unsere Hinzufügungen auf eine bestimmte Weise existiert. Mit der Lehre des Abhängigen Entstehens in Untrennbarkeit von *Leerheit* wird ein mittlerer Weg eingeschlagen. Es geht nicht darum, eine subjektive Erfahrungswelt abzulehnen und sie für gegenstandslos zu erklären (Nihilismus): Ich erlebe verleiblichte Kognitionen auf Basis eines interaktiven Erfahrungsprozesses, der auf Sinnesorganen/-elementen und Motorik basiert. Die Aneinanderreihung dieser Erfahrungsmomente ergibt unter anderem auf Basis verschiedener Gedächtnisfunktionen und Abgleichmechanismen der aktuellen Wahrnehmung ein kohärentes Selbst- und Weltverständnis, wobei die gefühls- und emotionsbasierte Färbung diesen Erfahrungsmomenten erst eine Bedeutung- und Sinnzuschreibung ermöglicht, die wiederum Planen und Handeln bedingen.

Gleichzeitig geht es aber auch nicht darum, alles für ewig, inhärent – aus sich heraus existent – unabhängig und unveränderlich aufzugreifen (Eternalismus). Selbst und Welt existieren, allerdings in einem rekursiven, wechselseitig bedingenden, dynamischen Prozessgeschehen auf sich rückwirkend und in offener Interaktion mit verschiedenen Elementen fortschreitend in Raum und Zeit: kein Denken ohne Denker, kein Reiten ohne Reiter, keine Beobachtung ohne Beobachter*in, kein*e Lehrer*in ohne Schüler*in – und vice verca.

Beides zu integrieren und nicht das eine zu Lasten des anderen aufzugeben, bedeutet den Abstand zwischen Ist- und Zielgröße zu verkleinern. Leidvolles wird von einem Subjekt erfahren, welches das Leiden selbst mitbedingt – die

Selbstbeteiligung an der Verhinderung glücklicher, harmonischer und zufriedenstellender Erfahrungen beinhaltet die Freiheit, das zu erlangen, wonach wir uns sehnen: Glück, Wohlbefinden, Stille, Authentizität und inneren Einklang.

Die definierten Edlen Wahrheiten thematisieren im Grunde nichts anderes. Wir werden beeinflusst, beeinflussen gleichwohl mit: Wir wirken auf die Welt, während die Welt gleichzeitig auf uns zurückwirkt – kreisförmig sich gegenseitig bedingend. Es ist ein aktiver Gestaltungsprozess; wenngleich das aktive Selbstwirksam-Werden nicht gleichbedeutend ist mit bewusst (allmächtig) steuernd.

Im Grunde ist die konstruktivistische Grundidee der Viabilität und Nützlichkeit durch das System selbst auf gewisse Weise begrenzt: Es ist nicht eine beängstigende Beliebigkeit, sondern auch dabei gibt es einen Möglichkeitsraum, der nicht unendlich ist – er stößt an die Grenzen des aktuellen Beobachtens, Erklärens und Einordnens, jeweils für sich auf sich selbst zurückwirkend und sich untereinander gegenseitig beeinflussend. Dabei wirken bestimmte Grundmechanismen oder auch Gesetze, die faktisch als solche erkannt werden, aber im Bedeutungshorizont variieren können: Verändere ich die Wassertemperatur, so mag das Wasser sich erhitzen oder abkühlen; eine menschlich schmerzhafte Erfahrung von Hitze oder Kälte, sofern ein körperlicher Kontakt entsteht. Die Bewertung »schmerzlich« ist eine Zuschreibung in Abhängigkeit von dem Subjekt, das diese Erfahrung macht. Nicht jeder Organismus wird die jeweilige Hitze oder Kälte als schmerzlich wahrnehmen, sie ist womöglich lebensnotwendig. Dass jedoch bei Erhöhung der Temperatur das Wasser warm wird, ist ein nicht frei wählbares Grundprinzip.

Im buddhistischen Kontext wird als Grundantreiber für unsere Existenz das Streben nach Glück und Wohlbefinden definiert. Dies lässt sich je nach Auffassung als Überlebensprinzip aller Arten bis zu den Verhaltenseigenschaften auf Zellebene interpretieren – sich beispielsweise von Zerstörungsimpulsen wegzubegeben. Durch bestimmte Gesetzmäßigkeiten des Zusammenwirkens und von Interaktionskreisläufen sind handlungsweisende in Schwingung versetzte Energie, die weiter wirkt, einen bestimmten (qualitativen) Wirkhorizont hat und auf sich selbst zurückwirkt (sich beispielsweise auch wieder verstärkt).

Richte ich meine Handlungen in der Erwartung aus, damit zu meinem Glücklichsein beizutragen, muss ich zwischen den unterschiedlichen Wirkfolgen nach innen und außen differenzieren. Das Hauptproblem ist häufig, dass diese nicht augenscheinlich nachzuvollziehen sind oder auch die eingeschlagenen Wege nicht hinterfragt werden. Daher werden Handlungsimpulse in die Tat umgesetzt, die zwar für mich Positives zu bewirken beabsichtigen, aber in der Regel indirekt über ein Gegenüber bzw. einen sozialen Interaktionspartner auf mich selbst negativ zurückwirken. Daran beteiligt sind verschiedene Prozesse der mangelnden Unterscheidungsfähigkeit.

Die Nützlichkeit einer Handlung, einer Methode hängt von einem definierten Ziel ab. Buddhistisch gesehen ist jedoch immer das Grundprinzip, nicht ein kurzfristiges Vergnügen, sondern einen anhaltenden inneren Frieden oder in sich stimmige Ganzheit zu erreichen, und zwar in der Annahme, dass unser psychologischer Fähigkeitsraum deutlich weiter greift, sofern ich diesen auch schule. Habe ich dies als mein Kernmotiv erkannt, ist der nächste Schritt zu hinterfragen, was dafür sinnvollerweise in die Tat umzusetzen und was zu unterlassen ist.

Was läuft dieser Art von Glück zuwider, was unterstützt sie, und zwar in welchem Zeithorizont? Ich kann meine Macht einsetzen, um andere zu manipulieren und mich darin selbstverstärkend noch mächtiger fühlen. Ich kann andere anklagen, mich darin erleichtert als Unbeteiligte fühlen. Diese Art des möglicherweise positiven Gefühls ist jedoch in der Regel nicht stimmig, nicht anhaltend oder auch nicht ohne negative Folgen wie der Zurückweisung oder Abwendung anderer. Ich kann Dinge tun, die anderen wehtun oder sie behindern um meiner selbst willen – um beispielsweise einen persönlichen Nutzen daraus zu ziehen, jemand anderem die Ressourcen wegzunehmen und mich erfolgreich zu fühlen. In jedem Moment, in dem ich den persönlichen Vorteil und Eigennutz über den der anderen stelle, leugne ich die Interdependenz, die uns verbindet, aber auch das Grundprinzip menschlicher Unversehrtheit und Wohlbefindens durch Bindung, soziale Einbettung und Bezogenheit. Diese jeweiligen Schleifen greifen in der Regel zeitlich sehr kurz und unterschlagen die Rückwirkung auf mich selbst im erweiterten Sinne. Ich kann umgekehrt jemand anderem in einem Moment scheinbar Leidvolles zufügen, jedoch damit beabsichtigen, dieser Person zu helfen, indem ich sie beispielsweise an einer Gewaltausübung hindere. Auch in diesem Beispiel vermittelt der kurzfristige Blick ein falsches Bild.

Können wir im systemischen Kontext nichtnormativ annehmen, dass Zielverhaltensweisen und Zielstrukturen unabhängig von diesen buddhistisch angenommenen Grundprinzipien funktionieren? Es wird vorab nicht angestrebt, dass die Familie freundlicher miteinander umgeht, da dies doch vermeintlich funktionaler oder gesünder für alle Beteiligten wäre. Es werden Anliegen der Familienmitglieder ausgehandelt, die von ihnen selbst als erstrebenswert und umsetzbar erachtet werden. Dies beinhaltet auch, die Grenzen auszuhandeln. Wie viel Freundlichkeit oder Unfreundlichkeit könnte uns guttun?

Am Ende finden wir uns womöglich nicht im Bereich des Normativen, also des von außen Gesetzten, aber doch wohl bei innewohnenden Grundwirkprinzipien wieder: Es scheint eine allgemeine Gesetzmäßigkeit zu sein, dass beispielsweise Ärger als negativ erlebt wird (z. B. bedingt durch die physiologische Veränderung bei Ärger), auch für den, der den Ärger in sich trägt und auf jemanden ergießt. Es geht nicht um die Bewertung, wer ärgerlich ist oder wird, ist schlecht oder Verursacher des Familiendramas. Einer Familie dennoch dazu zu verhelfen, zu erkennen, was ihr bei dem Erreichen ihrer Ziele hinderlich oder förderlich ist, beinhaltet womöglich, offen zu legen, was dabei gewichtige Grundbedürfnisse sind beispielsweise gegenseitiger Respekt und Interesse, aber nicht unbedingt, wie das genau auszusehen hat.

In diesem Sinne könnte man auch eine Parallelität herausarbeiten, als dass spezifische Bestimmungsgrößen zwar nicht von außen auferlegt werden, aber doch im Hinblick auf die eigene Motiv- und Ziellage erörtert und das aktuelle Geschehen immer wieder staunend hinterfragt wird. Die buddhistische Vorgehensweise folgt allein aus pädagogischen Beweggründen nie einer missionarischen. Aber nicht nur deshalb: Ein von außen auferlegtes Veränderungsgeschehen ergibt schlicht und ergreifend keinen Sinn, es bewirkt nichts nachhaltig. Erst in der Anbindung an eigene Vorstellungen, Überzeugungen und Zielideen können die Parameter aktiv angesteuert werden, die es für diesen Transformationsprozess braucht – u. a. Ausdauer, Geduld, Disstresstoleranz. Erst wenn ich für mich selbst geklärt habe, was oder wohin ich will, werde ich die dafür nötigen Schritte auch auf mich nehmen, sei es, dass ich glaube, dies auch bewirken zu können.

Wer allerdings entscheidet, was genau die »richtigen« Schritte sind, liegt in den Mechanismen selbst begründet, die miteinander im Zusammenhang stehen: Wenn ich körperlich Kraft und Ausdauer entwickeln möchte, aber dann stattdessen meine antizipatorischen Strategiefähigkeiten durch Schachspielen stärke, laufe ich fehl. Schreie ich meinen Mann permanent aus dem Bedürfnis nach mehr Nähe an, werde ich nichts mehr als seine zunehmende Abwendung bewirken. Die Frage ist also, was mir dazu verhilft, diese Art der Unterscheidungsfähigkeit vorzunehmen, so dass die Passung zwischen Motiv, Ziel und Methode auch gegeben ist? Methoden, welche die Selbstreflexion zunehmend verfeinern und wichtige psychologische Funktionsprinzipien um ein Vielfaches schärfen – auch in der Interaktion mit anderen – sind der Schlüssel.

3.2 Ideen eines sinnvollen Brückenschlags für die Praxis

»Sich heimisch zu fühlen, in Welten ohne Grund«, wie Werner Vogd (2014) sehr treffend die Verbindung zwischen Konstruktivismus und Buddhismus aufgezeigt hat, kann sicherlich die Kernidee eines Brückenschlags in der Praxis sein. Aber wie? Das systemische, therapeutische Handwerk stellt bereits eine Vielzahl an unterschiedlichen Methoden bereit, die allesamt genau dazu beitragen sollen oder können: den Blick für die Welt schulen, indem eigene Einstellungen,

Stereotype, Wahrnehmungs- und Beobachtungsmechanismen stets als Hypothesen behandelt werden, denen man nicht zu nahe kommen sollte – gar einen Identifikationsprozess vermeidend – und gleichzeitig eine spielerische Leichtigkeit entwickeln im Umgang mit dem Möglichkeitsraum. Was braucht es dazu?

3.2.1 Das Fundament: Selbst-Welt-Regulation

Von Seiten der Elemente, der Mitglieder in einem sozialen System (inklusive der*des Therapeut*in) sind stabile, aber doch flexible innere Parameter der Selbst-Welt-Regulierung erforderlich. Wie soll ich eine Ambiguitätstoleranz entwickeln, wenn ich stets darauf angewiesen bin, mein »Sein« durch Rückbestätigung eigener Selbst-Welt-Ideen etc. zu festigen? Welche Art von innerer Ausstattung braucht es, um die meist damit verbundene Angst nicht als wichtigste Einflussgröße wirken zu lassen? Angst vor der Unsicherheit, dem Auslöschen, dem Auflösen, der Unbedeutsamkeit, des Zuviels an Grenzziehung und Isolierung oder Grenzauflösung etc. Ein gefestigtes, inneres Gefüge ist einerseits wichtig, um nicht alles in den interpersonalen Raum streuen zu müssen. Andererseits braucht es eine Art Vertrauen und Zuversicht, dass es nicht um »mich« und »mein« allein geht.

Das in westlichen Gesellschaften hoch angepriesene Individualisierungsprimat ist dabei eher hinderlich. Es wird der Glaube gefördert, dass eine Einzelne selbstverantwortlich als die (Leistungs-)Starke (oder gar Stärkere) aus Kämpfen mit anderen als Siegerin hervortreten müsste – allein auf eigenen, absoluten Fähigkeiten fußend, getrennt von anderen. In einem Bewerbungsgespräch soll ich zeigen, was mich gegenüber anderen hervorstechen lässt, was ich im Vergleich besser oder besonders kann. Das Gleiche gilt beispielsweise auch im Bildungskontext: Derjenigen mit den »besten« kognitiven Fähigkeiten gemäß der Wissens- und Leistungstests nach vorgegebenen Normativen (und entwicklungsbedingten Möglichkeiten) werden Chancen eröffnet, die anderen, Leistungsschwachen, verwehrt bleiben. Dies erfolgt im Bestfall inszeniert in Szenarien, die angeblich ohne Einwirken des Kontextes zugunsten oder Lasten des Individuums offenbar werden.

An diesem Beispiel wird deutlich, dass eine Vielzahl an wichtigen – bisher ausführlich diskutierten – Aspekten schlicht und ergreifend außer Acht gelassen wird. Ein Kind, das durch eine offene, interaktive, respektvolle Lernumgebung Anreize bekommt, sich dem eigenen Entwicklungsfortgang gemäß neugierig und mit Interesse in den Austausch mit seiner Umwelt zu begeben, wird Lernen und aus seinen entwicklungs- sowie ausstattungsbedingten (auch genetischen) Möglichkeiten schöpfen. Dass dabei der sozial-emotionale-ethische Lernkontext inklusive der gesamten Schulumgebung (neben den familiären) bedeutsam ist, wird meist in praktischer Hinsicht unterschlagen; auch bei der Personalauswahl für Arbeitsteams geht es in der Regel nicht um die Gleichstarken in gleichen Fähigkeitsbereichen, sondern vielmehr um eine kluge Teamzusammensetzung der zur Aufgabenbewältigung nötigen diversen Fähigkeiten bei gleichzeitiger förderlicher sozialer Einbettung, so dass das Zusammenwirken auch aufgaben- und zielorientiert gelingen kann. Nicht der Arzt ist der Wichtigere im Stationsteam, wenngleich er eine Mehrverantwortung für das Überleben eines einzelnen Patienten trägt. Es sind notwendigerweise auch Krankenschwestern und weitere Teammitglieder für das Gelingen einer guten Patientengenesung nötig als allein die fachärztliche Expertise. Die Frage müsste also lauten: Unter welchen Bedingungen können Menschen ihre Bedürfnisse wahrnehmen, ihnen gerecht werden und ihre eigenen, besonderen, Interessen und Fähigkeiten zur Geltung bringen?

Die Individuation, so wie von Helm Stierlin (1994) vorgelegt, als ein Prozess des Freimachens von direkten oder indirekten Delegationsprozessen der Elterngeneration (oder auch zum Teil der gesellschaftlich-normativ auferlegten) ist damit nicht gemeint. Auch dabei kommt es im Grunde zu einer Paradoxie, mit der jeder Mensch im Laufe der Entwicklung einen für sich »guten« Umgang finden muss: sich selbst individuieren und doch Teil des Ganzen, der Familie, der Gemeinschaft etc. zu sein. Es geht vielmehr darum, dieses Sowohl-als-auch-Geschehen integrieren zu können, ohne mit der einen Seite zu brechen (zugunsten der familiären Anbindung, zum Beispiel symbiotisch verschmelzen, oder zu Lasten der familiären Zugehörigkeit, sich um jeden Preis durch Beziehungsabbrüche in eine vermeintliche Unabhängigkeit zu stürzen). Das wäre, Traditionen und familiär Tradiertes zu erkennen, ggf. zu bewahren, sich aber von dem lösen zu können, was der eigenen Entwicklung in der Erweiterung des eigenen sozialen Horizonts zuwiderläuft.

Das Anerkennen der Bindungen bzw. des Miteinander-verbunden-Seins ist dabei eine wichtige Erleichterung, Entlastung oder Rückbesinnung auf etwas, das mit mir zu tun hat, aber nicht allein auf meinem eigenen Dasein und Wirken beruht: Bin ich nicht auf mich allein gestellt, sondern fühle mich netzwerkartig eingebunden, so kann über diese Art des Verstehens von Geben und Nehmen eine Selbstverantwortlichkeit in Demut und in Anerkennung größerer Zusammenhänge entstehen. Die Schaffung von emotional gefärbten und damit relevanten Erfahrungen aus einem Eingebundensein eröffnet eine innere Weite, die in mir etwas zum Vorschein bringt, das ohne den Kontext nicht möglich gewesen wäre (Emergieren auf Basis des Zusammenwirkens unterschiedlicher Systemelemente auf unterschiedlichen Systemebenen).

Die buddhistische Konzeptualisierung betont diesen Möglichkeitsraum explizit in dem Anspruch, dass durch Üben ein soziales Verbundenheitsgefühl in der Ungetrenntheit von mir und anderen weiter vertieft werden kann: Die ausgedehnte Schulung von angeborenen Qualitäten wie Liebe, Mitgefühl, Mitfreude, freudiges Bemühen und Gleichmut stehen im Vordergrund – getragen von einem ethischen Grundverständnis der sozialen Co-Regulation gemäß dem Prinzip der Schadensvermeidung und der Schaffung eines fürsorglichen Miteinanders, bei dem ich selbst miteingeschlossen bin. Es geht um die Stärkung von »Herzensfähigkeiten« (vgl. SEE-Learning in Kap. 4.3) – fernab von automatisierten, emotional gefärbten Hin-zu- oder Weg-von-Bewegungen (aus einem Angriffs- und Fluchtgeschehen heraus) zur In-Schach-Haltung meines egobedingten Angsterlebens. Das, was im systemischen Kontext sehr über die kognitive Perspektivenerweiterung angedacht ist, kann oder sollte über die Art der positiven Erfahrungsqualitäten bereichert werden. Erst dann entsteht ein echter Kontakt zu und mit mir und zu anderen – eine Berührung, die Schwingung erzeugt.

3.2.2 Aufmerksamkeitsschulung und Präsenz

Als Grundvoraussetzungen dieser beziehungsgestalterischen Elemente mir und anderen gegenüber dienen wahrnehmungs- und kognitiv-basierte Funktionsbereiche, die ebenfalls auf Basis einer kontinuierlichen Schulung vertiefend ermöglicht werden: Eine Aufmerksamkeitsschulung mit einer Steigerung der Fähigkeit für Achtsamkeit und Präsenz sind zentraler Dreh- und Angelpunkt. Die Steuerung von Aufmerksamkeitsprozessen, wie bereits ausführlich beschrieben, mit der Stärkung von inhibitorischen Prozessen sowie einer inneren metakognitiven Fähigkeit als Abstandsgewinnung und De-Identifikation, De-Automatisierung etc. wirken auf psychischer Systemebene schließlich in die soziale Systemebene hinein. Die Anwendung von Fragetechniken oder auch erlebnisbasierten Methoden wie die Familienskulptur dient auch einer Aufmerksamkeitsverschiebung (»Anders als gedacht, erlebe ich die Nähe zwischen meiner Mutter und mir als erdrückend«), die durch das System als Ganzes selbst gesteuert wird.

Der Prozessverlauf der Aufmerksamkeitssteuerung während der Achtsamkeitspraxis selbst birgt die Möglichkeit eines systemtheoretischen Einordnens (vgl. Schmidt, 2016): ein Objekt wie den Atem wählen, die Aufmerksamkeit ausrichten, sinnesbasiert die Erfahrungen bewusst wahrnehmen, Ablenkungsreize zur Kenntnis nehmen, gegensteuern und den Fokus erneut ausrichten unter Zuhilfenahme des Nichtvergessens des gewählten Objekts bei gleichzeitiger

Nichtwertung der inhaltlich-qualitativen und der prozesshaften Erfahrung durch das metakognitive Gewahrsein.

Die Aufmerksamkeit wird zunehmend stabiler an das Objekt gebunden, das interozeptive und das interospektive Gewahrsein hat eine Steuerungs- und Ordnungsfunktion. Die Unordnung in der frei flottierenden Aufmerksamkeitsdiffusion wird zunehmend geordneter, ausgerichteter, einspitziger. Die Versklavungstendenzen durch Ablenkungsreize verlieren ihren ziehenden, bindenden Charakter, ohne dass sie gänzlich zu wirken aufhören. Die Ausdehnung des Zwischenraums von sinnesbasierter Wahrnehmung während des Ausgerichtetseins auf den Atem, der Beobachtung an sich, bis zur nächsten kognitiven Erklärungs- und Bewertungsschleife, die schließlich einen Handlungsimpuls freisetzt, wird entzerrt oder ausgedehnt: Durch den erzeugten Abstand entsteht ein Raum, nicht automatisch folgen zu müssen[24]. Der Bedeutungshorizont hat im Sinne der emotionalen Färbung seine Kraft verloren, Handlungsimpulse freizusetzen und fortführend Handlungen zu initiieren. Eine willentliche, bewusste, präsente, authentische Steuerung wirkt nun anstelle einer inneren Befangenheit – sich zwangsläufig in eine bestimmte Richtung zu bewegen (Aversives auszublenden, Ungewolltes vermeiden zu müssen, Angestrebtem hinterher zu eifern etc.).

Die darin enthaltende Perspektivenveränderung ist keine Erweiterung als Hinzufügung »neuer« Inhalte, sondern vielmehr eine Ablösung von zwangsgesteuerten Prozessen. Der Prozess des Beobachtens von eigenen geistig-psychischen Prozessen kann als kybernetischer Wirkmechanismus zweiter Ordnung verstanden werden (vgl. die Ausführungen in Schmidt, 2016). Aus der Verbundenheit mit dieser Art Hintergrund, der/dem Beobachter*in, des Metagewahrseins an sich entsteht eine Haltung der Gelassenheit, der Ruhe, des Sich-gewahr-Werdens der im Fluss befindlichen Dinge und Erfahrungsmomente.

Diese neue Strukturbildung der psychischen Regulierungsmechanismen interagiert wiederum mit den sozialen Interaktionsmechanismen. Die entstandene Geschmeidigkeit und Flexibilisierung wirken auch so auf das soziale Miteinander-wirksam-Werden. Die Musterdurchbrechung kann also auch auf diese Weise auf sozialer Ebene begünstigt werden: Fühle ich mich angegriffen, kann ich dies beobachten, differenzieren und als solches erkennen; ich kann mir gewahr werden, wie ich mir meine (emotionale) Reaktion erkläre und einordne, es aber gleichzeitig in Zusammenhang bringen mit dem, was mir an Werten und Zielideen wichtig ist: mir und dem anderen gegenüber mit Interesse und Res-

24 Vgl. das Zitat von Viktor Frankl (zit. nach Schneider, 2020): *»Zwischen Reiz und Reaktion liegt ein Raum. In diesem Raum liegt unsere Macht zur Wahl unserer Reaktion. In unserer Reaktion liegen unsere Entwicklung und unsere Freiheit.«*

pekt mein inneres Geschehen, meine Wünsche ausdrücken – ohne automatisch einem (sprachlichen) Handlungsimpuls folgen zu müssen – bei gleichzeitigem Aushaltenkönnen, dass der andere von meinen Beobachtungen, Erklärungen und Einordnungsversuchen abweichen mag.

Die Einflussnahme auf beiden Ebenen – der psychischen und der sozialen – erscheint vielversprechend: Die Co-Regulation im sozialen Raum ist ein Stück weit davon abhängig, inwiefern ich meine Werte und Grundbedürfnisse buchstäblich nicht vergesse (vgl. die Ausführungen zur Achtsamkeit in Kap. 1.3: mich stets rückvergewissern, klar und stabil wissen, worum es mir eigentlich geht und was gerade jetzt geschieht und wie ich selbst zu dem Geschehen beitrage). Als Teil des Systems wirke ich in den sozialen Raum und dieser auf mich zurück. Die metakognitive Fähigkeit bzw. Feedbackschleife, die im sozialen System die*der Beobachter*in bzw. Therapeut*in einnimmt und den anderen Mitgliedern durch Fragen zugänglich gemacht wird, ist auch als Metakognition in jedem Individuum angelegt: Die Schaffung eines Blickes von »außen« (autoreferenziell), ohne einen Grad der Involviertheit einnehmen zu müssen, der mich versklavend zu Impulsen bzw. Handlungen treibt, die konträr sind zu dem, was eigentlich hilfreich ist und von mir selbst ersehnt wird. Der soziale Raum beinhaltet als verleiblichte Interaktion eine Möglichkeit, mir meiner Sinnerfahrungsebene stets bewusst zu werden bzw. zu sein, die selbst in innerer Wechselbeziehung mit Erinnerungen, Einstellungen etc. steht.

Bewertung versus Bedeutungszuschreibung: Ein gewichtigerer Teil ist dabei nicht allein die Beobachtung und wie ich auf Basis der erlebten Interaktionen Erklärungen schaffe, sondern vor allem wie das Einordnen geschieht. Häufig wird dies als »Bewerten« formuliert. Bewertungen im Sinne der Unterscheidung von »angenehm«, »unangenehm« und »neutral« sind etwas anderes als die Bedeutungs- und Sinnzuschreibung: Ich kann unter einer Krebserkrankung leiden, die auch körperlich sehr schmerzhaft ist. Die Erfahrung ist vordergründig durch Schmerzen als aversiv und unangenehm konnotiert. Es kann also ein Beobachten bzw. Differenzieren vorgenommen werden, dass sich die aktuelle Erfahrung von einem Grad von Wohlsein unterscheidet. Wie ich dies jedoch bewerte, hängt wiederum von den Erklärungen, aber auch zu einem erheblichen Maße von meinen Werten und Ideen der Einordungszuschreibung ab. Ich könnte der Meinung sein, die Erkrankung durch bestimmte Lebensweisen selbst verschuldet zu haben. Dies könnte mir den Einordnungsversuch ermöglichen, »selbst schuld zu sein und nun quasi bestraft zu werden« und zu einer Bestätigung meiner Selbstabwertung führen, die mich auch in diesem Rahmen eher handlungsunfähig macht und sich damit weniger förderlich auf den Umgang mit der letalen Erkrankung auswirkt.

Im Grunde ist auch dabei die Idee, wie der Rahmen der Einordnung erweitert und auf grundlegende Mechanismen zurückgeführt werden kann, anstatt Inhalte gegen andere auszutauschen. Ich muss das, was ich fühle oder denke, nicht gut finden, es kann mir ganz und gar missfallen. Jedoch könnte die Einordnung als »unausweichliche Tatsache des Lebens« – zu denen unter anderem Meinungs- und Ansichtsverschiedenheiten im sozialen Kontext, Altern, Krankheit und Tod etc. gehören – zu anderen Handlungsimpulsen verhelfen, zum Beispiel diese Kreisläufe und Zusammenhänge bewusst gesteuert zu betrachten, ohne Anlass, daraus Weiteres entstehen zu lassen oder Handlungen in die Tat umzusetzen, welche »negative« Erfahrungen noch weiter heraufbeschwören.

Chancen mit Aussicht oder die Freude an der Eventualität: In buddhistischen wie im systemischen Verständnis wird der Blick vor allem auf das Entwicklungspotenzial, die Chancen und Aussichten gelegt. Hat man erst einmal die systemtheoretisch formulierten Wirkmechanismen von Selbst und Welt verinnerlicht, ist es ein Staunen, die Neugier und der Anfängergeist, der die nötige Zurückhaltung gegenüber festgefahrenen, absoluten Meinungen ermöglicht. Es ist auch die Freude an der Eventualität oder Unwägbarkeit, zumindest, dass im psychosozialen Bereich vieles – meist mehr als gemeinhin vermutet – kreativerweise möglich und machbar ist, manchmal eben bevor man es kognitiv antizipiert und verstanden hat. Denn die Aufdeckung kann nicht von mir allein gesteuert werden und hängt auch nicht von mir allein ab. Dies lässt sich als ressourcenorientiertes Vorgehen subsumieren und knüpft direkt an dem an, was einzelne Systemmitglieder und das gesamte System zur Bewältigung und Erreichung bestimmter Veränderungsgrößen mitbringen: von den physiologischen über personelle, sozial-interpersonelle und zwischenmenschliche bis hin zu gesellschaftlich-ökologischen Mitteln, Fähigkeiten und Kompetenzen, die im Zusammenwirken wiederum Systemfähigkeiten auf nächst höherem Strukturniveau hervorbringen. Diese Bandbreite an Möglichkeiten, Anforderungen bewältigen zu können, ist vorhanden, braucht manchmal die angemessene Symbolisierung und Kontextualisierung – bis hin zu einem Prozess des Bewusstmachens und -werdens, so dass die Wertschätzung und der Rückgriff auf diese auch gelingen können.

Im Unterschied zu einer reinen Defizitorientierung wird dabei auch der lerntheoretische oder pädagogische Aspekt berücksichtigt, auf das zu schauen, was uns eher ermutigt als lähmt. Das bedeutet nicht, dass der Ausdruck des Leidens, das Klagen und Jammern, nicht sein dürfte. Problemsichtweisen werden insofern ernst genommen, als dass eine Person subjektiv leidet. Jedoch wird neben der Beziehungsebene in der Ausgestaltung des therapeutischen Geschehens vor allem nach der Zweckdienlichkeit gefragt, eine bestimmte Veränderung anzustoßen, und zwar in einem jeweils verdaulichen Maße. Darin liegt ebenfalls eine kreative therapeutische Leistung. Es findet eine Dialektik zwischen Anerkennung des bisher Bewahrten und der Unterstützung statt, Neues zu wagen – immer mit dem Versuch, das »richtige« Maß zu finden, wenngleich das System dies selbst mitbedingt.

Mit der Lösungsorientierung verhält es sich ähnlich: Die Passung zwischen der Idee, wo wir und ich hinwollen, und dem Möglichkeitsraum, den ich dafür nutzen kann, sind der Schlüssel. In den lösungsorientierten Ansätzen wird teilweise sogar davon ausgegangen, dass ich das Problem nicht kennen muss, um es zu lösen. Dies mag mitunter daran liegen, dass sich im therapeutischen Verlauf eine zunächst geschilderte Ausgangslage – die Problemdefinition des Familiensystems – als weniger bedeutsam herausstellen mag. Andere Elemente werden ausschlaggebender und Bedeutungszuschreibungen mögen sich gleichwohl durch den iterativen Prozess verändern: So ist das zu Beginn der Therapie einnässende Kind nicht »mehr das Problem«; im Verlauf wird vielmehr die Autonomieregulation in der Familie, insbesondere der Eltern, für die Lösungsfindung bedeutsam.

In den Vier Edlen Wahrheiten wird genau dargelegt, was unsere Ausgangssituation ausmacht in der Annahme, eine Kraft zu erzeugen, die stark genug ist, um mich für das zu motivieren, was ich brauche, um mich einem aktiven Entwicklungsprozess auch aussetzen und einbringen zu können. Auch dabei geht es um eine »Korrektur« der Sicht: Das, was ich vorher für mein Problem gehalten habe, ist es vielleicht gar nicht. Es sind eben nicht die unerreichten Ziele, der böse Staat oder die ungezogenen Kinder, es ist vielmehr mein Umgang damit und mit den darin verborgenen Prinzipien.

Die menschlichen Leiden und die Ursachen des Leidens werden nicht als einzelne, inhaltliche Probleme analysiert. Dies wäre zu oberflächlich und würde kaum etwas Nachhaltiges bewirken, wenngleich ich den Blick für das Alltägliche nutze, um mir der Muster darin bewusst zu werden. Es geht um die Entwicklung einer Einsicht in die Grundprinzipien von Vergänglichkeit und Wandel etc. und der dahinterliegenden Mechanismen, die mich immer wieder in die gleichen Kreisläufe – ungewollt – katapultieren: einfache Reiz-Reaktions-Ketten und deren Ankerpunkt, die Ich- und Selbstbezogenheit.

Gleichzeitig wird in der dritten und vierten Edlen Wahrheit, vergleichbar mit dem systemischen, ein lösungsorientierter Ansatz vorgelegt: Vorwegzunehmen, was an Positivem möglich ist, wirkt selbst als Verstärker für die Umsetzung der zu beschreitenden Wege und einzusetzenden Methoden. Ich muss wissen, wo ich hin möchte, ich brauche eine Zielorientierung für die Ausrichtung. Habe ich auch nur einen Hauch von Idee, kann dies rückwirkend die Kraft und den

Antrieb verleihen, um die nötigen (richtigen – passend zum Ziel) Wege einzuschlagen: Wenn ich um den schönen Blick ins Tal weiß – manchmal reicht ja schon die Vorstellungskraft aus –, werde ich die Anstrengung auf mich nehmen, den Berg zu besteigen (vgl. auch die indo-tibetische tantrische Methode, bei welcher der Zielzustand vorwegnehmend praktiziert wird als eine Art künstliche Praxis, die mit der Wiederholung nach und nach zu einer »echten« Erfahrung wird; siehe in Dagyab Kyabgön Rinpoche, 2010).

Allerdings ist das formulierte Ziel wenig mess- und erfahrungsbasiert abschätzbar – weder qualitativ-inhaltlich noch in zeitlicher Hinsicht. Es wird dargelegt, wie ich mit Unwissenheit, Hass und Anhaftung und anderen konflikterzeugenden Emotionen umgehen kann und was ich tun muss, um im Gegenzug positive Qualitäten wie Weisheit und Mitgefühl auszubauen.

Es ist allerdings schwer absehbar, wann genau Befreiung manifest wird und was das im eigentlichen Erfahrungssinne bedeutet. Dies kann nämlich nicht mit konzeptuellem Denken beschrieben und erfasst werden, abgesehen von der Negation bestimmter Erfahrungsmomente und Zustände. Dazu kommt, dass die Orientierung im Hier und Jetzt liegen sollte, so dass ich nicht durch einen »zwanghaften« Wunsch, etwas zu erreichen, in der Zukunft eingeengt werde.

Es handelt sich dabei um eine Paradoxie: Die Auswahl der Methoden und Techniken sollte als ein bestimmtes Daraufhinarbeiten getroffen werden, während es aber doch immer nur um den Moment geht, in dem eine Methode angewendet wird – die alltägliche 24-Stunden-Praxis. Diese Idee rührt daher, dass ein übermäßiges (gar ruminatives) Beschäftigen mit Vergangenem, was nicht mehr zu ändern ist, genauso wenig zielführend ist wie ein übersteigertes Abwägen und Sorgenmachen mit dem Blick auf die Zukunft, mit Fixierung, etwas möglichst schnell oder jetzt schon »erreicht«, »gewusst« oder »erledigt« haben zu wollen.

Das steht einer gezielten zu passierenden Revue oder einem effizienten Planen nicht entgegen. Die Anbindung an die Entfaltung bestimmter, antizipierter Potenzialentfaltung unterstützt dabei, den damit verbundenen Werten treu zu bleiben (»Was will ich wirklich?«), statt den an der Oberfläche angeregten Vergnügungsanreizen zu folgen (Angenehmes halten, Unangenehmes vermeiden zu »müssen«), und Handlungen im Hier und Jetzt darauf ausgerichtet zu steuern. Die Inspiration und Freude, die ich brauche, um die Ressourcen zu erkennen und auch zu mobilisieren, werden im buddhistischen Kontext durch die Weggefährten freigesetzt – aber insbesondere durch die Lehrer*innen und Mentor*innen als Träger der angestrebten Qualitäten –, das, was womöglich im systemischen Therapiekontext die*der Therapeut*in für das Auftragssystem sein kann, ein kreativer Anstoß.

3.3 Achtsamkeit und Mitgefühl als Ressourcen- und Resilienzfaktoren für praktisch Tätige

Mein theoretisches Verständnis, noch vielmehr mein eigener praktischer Umgang sind wichtige Bereiche der sinnvollen Bereicherungsmöglichkeiten, wobei es dabei um den selbstreferenziellen Bezug – mein Selbstverständnis und meine eigene (Reflexions-)Praxis – geht neben der professionellen Anwendung therapeutischer Techniken.

3.3.1 Selbstbezug

Achtsamkeit und Mitgefühl als Haltung – insbesondere in der therapeutisch-beraterischen Arbeit – brauchen eine gute Grundlage: die eigene Praxis. Integriere ich Achtsamkeit und Mitgefühl in mein eigenes Leben, so wirken diese Qualitäten als persönliche Ressourcen und führen zu einer inneren Widerstandsfähigkeit. Dies nicht nur angesichts von Stress und widrigen Umständen, sondern im gewöhnlichen Alltag werden diese zu inneren Bezugsgrößen oder Lebenssäulen. Erst dann werden diese Qualitäten meine Entscheidungen und Handlungen auch in beruflicher Hinsicht (nachhaltig) beeinflussen.

Auf diese Weise kann ich eine aktive Selbstfürsorge und Selbstverantwortungsübernahme betreiben und mir immer wieder vergegenwärtigen, worin meine Werte bestehen, was mir wirklich wichtig ist, wovon ich mich aktiv und regelmäßig zu trennen pflegen muss (auch von welchen Ansichten), was es neu zu überdenken und adaptieren gilt und an welchen Stellen mich Grenzen in guter Weise begrenzen sollten. Dies gilt im selbstregulatorischen Sinne, in dem Oszillieren zwischen Veränderungsanspruch und Akzeptanz, verbunden mit einem wohlwollenden, versöhnlichen und milden Blick auf eigene biografisch-bedingte und aktuelle Lebens- und Handlungsmuster, die zum Teil auch mit leidvollgefärbten Erfahrungsmomenten einhergehen.

Der erfahrungsbasierten *Erste-Person-Perspektive* kommt eine besondere Bedeutung zu, als dass im Sinne buddhistischer bzw. der dargestellten kontemplativen Methoden von Achtsamkeit, Mitgefühl und auch von Weisheit (vgl. Kap. 1.1.3 Ausführung zur *Leerheit*) die fortschreitende Praxis zu einer Verfeinerung eigener Wahrnehmungs- und Erkenntnishorizonte führt. Die innere *Dritte-Person-Perspektive* als Metamechanismus ist dabei bestimmendes Element unter Rückgriff auf das Verständnis des Relativen und stets Wandelbaren. Durch eine derartige »Schulung des Geistes« wird die innere Perspektivenvielfalt gestärkt, Wirklichkeitskonstruktionen verändern und erweitern sich und beeinflussen Selektionsprozesse der Wahrnehmung, der Beobachtung und innerer Sinnzusammenhänge.

Mit der eigenen Praxis ist im Grunde die Schaffung eines zeitlich-örtlichen Raumes gemeint, bei dem ich mich der Innenschau und Selbstreflexion intensiv widmen kann – ein Sich-nach-innen-Kehren im Unterschied zu einer stets nach außen orientierten Lebensgestaltung. Dabei spielt, wie bereits erläutert, die Regelmäßigkeit und Kontinuität eine entscheidende Rolle, ebenso die innere Überzeugung vom Nutzen der Praxis. Dabei lässt sich die Aufmerksamkeitsschulung durch die Atemfokussierung in Kombination oder im Wechsel mit der Praxis des offenen Gewahrseins zusammenbringen mit einer analytischen Selbstreflexion bis hin zur gezielten Kultivierung guter Qualitäten wie Gleichmut, Liebe, Mitgefühl und Realitätsverständnis.

Fragen, welche der eigenen Selbstreflexion dienlich sein können, sind folgende: Wo stehe ich? Wie geht es mir? Was bewegt mich wirklich? Was sind meine Werte? Verhalte ich mich im Einklang mit meinen Werten? Wo will ich hin? Was ist mir dabei hilfreich und förderlich, was behindert mich innerlich und äußerlich? Wie sieht es mit meinen Beziehungen aus, wie gestalte ich selbst den Kontext meiner Beziehungen? Was tue ich für das Geben und Nehmen – welche Haltung trägt mich dabei? Wie gehe ich mit dem Wandel um? Was macht mir Angst? Was verleiht mir Halt und Orientierung? Und vielerlei solcher Fragen, die es sich lohnen, immer wieder zu stellen – sich selbst oder auch in der dyadischen Praxis mit einer mir vertrauten Person, mit der es möglich werden kann, all dies durch das Aussprechen und die Spiegelung noch einmal »anders« zu verstehen, als wenn die Selbstreflexion nur meine innere Metaebene passiert.

3.3.2 Professioneller Anwendungsbezug

Getragen von einer selbstreferenziellen Praxis ist die Herstellung und Etablierung einer intrinsischen Neutralität, die insbesondere in der systemischen Praxis besonders hervorgehoben wird (vgl. Cecchin, 1987), von besonderer Bedeutung. Es ist eine Art der gelassenen, gleichmütigen (nicht gleichzusetzen mit einer gleichgültigen) Distanzierung und Abstandgewinnung von selbstreferenziellen Aspekten, die stets auch in meine eigenen sozialen Kontexte und Beziehungsbereiche wirken – ob privater oder beruflicher Natur.

Achtsamkeit kann in diesem Sinne also nicht allein in eine individuelle Praxis eingebunden, sondern auch in den sozialen Rahmen gespannt werden. Als offene Gewahrseinspraxis wird der Fokus auf die Beziehungsdynamiken – an denen ich selbst beteiligt bin – gelegt und auf das, was diese in mir auslösen. Während ich als Therapeut*in stets den Blick für den gesamten sozialen, räumlich-zeitlichen Kontext bewahre, bringe ich die Aufmerksamkeit gegenüber ausgesprochenen und unausgesprochenen Bemerkungen zu Beobachtungs-, Erklärungs- und Einordnungsversuchen aller beteiligten Mitglieder entgegen und verliere gleichzeitig nicht den Bezug zu den eigenen Resonanzen, die diese in mir auslösen. Ohne einem automatischen Reaktionismus zu verfallen, kann ich durch eine Art Innehalten reflektieren, was meiner therapeutischen Rolle gemäß hilfreiche Hypothesen und Fragen sind, die es »jetzt« auszusprechen lohnen. Ein innerer Gleichmut im Sinne des Neutralitätsprimats folgt der nichtwertenden Akzeptanz gegenüber dem Geschehen, den Dynamiken und Perspektiven der Systemmitglieder genauso wie gegenüber meinem inneren Geschehen. Als Mitgefühlspraxis kommt eine milde, wohlwollende Haltung zum Ausdruck, das Gewahrsein und die damit verbundenen angenehmen, unangenehmen oder neutralen Gefühls- und Gedankenregungen auch halten zu können, ohne ein Ausagieren daraus werden zu lassen, stattdessen gezielt und professionell interventiv agieren zu können – mit dem nötigen Raum zwischen Reiz und Reaktion. Die quasi zeitliche Entschleunigung ermöglicht es, Raum zu schaffen für das Emotional-Atmosphärische, um daran anknüpfend diese Ebene aktiv in die Arbeit miteinzubeziehen, ohne ausschließlich ins Kognitive, Technische oder Pragmatische abzudriften.

Die Differenzierung unterschiedlicher Wirkebenen wird erst dadurch gezielt möglich: Eine depressive Frau, verbitterte Anklägerin, sieht ihren Mann als Verursacher ihres »kaputten« Lebensentwurfs und ihres »schlechten« emotionalen Zustandes. Sie tut alles, um niemanden an sich heranzulassen (um sich zu »schützen«, wie sie sagt), gleichwohl drückt sie den Wunsch nach Nähe und Wärme aus: die konfligierenden und ambivalenten Motive, sich rächen wollen für etwas, woran er vermeintlich schuld ist, um dem Schmerz zu folgen und das bekannte Muster aufrechtzuerhalten, in der Hoffnung dadurch Linderung zu erfahren – bei dem gleichzeitigen und zuwiderlaufenden deutlich gewordenen Wunsch und Bedürfnis, Nähe zu gestalten. Um die Differenzierungsfähigkeit von Beobachten, Erklären und Einordnen zu stärken, unter bewusstem Einbezug von Körperempfindungen, Sinneseindrücken, Gefühlen und Gedanken, können so unterschiedliche Einflussbereiche herausgearbeitet werden – vor dem Hintergrund der Anerkennung innerer Paradoxien und Ambivalenzen und der Auflösung der Notwendigkeit, eine innere Stringenz und Kohärenz frei von diesen Paradoxien schaffen zu müssen.

Gleichzeitig gewinnt die Betonung eigener Einflussbereiche unter Rückverantwortlichkeiten eine größere Bedeutung, das Element aktiver Gestaltungsspielräume – nicht der Mann ist »Verursacher«, es ist das Zusammenwirken unter eigener Beteiligung –, die bei bewusster und auch achtsamer Wahrnehmung deutlicher zum Vorschein kommen (können). Das systemische Verständnis sozialer Regulative folgt weniger der Idee, den anderen nach eigenen Vorstellungen zu formen, da die Frau als Systemmitglied lineare Wirkzusammenhänge identifiziert hat etc., sondern sich auf eigene Anteile rückzubesinnen und zu verstehen, wie das soziale Zusammenwirken mehr ist, als einzelne Beteiligte daran absichtlich und gezielt zu bedingen vermögen.

Sowohl auf meiner als auch auf der Seite des Auftragssystems geht es nicht allein um die kognitiv gefärbte Erkenntnis dessen, sondern vor allem um ein emotionales Toleranz- und Integrationsvermögen, Ambivalenzen, Konfligierendes, Paradoxien bis hin zu Unsicherheiten und Wandelbares (aus-)halten zu können – was über ein mitfühlend-fürsorgliches Wohlwollen besonders gelingen kann. Durch sinnesbasierte Wahrnehmungstechniken der Achtsamkeits- und Mitgefühlspraxis kann die Differenzierungsfähigkeit profitieren. So gesehen liegt ein Teil der Selbstverantwortlichkeit für mich als Therapeut*in nicht nur in dem Beherzigen systemischer Interventionstechniken, sondern auch in der Stärkung dieser inneren Qualitäten, die ihrerseits wieder mein systemisches Handwerk bereichern – sich rekursiv fortlaufend beeinflussen.

3.4 Wir halten fest: Wichtiges zusammengefasst

Abhängiges Entstehen und *Leerheit* auf der einen Seite, *rekursive Zirkularität* und *dynamisches Prozessgeschehen* auf der anderen: Die buddhistische Konzeptionalisierung lässt sich anhand systemischer theoretischer Ansätze erläutern – umgekehrt ebenso: Startpunkt ist, einen Veränderungsprozess zu initiieren und damit zu erkennen, dass die Sachverhalte, Dinge und Menschen aus einem komplexen Zusammenspiel mehr hergeben als oberflächlich betrachtet. Lineare Wenn-Dann-Verknüpfungen gilt es zu hinterfragen, um aus der bestehenden Komplexität Erfahrungsräume zu erweitern und zu flexibilisieren.

Nützlich ist, was schadensbegrenzend wirkt oder gar Positives ermöglicht. Gerade weil wir die Zukunft nicht deterministisch vorhersagen und unter komplexer Beteiligung anderer Interaktionspartner*innen nicht einmal die ankommende Botschaft »vermitteln« können, sondern dies stets der Empfänger für sich in Anspruch nimmt, ist die Rückbesinnung auf das eigene Motiv in Kombination eigener Wertevorstellungen (wie auch die Klarheit darüber) von besonderer Bedeutung (Anliegen- und Auftragsklärung).

Steuerungsmöglichkeiten und Freiheitsgrade entstehen auf der Metaebene: sowohl im psychischen als auch im sozialen System. Es geht in beiden Fällen nicht darum, Inhalte (Gesprächsinhalte oder auch Kognitionen/Emotionen) für wahr und richtig zu identifizieren oder recht zu behalten, sondern den Blick auf den sich vollziehenden, relationalen, beziehungsgestalterischen Mechanismus zu werfen: Während der Achtsamkeitspraxis entschleunige ich, lerne die Steuerung der Aufmerksamkeit, blende Unwichtiges aus und lasse mich zunehmend weniger auf reaktive Impulse ein, da ich mich mehr und mehr von dem Wollen von Angenehmen oder dem Abwehren von Unangenehmen befreit habe. Wie das? Durch die Schulung der metakognitiven Fähigkeit des Beobachtens – des Reflektierens wie ein Spiegel ohne Identifikation mit den widergespiegelten Inhalten selbst.

Im sozialen Interaktionskontext der Therapie ist dies ebenso der Fall: Es erfolgt eine Fokussierung auf ein einzugrenzendes Anliegen, schließlich auf einen bestimmten Auftrag, anderes wird nicht thematisiert. Durch Anwendung beispielsweise von kreativen W-Fragetechniken werden Interaktionsmechanismen auf der Metaebene sichtbar – unterstützt durch das Beobachtungsgeschehen.

Gleichzeitig legt die Praxis des Mitgefühls offen, wie wir aufeinander angewiesen sind und inwiefern empathische Fürsorge füreinander zum Wohlbefinden aller beiträgt. Die soziale Kontextualität als Grundlage systemischen Arbeitens deutet auf Ähnliches hin: Verbindungen zu stärken, durch Respekt füreinander (und der jeweils unterschiedlichen Perspektiven), und die emotionalen und motivationalen Aspekte unter Rückgriff auf vorhandene Ressourcen für einen Veränderungsprozess zu nutzen.

Wie gelingt die Synergie aus buddhistischen und systemischen Aspekten praktisch? Als Therapeut*in stets die eigene Selbstreflexion pflegen (Übungen wie in Kap. 5, darunter 5.17 bis 5.19), zur Steigerung der Differenzierungsfähigkeit von Beschreiben, Erklären und Einordnen (Übung 5.20), indem das Metagewahrsein geschult wird (insbesondere Übung 5.5, und zur Stärkung von Fokussierungstechniken Übung 5.2), darüber hinaus die empathische Fürsorge als tragende Säule in der Beziehungsgestaltung mit sich und dem Auftragssystem stärken (Übungen 5.13 bis 5.16). Die eigene Praxis wirkt damit indirekt in das professionelle Agieren hinein. Direkt können diese Methoden selbst als Teil von Übungen oder Aufgaben für das Auftragssystem einfließen und die Beziehungsqualität gefühlt für die Beteiligten steigern (insbesondere die Übungen zur Schulung unterschiedlichen kommunikativen Interagierens wie in den Übungen 5.10 bis 5.12, aber auch 5.15, 5.18, 5.19 und 5.20).

4 Achtsamkeit und Mitgefühl im sozialen Kontext

»Du bist ich, und ich bin du. Zeigt sich nicht deutlich, dass wir miteinander verbunden, ineinander verwoben sind? Du hegst die Blume in dir, damit ich schön werde. Ich verwandle den Unrat in mir, damit du nicht leiden musst. Ich unterstütze dich; du unterstützt mich. Ich bin auf der Welt, um dir Frieden zu schenken; du bist auf der Welt, um mir Freude zu sein.«

Thich Nhat Hanh

4.1 Achtsamkeit mit Paaren und Familien

Achtsamkeit und Mitgefühl als säkulare Programme gibt es bereits zugeschnitten für unterschiedliche soziale Kontexte wie für Paare und Familien – wenn auch deutlich mehr im Bereich der Achtsamkeit (z. B. Jones, Welton, Oliver u. Thoburn, 2011). Dazu gehören beispielsweise das »Mindfulness-Based Relationship Enhancement«-Programm (Carson et al., 2004) oder auch das »Mindful Parenting«- (Altmaier u. Maloney, 2007; Bogels, Lehtonen u. Restifo, 2010; Cohen u. Semple, 2010) bzw. das »Mindfulness-Based Childbirth and Parenting«-Programm (Bardacke, 2012).

Dabei werden die speziellen Bedürfnisse dieser sozialen Gefüge besonders berücksichtigt, so dass die Paare, die werdenden oder bestehenden Eltern mit ihren jeweiligen Aufgaben in bestmöglicherweise darin unterstützt werden, Beziehungen glücklich und zufrieden zu gestalten. Die darin enthaltende Idee, Achtsamkeit zu steigern – als Haltung und in der Anwendung der Technik –, soll die Qualität der Beziehung positiv beeinflussen, und zwar im Sinne von realen Interaktionen auf behavioraler Ebene bis hin zu den abstrakteren Ebenen der Beziehungszufriedenheit und Beziehungsqualität (vgl. auch die Literatur zur Co-Regulation, z. B. Efklides, 2008; Horn u. Maercker, 2016; Schoebi u. Randall, 2015).

Wie bereits zu den Wirkmechanismen beschrieben, gelingt die positive Beziehungsgestaltung durch folgende veränderte Einflussgrößen: Ein zentraler Punkt ist das verbesserte, individuelle, aber auch kollektive »Stressmanagement«, was so viel bedeutet, wie adäquate Bewältigungsmechanismen und Selbst- oder Emotionsregulationsstrategien insbesondere bei stressbezogenen Umständen zu etablieren. Gleichzeitig spielt eine nichtwertende, akzeptierende, warmherzige und auch gegenseitig anerkennende Haltung für das Interaktionsverhalten im Hier und Jetzt bei allen Familienmitgliedern eine nicht unerhebliche Rolle (siehe z. B. Duncan et al., 2009).

Die Rückkopplungsprozesse bei den sich wechselseitig bedingenden Interaktionen sollten weniger durch reaktive Impulse als vielmehr durch bewusste Re-

Aktionen gekennzeichnet sein. Mit zunehmender Fähigkeit, aufmerksam wahrzunehmen und zu erkennen, was mich selbst in übergeordneten und zugrunde liegenden Bedürfnissen und Motiven antreibt bzw. emotional triggert, zum Beispiel bestimmte Dinge zu sagen oder zu tun, ist es mittel- und langfristig möglich, mein eigenes Interaktionsverhalten stärker selbstreguliert oder auch kontrolliert zu steuern und beispielsweise mögliche Handlungsfolgen mitzudenken. Eine wertschätzende, offene Kommunikation gekennzeichnet durch Präsenz und Interesse wird auf diese Weise wahrscheinlicher (siehe Übung 5.12 »Einsichtsdialog«, S. 202; siehe auch Konzept und Praxis des *Insight Dialogue:* Kramer, Meleo-Meyer u. Turner, 2008).

Die Fähigkeit zur Achtsamkeit unterstützt das Gewahrsein für die eigenen emotionalen Zustände und erhöht die Chance für einen höheren Grad an Flexibilität im Denken und Verhalten, anstatt quasi willkürlich von intensiven Gedanken und Gefühlen allein getrieben zu werden (Brown, Whittingham, Boyd, McKinlay u. Sofronoff, 2014; Hayes et al., 2011). Innere emotionale Reaktionen müssen so nicht unbedingt ungefiltert gegenüber meinem/meiner Partner*in oder anderen Familienmitgliedern verbal ausgedrückt werden. Die Fähigkeit, bewusst innezuhalten, hilft mir, darüber nachzudenken, wie ich meine eigenen Bedürfnisse, Wünsche, Perspektiven zielgerichteter ausdrücken kann – um in der Folge mehr im Einklang mit meinen eigenen Werten zu handeln (Duncan et al., 2009; Kabat-Zinn u. Kabat-Zinn, 2014; Siegel u. Hartzell, 2003). Die zunehmende Achtsamkeit führt daher auf diese Weise zu einer Steigerung von Beziehungskompetenzen und/oder einer Erweiterung des Erziehungsrepertoires (Bögels u. Restifo, 2014).

Die Besonderheiten der Programme richten sich nach den Spezifika der jeweiligen sozialen Kontexte: Für Paare ist das insbesondere der Aspekt der körperlichen und emotionalen Intimität, angestoßen durch zum Beispiel dyadische Übungen der achtsamen Berührung oder Massage, wie auch die emotionale Selbstoffenbarung durch das dyadische Üben achtsamer Kommunikation (Carson et al., 2004; Kok u. Singer, 2017).

In den Familienprogrammen werden die verändernden Rollenaufgaben von der Partnerschaft zur Elternschaft thematisiert, aber auch speziell der Entwicklungsstatus und -prozess der Kinder mit ihren jeweiligen Herausforderungen altersadäquat und pädagogisch begleitet. Sowohl in den Paar- als auch den Familienprogrammen findet die Praxis auf Individuums- und auf gemeinsamer Ebene (dyadisch, als ganze Familie) statt – der jeweilige Zusammenhalt und das gegenseitige Verständnis füreinander werden so gestärkt, das Bewusstsein für die Vernetzung und die rekursive Bezogenheit auf besondere Weise erlebbar.

Die Einführung von Achtsamkeit bei Kindern unterschiedlicher Altersstufen erfordert kreative und spielerische Techniken und Ideen. Obwohl sich Kinder von klein auf eher mit dem Gegenwärtigen identifizieren und ein weniger stark ausgeprägtes Zeitgefühl haben als Erwachsene, so ist es doch erforderlich, die Aufmerksamkeitsfokussierung und das Gewahrsein darüber besonders zu schulen. Die Neugier und der entdeckende Forschergeist können dazu leicht genutzt werden, weniger jedoch die Idee, lange Phasen von Stille anzustreben. Es geht dabei auch nicht primär darum, Kinder in eine für sie schwierig zu haltende Stille zu führen, als vielmehr ein bewusstes Gewahrsein – insbesondere über die Differenzierung unterschiedlicher Sinneseindrücke und dem stärkeren Einbezug des Körpers – für den gegenwärtigen Moment zu erzeugen und sich darauf offen einlassen zu können. Die Aufmerksamkeitsfokussierung, die zu einer inneren Klarheit führt, ermöglicht ein Gespür, was zum Beispiel gerade innerlich »los« ist. Dies ist eine basale Voraussetzung, sich wirksam selbst regulieren zu können – insbesondere, wenn es um starke, intensive (auch aversive) emotionale Regungen geht (Geisler u. Muttenhammer, 2016).

Kreatives, spielerisches, erfahrungsbasiertes, partizipatives und gemeinschaftliches Lernen sind unausweichliche Elemente, die bei der Adaptierung an das kindliche Lehr-Lern-Umfeld im privaten wie schulischen Sinne hilfreiche Werkzeuge der Vermittlung darstellen: Dazu gehört der Einbezug von künstlerischen Methoden wie Bildermalen, kreativer Ausdruck, (Klein-)Gruppenarbeiten oder sich zum Beispiel gegenseitig durch einen Sinnesparcours führen. Die Herstellung beispielsweise eines »Geistglases« *(mind-jar),* bei der ein Glas mit Wasser und verschiedenen weiteren Substanzen als Symbole für unterschiedliche psychische Zustände befüllt wird, ermöglicht es, zu erleben, wie das Wasser bei Aufruhr durchgewirbelt und trüb wird (der Geist durcheinander ist und Gedanken einfach willkürlich wandern) und wie Klarheit entsteht, wenn Ruhe hineinkommt und sich die Substanzen am Boden absetzen (die inneren Befindlichkeiten greifbar und regulierbar werden, wenn wir innerlich still werden) (Willard u. Saltzman, 2017).

Eltern werden speziell in ihren besonderen Belastungs- und Überforderungssituationen angesprochen: Der überwältigende Alltag bei gleichzeitiger Erfordernis, eigene Bedürfnisse hintenanzustellen oder Prioritäten zugunsten des Kindes anders zu setzen, die Kinder entwicklungsadäquat zu begleiten, sie zu unterstützen und doch sich selbst dabei nicht (ganz) zu vergessen, womöglich neben den Zielen, persönlichen und beruflichen Anforderungen gerecht werden zu wollen. Die flexible Oszillation zwischen milder, wohlwollender Akzeptanz und Veränderungschancen soll unterstützt werden.

Eine häufige Interpretation aus Elternsicht ist es, die Kinder selbst als Auslöser oder Ursache für die Stressbelastung zu sehen (Dumas, 2005). Eine achtsame Haltung gegenüber sich und den Kindern kann unterstützen, sich mehr auf das einzulassen, was die jeweilige Situation erfordert, als stets erwartete oder von außen auferlegte Anforderungen, Ideale und Normative bedienen zu müssen und dabei immer einen Kampf gegen die Bedürfnisse der Kinder und der eigenen anzutreten. Sobald ein innerer Raum für dies entsteht, wird auch ein echter Kontakt, eine echte Begegnung möglich, der vieles von dem »problematisch« Erlebten auflöst. Die Bindung und Nähe zum Kind kann dadurch hergestellt oder aufrechterhalten werden, gleichzeitig können negative Interaktionszyklen unterbrochen und »neu« gestaltet werden.

4.2 Mitgefühl in der Partnerschaft

Ein Beispiel für eine Anpassung eines formalisierten »Compassion Training«-Programms ist das CBCT-*fC*. Das bereits vorgestellte Cognitively-Based Compassion Training (CBCT®) wurde für den Paarkontext angepasst, bei dem mehrere Paare in der Gruppe – vergleichbar mit Multipaar- bzw. Multifamilientherapien – eine Intervention erhalten (vgl. Asen u. Scholz, 2010). Obwohl Mitgefühl explizit den sozialen Aspekt beinhaltet, wird Mitgefühl traditionellerweise allein praktiziert (Kok u. Singer, 2017). In den hier vorgestellten Programmen wird dies allerdings durch Gruppen- und dyadische Übungen »anders« gestaltet.

Gemäß der SIDE-Studie – The Social Interaction in Depression Study – wurde das ursprüngliche CBCT®-Protokoll durch evidenzbasierte paartherapeutische Techniken und Ansätze ergänzt. Der Fokus wurde jedoch insbesondere auf besonders belastete Paare gerichtet, bei denen einer der Partner an einer Depression erkrankt ist (Aguilar-Raab et al., 2018b). Warum? Einige Studien deuten darauf hin, dass depressiv Belastete nicht allein unter Einschränkungen der Stimmung sowie der affektiven und kognitiven Funktionsbereiche leiden, sondern insbesondere auch die soziale Funktionsebene nachweislich beeinträchtigt sein kann. Dazu gehören eine mangelnde Empathiefähigkeit und Perspektivenübernahme, sozialer Rückzug und überhöhtes Ausweich- und Vermeidungsverhalten, übersteigerte Angst vor Zurückweisung und sozialer Bewertung u. v. m. (siehe für einen Überblick z. B. Hirschfeld, Montgomery u. Keller, 2000; Rehman, Gollan u. Mortimer, 2008).

Erste Ergebnisse dieser Studie deuten darauf hin, dass nicht nur die depressiven Symptome und die Belastungsreaktionen des Partners zurückgehen, sondern sich auch Achtsamkeit und (Selbst-)Mitgefühl steigern lassen. Aus den qualitativen Befunden sind eine Steigerung des Verständnisses füreinander und eine stärker wohlwollende Einstellung dem anderen gegenüber abzuleiten, was insgesamt in einer höheren Beziehungszufriedenheit mündete. Die

Idee ist – finale Auswertungen stehen noch aus –, dass diese Qualitäten sich auch nachweislich positiv auf das im Labor getestete soziale Interaktionsverhalten moderiert/mediiert durch psychobiologische Parameter der Stress- und Immunreaktivität auswirken sollte, getragen von einer empathischen Fürsorge füreinander und einer verständnisvollen Kommunikation, welche die Perspektive des anderen berücksichtigt (Aguilar-Raab et al., 2018a; 2018b).

Unabhängig davon, ob es sich bei der Zielgruppe um depressiv belastete Paare handelt oder um anders belastete bzw. gesunde Paare, das CBCT®-Curriculum wurde um folgende Punkte ergänzt, die sich im Falle des Depressionskontextes lediglich um den Zusatz psychoedukativer Elemente aktueller Forschungsbefunde zum Zusammenhang der Depression und Partnerschaft unterscheiden und variabel hinzugezogen bzw. weggelassen werden können: Das Training sollte im Falle des Paarkontextes auf mindestens zehn Wochen bzw. zehn zweistündige Einheiten ausgedehnt werden, um genügend Raum für die interaktiven und ergänzenden dyadischen Übungen zu lassen. Neben einer Start- und Resümeesitzung können vor allem die Schulung der Aufmerksamkeit, das Kultivieren von Selbstmitgefühl bzw. Empathie durch weitere Sitzungen bzw. Übungseinheiten und erweiterte Übungen für zu Hause vertieft werden.

1. Eine Übung zum achtsamen Zuhören und Sprechen bzw. eine achtsame Dialogübung wird vorgestellt und geübt, bei der der Zuhörer mit allen Sinnen zuhört und sich ganz auf die Resonanz infolge der gehörten Inhalte hin einlässt – und dabei eigene und die Anteile des anderen versucht, differenziert im Blick zu behalten. Die Berücksichtigung der Haltung zum Gesprächseingang wird diskutiert und teils durch verschiedene Instruktionen unterschiedlich erfahrbar gemacht (keine Instruktion zur Haltung vs. eine direkte Instruktion, sich selbst offen, neugierig, wohlwollend und freundlich auf den anderen mit Interesse einzulassen). Weitere, adaptive Möglichkeiten sind, die nonverbale Kommunikation sinnesbasiert und unter Einbezug des Körpers – etwa durch Berührung, Hände halten etc. – zu erweitern (oder auch als Übungen für zu Hause vorzuschlagen).
2. Wenn es um die Themen der Identifikation, der affektiven Anteilnahme, der Wertschätzung und Dankbarkeit geht, wird ein Austausch in Partnergruppen angeregt (bei gegengeschlechtlichen Paaren beispielsweise in Männer- und Frauengruppen getrennt), wie diese Dinge in der Partnerschaft aktiv gelebt werden können, was ein aktives Geben und Nehmen real bedeuten, zum Beispiel durch die Wahrnehmung dessen, was der andere alles für mich tut bzw. was ich selbst für den anderen tun könnte, um ihn zu unterstützen und zu seinem Wohlbefinden beizutragen, und was es wohl dazu braucht, um diese Dinge auch real in die Tat umzusetzen (vgl. verhaltenstherapeu-

tische Übungen aus beispielsweise paartherapeutischen Kommunikationsprogrammen in Kröger, Heinrichs u. Hahlweg, 2009).

3. Darüber hinaus kann sowohl die Empathie- als auch die Mitgefühlspraxis als dyadische Übung eingeführt werden: sich mit wiederholenden offenen und wieder geschlossenen Augen betrachten und dabei jeweils unterschiedliche Haltungen einnehmen, ohne jedoch zu sprechen oder verbal etwas auszudrücken – bis zur empathischen, annehmenden Fürsorge für die Verletzlichkeiten des anderen, eingebettet in die Vergegenwärtigung unserer menschlichen Gemeinsamkeit leidvoller Erfahrungen und getragen von dem Wunsch, dass es dem anderen gut gehen bzw. sie oder er einen guten Weg im Umgang mit leidvollen Erfahrungen finden möge etc. (siehe z. B. Goldin, Morrison, Jazaieri, Heimberg u. Gross, 2017; Langri u. Weiss, 2013).

Neben Wirkfaktoren wie etwa die Kohäsion, die das Gruppensetting betreffen (Winter et al., 2019; Yalom, 1995), ist die Adaptierung des Curriculums im systemischen Grundverständnis verwurzelt. Mit der Berücksichtigung der Tatsache rekursiver und selbstorganisierter Paarkonstellationen soll dabei sowohl der perspektivische Rahmen als auch eine Art zwischenmenschliches Metagewahrsein eingeführt und erweitert werden. Ein ressourcenorientiertes Vorgehen mit der Idee, sich zunehmend mit (mehr) Freiheitsgraden als Mitgestalter*in wahrzunehmen und aktiv einzubringen und dabei ein Verständnis relationaler Prozesse und des konstruktivistischen Charakters (interpersonaler) Wahrnehmungen zu gewinnen, sind dabei essenziell (Cecchin, 1987; von Schlippe u. Schweitzer, 2012). Die Entwicklung einer warmherzigen, fürsorglichen und auch emotional-selbstoffenbarenden Haltung sich und der/dem Partner*in gegenüber folgt der Tradition und Evidenz zur emotionsfokussierten Paartherapie (Greenberg u. Goldman, 2008).

Mitgefühl als Fähigkeit, sich einem anderen und seinen leidvollen Erfahrungen aufmerksam zuzuwenden und dabei eine wertschätzende Nähe zu kultivieren, die von empathischer Fürsorge getragen wird, scheint ein hilfreiches Werkzeug für ein zwischenmenschliches Miteinander, das Wohlbefinden, Zufriedenheit und Gesundheit zu begünstigen.

4.3 Mitgefühl in der Familie und im Schulkontext

Bisher gibt es wenige formalisierte, veröffentliche oder im Hinblick auf ihre Wirksamkeit getestete Mitgefühlsprogramme für Familien (Kirby, 2016) und im Schulkontext. Erste Veröffentlichungen haben bestehende Curricula bei-

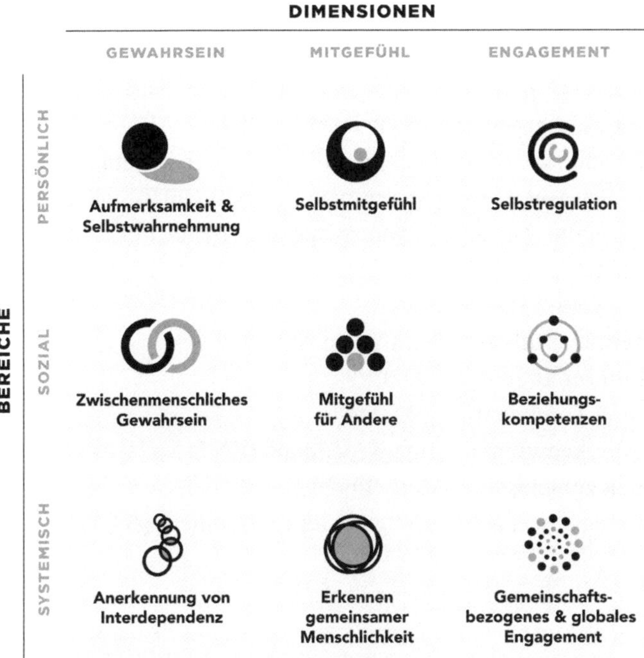

Abbildung 8: Die drei Dimensionen und drei Bereiche des SEE-Learning-Programms (Graphik entnommen aus dem SEEL-Begleitheft, mit freundlicher Genehmigung des Center for Contemplative Science and Compassion-based Ethics, CCSCBE; CCSCBE, 2019).

spielsweise bei Pflegekindern (auch dafür ein adaptiertes CBCT®-Protokoll, Pace et al., 2013) oder bei gefährdeten Jugendlichen eingesetzt (Reddy et al., 2013) und getestet – mit ersten vielversprechenden Ergebnissen: Dabei konnte beispielsweise eine bessere Emotions- und Stressregulation beobachtet und auf psychobiologischer Ebene eine Reduktion von Entzündungsparameter gemessen über Speichel-CRP-Konzentrationen nachgewiesen werden.

Im Bildungsbereich etabliert sich aktuell ein hochinnovativer Ansatz, das sogenannte Social, Emotional and Ethical Learning Programm (SEE Learning), das genauso wie das CBCT®-Programm am Center for Contemplative Science and Compassion-Based Ethics CCSCBE an der Emory University, Atlanta, GA, USA, entwickelt wurde (CCSCBE, 2019). Dieses Programm beruht auf einer mitgefühlsbasierten Ethik, bei der menschliche Werte im Sinne von Respekt, Toleranz und Wertschätzung für sich und andere sowie der Umwelt im Vordergrund stehen. Mithilfe dieses Bildungsprogramms sollen Kinder, Jugendliche und junge Erwachsene dazu befähigt und darin unterstützt werden, integre, verantwortungsbewusste und differenzierte, friedvolle Menschen zu werden, die ihre Handlungen und deren Folgen abzuwägen in der Lage sind und Verantwortung für sich, die Gemeinschaft und die Natur übernehmen.

Das Rahmenprogramm beinhaltet die drei Dimensionen (D) Gewahrsein, Mitgefühl und Engagement, die im persönlichen, sozialen und systemischen Bereich (B) adressiert und geschult werden. In der Kombination aus Dimensionen und Bereichen kommt es zu neun Komponenten (vgl. Abbildung 8):

- Aufmerksamkeit und Selbstwahrnehmung (B1, D1),
- Selbstmitgefühl (B1, D2),
- Selbstregulation (B1, D3);
- Zwischenmenschliches Gewahrsein (B2, D1),
- Mitgefühl für andere (B2, D2),
- Beziehungskompetenzen (B2, D3);
- sowie Anerkennung von Interdependenz (B3, D1),
- Erkennen gemeinsamer Menschlichkeit (B3, D2) und
- gemeinschaftsbezogenes und globales Engagement (B3, D3).

Über verschiedene pädagogische Techniken wird ein selbstinitiiertes, interaktives, kreatives und erfahrungsbasiertes Lernen mit Bezug zu aktuellen wissenschaftlichen Erkenntnissen ermöglicht. Nicht allein kontemplative Techniken werden hinzugezogen, um eine verkörperte Einsichtserfahrung entstehen zu lassen. Die Gestaltung der Lehr-Lern-Umgebung unter besonderer Reflexion der Lehrerrolle im Sinne der Haltung und des Selbstverständnisses sind ebenso wichtige Elemente wie die Pädagogik selbst: Die Lehrperson bringt sich auf Augenhöhe als Teil des Gruppengeschehens ein und gestaltet Beziehungen im Kontakt mit sich und den Kindern mitfühlend mit (siehe Kybernetik zweiter Ordnung in Kap. 2.1.3).

Das Programm kann als Erweiterung des sozial-emotionalen Lernansatzes verstanden werden und greift gezielt Aspekte auf, die dort unberücksichtigt blieben – die Aufmerksamkeitsschulung, die mitgefühlsbasierte Ethik, das systemische Denken bzw. die systemische Perspektive. Es kann in allen Schulformen und allen Altersstufen unterrichtet werden und liegt auch in deutscher Übersetzung vor. Aktuell wird das SEEL-Curriculum auf allen Kontinenten der Welt adaptiert und eingesetzt. Erste Pilotierungsstudien sind auch im deutschsprachigen Raum in Planung (www.see-learning.ch/www.see-learning.de bzw. www.compassion.emory.edu).

4.4 Aktuelle Evidenz säkularer Achtsamkeits- und Mitgefühlsprogramme in sozialen Kontexten[25]

Das Wohlbefinden des Menschen als soziales Wesen hängt im Wesentlichen von positiven sozialen Beziehungen ab (Kok u. Fredrickson, 2014). Soziale Integration, soziale Unterstützung, Bindung und das Gefühl der Nähe beeinflussen sogar die Überlebenschancen (Holt-Lunstad, 2018; Holt-Lunstad et al., 2010). Insbesondere eine hohe Beziehungsqualität verbessert verschiedene Gesundheitsparameter (Robles et al., 2014), da positive soziale Beziehungen eine sozial-emotionale Ressource darstellen und Stressoren abzupuffern in der Lage sind (Ditzen, Hoppmann u. Klumb, 2008). Funktionale und »gesunde« soziale Beziehungen vermindern negative zwischenmenschliche Aspekte wie Aggressionen, Abwertungen, Konflikte etc. Vielmehr herrscht das Gefühl der Gemeinsamkeit und des Interesses vor, sich nicht gegenseitig zu schaden, schaden zu wollen und sich empathisch, unterstützend und mitfühlend aufeinander einzulassen (Biglan, 2015; Biglan, Flay, Embry u. Sandler, 2012; Kirby, 2016).

Für die Entwicklung der Kinder ist das soziale, familiäre Umfeld mit guten, gesunden Bindungen eine Ressource vor allem für den adäquaten Umgang mit den stets auftauchenden Entwicklungsaufgaben (Fonagy, 2018). Eine sichere Bindung aufzubauen, hängt von den Familienbeziehungen ab, in denen das Kind aufwächst. Diese sind für die weitere physische und psychische Entwicklung des Kindes entscheidend. Zugewandte und fürsorgliche Eltern, die es schaffen, eine Balance herzustellen zwischen klaren Grenzen und gleichzeitiger Schaffung einer altersangemessenen Autonomie, reduzieren die Wahrscheinlichkeit, Verhaltensauffälligkeiten zu entwickeln wie Drogenmissbrauch oder andere gesundheitliche Risikoverhaltensweisen oder antisoziales Verhalten (Allen, Moore, Kuperminc u. Bell, 1998; O'Brien et al., 2006; Smetana, Campione-Barr u. Metzger, 2006). Umgekehrt erhöhen solche familiären Umfelder eher die Entwicklung sozialer, emotionaler und ethischer Intelligenz (Bethell et al., 2017; Di Fabio u. Kenny, 2016). Dies schlägt sich nachweislich nieder in dem Aufbau gesunder, glücklicher und nachhaltiger Beziehungen im privaten wie beruflichen Bereich im erweiterten Entwicklungsverlauf. Kinder, die in familiären Umfeldern mit guten sozialen Kontakten aufwachsen, sind anpassungsfähiger und flexibler in der Bewältigung von Anforderungen, sie können besser auf Ressourcen zurückgreifen und Herausforderungen durch effektive Lösungsfindungen begegnen

25 Die Leserin, der Leser sei darauf hingewiesen, dass aktuelle Forschungsbefunde aus dem Bereich der Arbeits-, Betriebs- und Organisationspsychologie wie auch diejenigen aus dem Bildungsbereich an dieser Stelle unerwähnt bleiben.

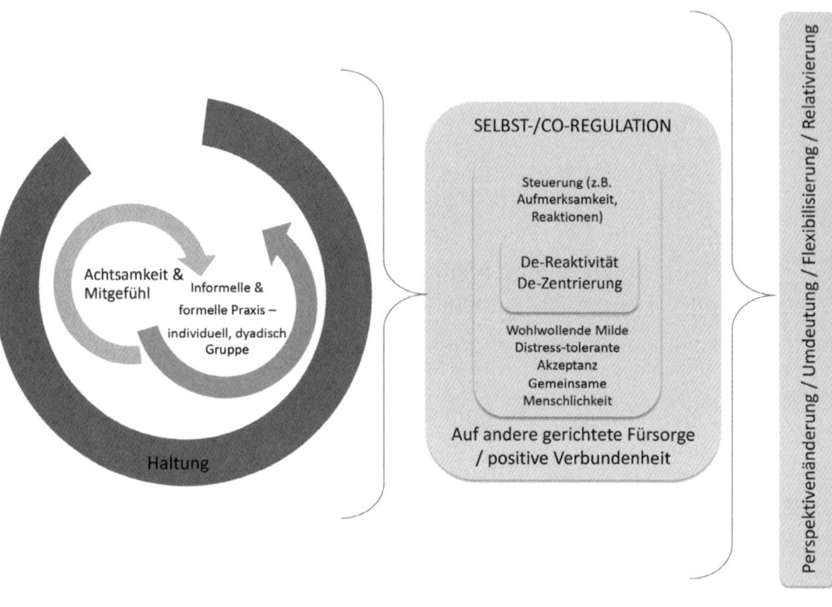

Abbildung 9: Dynamischer Zusammenhang von Achtsamkeit und Mitgefühl, individuellen und sozialen Wirkdimensionen bis hin zu Gesundheit und Wohlbefinden.

(Grevenstein et al., 2019a; Guajardo, Snyder u. Petersen, 2009; Gutman u. Feinstein, 2010; Moffitt et al., 2011; Stack, Serbin, Enns, Ruttle u. Barrieau, 2010).

Vor diesem Hintergrund erscheint es naheliegend, dass die Steigerung von Achtsamkeit und Mitgefühl vermittelt über eine funktionalere, gesündere und glücklichere Beziehungsgestaltung zur Gesundheit und zum Wohlbefinden Einzelner beitragen. Wie bereits erwähnt, ist dies wissenschaftlich bestätigt, im Wesentlichen getragen durch eine verbesserte Selbst- und Emotionsregulation (Brown, Creswell u. Ryan, 2015; Coatsworth, Duncan, Greenberg u. Nix, 2010; Duncan et al., 2009; Shonin, van Gordon u. Griffiths, 2015).

Zahlreiche veröffentlichte Studien weisen darauf hin, dass eine höhere Achtsamkeit mit einer Zufriedenheit in der Partnerschaft und Beziehungsqualität verbunden ist (Barnes, Brown, Krusemark, Campbell u. Rogge, 2007; Burpee u. Langer, 2005; Jones et al., 2011; Wachs u. Cordova, 2007). Eine erhöhte Achtsamkeit führt auch zur verstärkten empathischen Fürsorge und einer verbesserten Fähigkeit, die Perspektive des anderen einzubeziehen (Atkinson, 2013; Burpee u. Langer, 2005; Wachs u. Cordova, 2007). Infolge der Trainingsteilnahme nehmen die zwischenmenschlichen Probleme ab. In stressbelasteten Situationen unterstützt eine achtsame Haltung außerdem nachweislich angepasster, flexib-

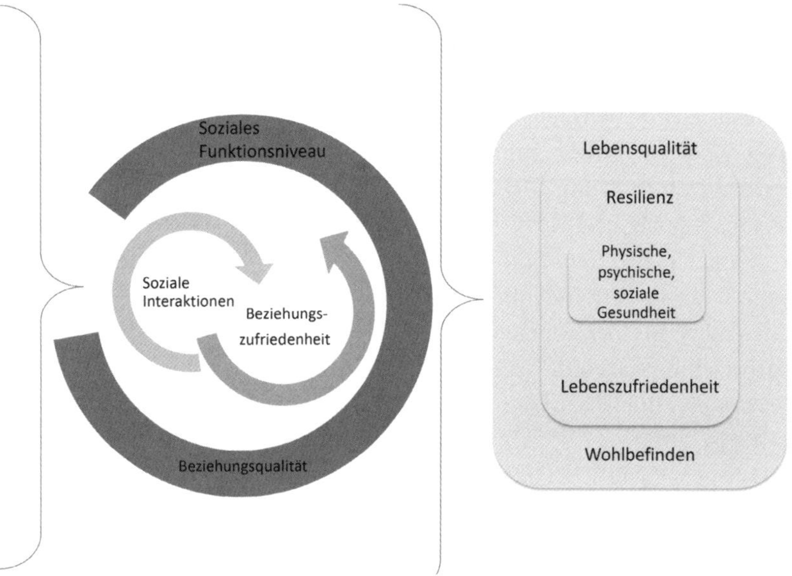

ler und effektiver aufeinander einzugehen und sich auszutauschen (Barnes et al., 2007). Die Kooperationsbereitschaft und prosoziale Haltungen und Verhaltensweisen im Sinne von Akzeptanz, Toleranz, Empathie, Hilfsbereitschaft und auch Mitgefühl steigen ebenfalls (Atkinson, 2013; Haimerl u. Valentine, 2001). Auch konnte bestätigt werden, dass mit zunehmender Meditationserfahrung die Fähigkeit gefördert wird, weniger impulsartig und reaktiv zu handeln, als vielmehr getragen von Sicherheit und Freiheit soziale Interaktionen bewusst zu gestalten (Pruitt u. McCollum, 2010). Bei der empirischen Überprüfung des »Mindfulness-Based Relationship Enhancement«-Programms konnte bei gesunden Paaren gezeigt werden (Carson et al., 2004), dass neben der Steigerung der Achtsamkeit vor allem die Beziehungszufriedenheit zunahm. Ähnliche Ergebnisse wurden auch für die Elternkurse berichtet (Gambrel u. Piercy, 2015a; 2015b). In einer randomisierten, kontrollierten Studie, bei der 65 Familien untersucht wurden, konnte gezeigt werden, dass die Implementierung von Achtsamkeit in das bestehende Interventionsprogramm Mindful Strengthening Family Program, MSFP, zu positiven Effekten durch die indirekte Verbesserung der Beziehungsqualität zwischen Eltern und ihren Kindern vor allem auf der affektiv-emotionalen Ebene führt (Coatsworth et al., 2010).

Obwohl Selbstmitgefühl darauf ausgerichtet ist, die Beziehung zu sich selbst im Angesicht von leidvollen Erfahrungen milde zu gestalten, so deuten auch dabei Forschungsergebnisse auf positive Auswirkungen im sozialen Bereich hin: Partnerschaften sind infolge von höherem Selbstmitgefühl eher von fürsorglicherem Verhalten und einer höheren Kompromissbereitschaft geprägt (Neff u. Beretvas, 2013). Das Gefühl der sozialen Verbundenheit und Nähe kann durch Selbstmitgefühl vertieft werden (Bloch, 2018; Neff, 2003). Neben einer besseren Beziehungsqualität und -zufriedenheit (Jacobson, Wilson, Kurz u. Kellum, 2018) wird auch die Bereitschaft zur emotionalen Unterstützung positiv beeinflusst (Bloch, 2018).

Hutcherson, Seppala und Gross (2008) wiesen nach, dass selbst eine kurze Intervention einer Liebenden-Güte-Meditation zu einer Zunahme der wahrgenommenen sozialen Verbundenheit und einer positiveren Einstellung gegenüber Fremden führt. In einer weiteren Studie zu prosozialem, mitfühlendem Handeln in Paarbeziehungen wurde gezeigt, dass neben dem Empfänger vor allem auch der Sender im Hinblick auf sein emotionales Wohlbefinden profitiert (Reis, Maniaci u. Rogge, 2014).

Die Praxis von Mitgefühl in Gruppen steigert den Zusammenhalt, die Kooperationsbereitschaft und senkt die empfundene Feindseligkeit bis hin zu rachsüchtigem Verhalten (Gilbert, 2014). Aus psychobiologischer Sicht ist das Neuropeptid Oxytocin mit Mitgefühl in Kombination mit einer stärkeren Orientierung an anderen und einer fürsorglichen Haltung gegenüber anderen assoziiert (Goetz et al., 2010; Klimecki, Leiberg, Ricard u. Singer, 2014). Da Oxytocin außerdem die Stressreaktivität zu puffern scheint, führen positive Beziehungen vermittelt über diese psychobiologischen Mechanismen zu einem verbesserten Schutz vor Stress bzw. Stressreaktionen (Ditzen et al., 2009). Achtsamkeit führte bei einer Studie, bei der Paare zu einer Problemdiskussion instruiert wurden, zu abgemilderten, negativen Effekten, höhere Achtsamkeit während der negativen Interaktionen zu einer besseren Stresserholungsrate gemessen über Speichel-Cortisol (Laurent, Hertz, Nelson u. Laurent, 2016). Abbildung 9 fasst den Zusammenhang zwischen Achtsamkeit und Mitgefühl und der positiven Beeinflussung verschiedener regulatorischer Mechanismen auf der einen Seite bis hin zum sozialen Funktionsbereich und verschiedener gesundheitlicher Parameter auf der anderen Seite zusammen.

4.5 Besondere Überlegungen des Einsatzes von Achtsamkeit und Mitgefühl in sozialen Kontexten mit Psychopathologien

Achtsamkeits- und Mitgefühlsprogramme für soziale Kontexte, in denen psychische Störungen einzelner Systemmitglieder behandelt werden sollen, wie etwa ADHS-kranke Kinder oder depressive Elternteile, wurden neben der Ergänzung durch therapeutische Elemente auch im Hinblick auf die Implementierung der Achtsamkeits- oder Mitgefühlspraxis nochmals deutlich adaptiert. Neben psychoedukativen Elementen zur Wissenserweiterung bezogen auf die psychische Störung, ihre Prävalenzen, Verlauf, Behandlungsmöglichkeiten und -aussichten gehören in der Regel vor allem kürzere Praxiseinheiten mit höherem Variationsgrad und Wechsel der Übungseinheiten dazu[26]. Der Einbezug des Körpers und von bewegungsbasierten Elementen bringt insbesondere bei Kindern einige Vorteile, wie etwa Sitz-, Geh-, Bewegungs- und Körperscan-Meditationen in unterschiedlichen Körperpositionen (Bögels, Hoogstad, van Dun, de Schutter u. Restifo, 2008; Bögels, Hellemans, van Deursen, Römer u. van der Meulen, 2014; Burke, 2010; Gehart, 2012).

Psychisch erkrankte Kinder können vor allem durch den Einbezug der Eltern therapeutisch unterstützt werden. Dabei sollen nicht nur die Kinder, sondern auch die Eltern Entlastung erfahren durch Einstellungs- und Verhaltensänderungen aller Beteiligten. Eltern und Kinder werden getrennt voneinander, jedoch parallel, teils aber auch sequenziell hintereinander therapiert unter Einbezug verschiedener achtsamkeitsbasierter Techniken (Bögels et al., 2008; Singh et al., 2010).

Die Forschungsergebnisse sind bisher vielversprechend, wenn auch ausbaufähig, unter anderem aufgrund methodischer Verzerrungen und Unzulänglichkeiten (Evans et al., 2018): Einerseits führen diese Programme zur Symptomreduktion, steigern das Gewahrsein, die Steuerungsfähigkeit und insgesamt das Wohlbefinden. Andererseits ändert sich nachweislich die Perspektive der Eltern auf das Kind und das Geschehen (Bögels et al., 2008; Zylowska et al., 2007).

4.6 Wir halten fest: Wichtiges auf den Punkt gebracht

Achtsamkeit und Mitgefühl tragen zu einer befriedigenden, selbstwirksamen und selbstgesteuerten Beziehungsgestaltung bei. Sowohl Paare als auch Familien profitieren von bereits für den sozialen Kontext adaptierte Programme – wenn auch die Forschung in diesem Bereich noch in den Kinderschuhen steckt. Als Praktiker*in kann ich mich ermutigt fühlen, soziale Interaktionen und die Beziehungsgestaltung im Allgemeinen für meine Klient*innen und sozialen Auftragssysteme durch die Schaffung präsenter, warmherziger, wohlwollender Begegnungen, welche die gemeinsame Menschlichkeit anerkennt, positiv zu unterstützen. Konkrete, formale Praktiken als Übungen können außerdem den Interventionsprozess bereichern. Wie das gehen kann, wird im folgenden Kapitel anhand einiger Beispiele erläutert.

26 Diese Art des Vorgehens bezieht sich auf Achtsamkeitsprogramme, die mit Familien oder Paaren durchgeführt werden; in vielen systemischen Ansätzen werden keine psychoedukativen Elemente hinzugezogen.

5 Nichts geht über Praxis und Erfahrung

»Wenn man zufrieden ist mit dem, was sich ergibt, ist man in allen Fällen glücklich. Wenn der Geist ruht, worauf er gerichtet wird, kann man ihn auch loslassen.«
Sumpa Lotsava

In diesem abschließenden Kapitel werden 21 Übungen bzw. Anwendungsbeispiele exemplarisch erläutert, die einerseits säkulare Achtsamkeits- und Mitgefühlstechniken für die »eigene« Praxis beinhalten, andererseits den Einsatz im systemischen Kontext als Interventionsmöglichkeiten skizzieren und dafür genutzt werden können. Jede Übung wird mit den jeweiligen Zielideen und Hintergrundinformationen eingeführt. Sofern die Übung als Intervention in eine Sitzung miteinfließen soll, wäre es notwendig, anhand der Zielbeschreibungen abzuwägen, ob die Übung »in der Sitzung« oder für »zu Hause im Alltag« sinnvoll integriert werden kann.

Jede Übung kann für sich genommen praktiziert werden – die Darstellung folgt nicht zwangsläufig einer nacheinander aufbauenden Logik. Die Anleitungen sind so aufgebaut, dass sie direkt zur Praxis eingesetzt werden können. Die Ansprache ist in »Du«-Form gewählt, um sich leichter persönlich einzufinden – es gilt zu überdenken, dies auch im Rahmen der Anleitung mit Klient*innen, Patient*innen oder dem Auftragssystem so durchzuführen, was man vorab mit sich selbst vereinbaren und schließlich mit den Auftraggeber*innen besprechen sollte.

In der Regel empfiehlt es sich, im Vorfeld geeignete örtliche und zeitliche Rahmenbedingungen zu schaffen (einen Ort und eine Zeit zu wählen, welche zu Rückzug und Stille bzw. Ungestörtheit und Ruhe einladen, auch in der Praxis bzw. in den Büroräumen) – und vorher zu entscheiden, wie lange geübt werden soll (sofern als Übungen für Klient*innen für zu Hause gedacht, gilt es, dies mit dem Auftragssystem zu diskutieren). Zu Beginn ist es hilfreich, sich eher kürzere Übungseinheiten vorzunehmen und nach und nach zu steigern, jedoch nicht über ein persönlich-empfundenes Belastungsmaß hinaus – die Aufrechterhaltung einer positiven Haltung ist ausschlaggebend. Es ist wichtiger, regelmäßig und wiederholt zu üben, als sporadisch lange Übungssequenzen durchzuführen. Alle vorgestellten Übungen können nach eigenen kreativen Ideen adaptiert, modifiziert und abgeändert werden – zentral ist, sich der eigenen Motive und Zielideen bewusst zu werden.

Eine begleitende Reflexionspraxis über ein »Praxistagebuch« kann hilfreich sein, um sich die begleitenden Erfahrungen zu notieren und den Prozess besser zu vergegenwärtigen und so auch einen realistischen Überblick zu behalten – ohne retrospektiv-bedingten und emotional gefärbten Verzerrungen zu verfallen. Fragen, die dabei hilfreiche Orientierung sein können, sind folgende (auch dies wäre für das Auftragssystem eine gute, begleitende Praxis): Was ist meine Motivation für die Aufnahme der Praxis im Allgemeinen? Meine Motivation speziell für hier und jetzt? Was ist mein Zielhorizont übergeordnet für diese Praxiseinheit (was bezwecke ich mit dieser Praxis allgemein)? Ausgangszustand: Welche Gefühle, Gedanken und welches körperliche Empfinden sind/waren zu Beginn spürbar (qualitative Aspekte – mindestens »angenehm«, »unangenehm«, »neutral«; quantitative – »Frequenz«, »Intensität«, »Häufigkeit«)? Was habe ich beobachtet, wie erkläre ich mir das, wie ordne ich das ein? Zustand nach Ende der Praxiseinheit: Welche Gefühle, Gedanken und welches körperliche Empfinden sind/waren nach Ende der Praxis präsent? Was habe ich beobachtet, wie erkläre ich mir das, wie ordne ich das ein (qualitative Aspekte – mindestens »angenehm«, »unangenehm«, »neutral«; quantitative – »Frequenz«, »Intensität«, »Häufigkeit«)? Das Praxistagebuch kann außerdem dienlich sein, wenn es darum geht, diese eigenen, inneren Prozesse in den intersubjektiven Austausch zu bringen.

5.1 Schulung der Sinneswahrnehmung oder die Schärfung der Sinne

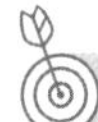

Ziele der Praxis

Anbindung an die Hier-und-Jetzt-Erfahrung. Sich fokussieren lernen auf eine Sinnesmodalität, bei gleichzeitiger Ausblendung der anderen Sinne – Steuerungsfähigkeit steigern. Die Sinneswahrnehmung schulen und dabei schärfen und damit Wahrnehmungs- und Beobachtungsprozesse kultivieren, ggf. von Erklärungs- und Einordnungsprozessen differenzieren. Die Praxis ist auch sehr gut für Kinder geeignet.

Du kannst die Schulung der achtsamen Sinneswahrnehmung im Sitzen, Stehen, Liegen oder Gehen durchführen und sie auch im Alltag – als informelle Praxis – üben. Setze dich dazu auf einen Stuhl oder ein Sitzkissen. Nimm dir anfangs fünf bis zehn Minuten Zeit und steigere die Zeiteinheiten dann nach eigenem Ermessen.

 1. Körper und Haltung

Beginne zunächst damit, deine Aufmerksamkeit auf deinen Körper, deine Sitzhaltung zu richten. Spüre den Kontakt zum Boden, zur Unterlage, zur Sitzfläche. Nimm eine würdevolle und aufgerichtete Haltung ein – eine Haltung, die dich zu Wohlbefinden, Entspannung und Wachheit einlädt. Wandere nach und nach mit deiner Aufmerksamkeit den Körper entlang nach oben, bis du beim Kopf, beim Scheitel angekommen bist. Nimm Impulse wahr, dich hier oder da nochmals zu bewegen und gut körperlich einzurichten und innerlich auszurichten.

Spüre deinen Körper als Ganzes – nimm wahr und an, was du spürst. Wenn es dir hilfreich erscheint, atme bewusst ein, zwei, drei Mal tief ein und aus, stelle dir dabei vor, wie du auf diese Weise hier und jetzt ankommst, mit deiner ganzen Präsenz da bist, alles andere ausatmest.

Nimm dir einen Augenblick Zeit, dich innerlich deiner Motivation für das Üben hier und jetzt zu widmen: Was leitet dich, deine Sinneswahrnehmung schulen zu wollen, differenzierter zu beobachten? Nun richte deine Aufmerksamkeit einige Augenblicke auf deinen Atem – spüre das Kommen und Gehen, den Atemfluss, wie er sich ganz von allein Atemzug für Atemzug ereignet, auch die kleinen Pausen dazwischen.

Jedes Mal, wenn dich etwas davonträgt und von deinem Atem ablenkt, nimm es wohlwollend, annehmend zur Kenntnis und kehre wieder zum Atem zurück. In diesem Moment ist nichts so wichtig, als dass du immer wieder zum Atem zurückkehrst. Jetzt gerade gibt es nichts, wofür es sich lohnt, sich gedanklich zu verstricken.

 2. Eigentlicher Praxisteil: Achtsame Sinneswahrnehmung

Hören

Sofern du deine Augen nicht geschlossen hast, schließe sie jetzt. Beginne dich ganz auf deinen Hörsinn einzulassen. Was hörst du? Stelle dich zunächst auf Geräusche deiner nahen Umgebung ein – benenne drei bis fünf Geräusche, Töne, Dinge, die du vielleicht in dir und ganz nah bei dir hören kannst, vielleicht wie du ein- und ausatmest, die Darmaktivität, dein Schlucken etc.

Was hörst du in mittlerer Entfernung? Versuche, wieder drei bis fünf Geräusche, Töne, Dinge zu hören, sie zu benennen – Schritte eines Passanten vor dem Fenster, zwitschernde Vögel, die laufende Spülmaschine in der Küche etc.?

Was hörst du in erweiterter Entfernung? Was kannst du an Geräuschen, Tönen und Dingen hören, die relativ weit weg sind? Versuche, die Geräusche, Töne zu benennen – ein Hubschraubergeräusch, eine Sirene etc.?

Versuche, ganz bewusst bei der jeweiligen Hörwahrnehmung zu sein, einen Moment darin zu verweilen. Was genau macht das Hören aus – laute bis leise Töne, Klänge, Geräusche, eindeutig bis uneindeutig zuordenbare Geräusche? Versuche, bei der Hörerfahrung zu bleiben und nicht auf die womöglich entstehenden Assoziationen einzugehen. Ist deine Benennung der Hörerfahrung bereits eine Interpretation? Was fällt weg, wenn du versuchst, ausschließlich beim Hören an sich zu bleiben? Sind es hohe, helle, schnelle Töne oder tiefe, dunkle, langsame etc.? Welche Schwingungen erreichen deine Ohrmuschel, den Gehörgang?

Als informelle Praxismöglichkeit: Widme dich beispielsweise einem Musikstück und versuche genau zu hören, welche Instrumente welche Töne und Klänge ermöglichen. Betrachte die Musik nicht als Hintergrundgeschehen, sondern versuche achtsam im Hier und Jetzt eine Hörerfahrung zu machen, alles andere beiseite zu lassen und dich ganz auf das Hören auszurichten. Eine andere Möglichkeit ist es, beispielsweise beim Warten auf den Zug die Augen zu schließen und sich darauf auszurichten, welche Innen- und Umgebungsgeräusche in dem jeweiligen Moment zu hören sind.

Sehen

Öffne nun deine Augen. Beginne dich ganz auf deinen Sehsinn einzulassen. Was siehst du? Stelle dich zunächst auf die Objekte deiner nahen Umgebung ein – benenne drei bis fünf visuelle Objekte, Muster, Umrisse, Formen, Farben, die du vielleicht an dir und ganz nah um dich herum sehen kannst. Was siehst du in mittlerer Entfernung? Versuche wieder, drei bis fünf Objekte, Muster, Formen, Farben zu sehen, sie zu benennen – die weiße Wand, den Lichtschein im Flur etc.? Was siehst du in erweiterter Entfernung? Was kannst du an Dingen sehen, die relativ weit weg sind? Versuche, diese visuellen Objekte zu benennen – ein Vogel am Himmel etc.?

Versuche, ganz bewusst bei der jeweiligen Sehwahrnehmung zu sein, einen Moment darin zu verweilen. Was genau macht das Sehen aus – intensive, blasse, helle, dunkle, kontrastreiche, starke, matte oder leuchtende Farbtöne, eindeutig bis uneindeutig zuordenbare Gestalten und visuelle Objekte? Versuche, ganz bei der Seherfahrung zu bleiben und nicht auf die womöglich entstehenden Gedanken einzugehen – ist deine Benennung der Seherfahrung bereits eine Interpretation? Was fällt weg, wenn du versuchst, ausschließlich beim Sehen an sich zu bleiben? Welche optischen Reize fallen auf dein Auge?

Als informelle Praxismöglichkeit: Widme dich beispielsweise einem Bild (oder einem anderen visuellen Objekt) und versuche, genau hinzusehen, welche Farben, Formen, Linien etc. ermöglichen diese bewusste Seherfahrung im

Hier und Jetzt? Lass dabei alles andere außer Acht. Eine andere Möglichkeit ist es, beispielsweise sich beim Warten auf den Zug darauf auszurichten, was du vor dir siehst, das Gesehene als visuellen Eindruck differenziert benennen.

Riechen

Schließe nun wieder deine Augen. Beginne dich ganz auf deinen Geruchssinn einzulassen. Was riechst du? Stelle dich zunächst auf Gerüche deiner nahen Umgebung ein – benenne drei bis fünf Gerüche, Aromen, Düfte, die du wahrnehmen kannst.

Versuche, ganz bewusst bei der jeweiligen Geruchswahrnehmung zu sein, einen Moment darin zu verweilen. Was genau macht das Riechen aus – intensive bis schwache Gerüche, Aromen, Düfte, eindeutig bis uneindeutig zuordenbare Gerüche und Aromen, moschusartig, blumig, erdig, holzig, mentholartig, würzig, fruchtig, ätherisch, beißend-stechend, chemisch, faulig, frisch, rauchig etc.? Versuche, bei der Riecherfahrung zu bleiben und nicht auf die womöglich entstehenden Assoziationen einzugehen – ist deine Benennung der Riecherfahrung bereits eine Interpretation? Was fällt weg, wenn du versuchst, ausschließlich beim Riechen an sich zu bleiben? Welche Chemorezeptoren in der Nase werden angeregt, welche olfaktorische Wahrnehmung stimuliert?

Als informelle Praxismöglichkeit: Widme dich beispielsweise bei einer warmen Mahlzeit dem intensiven Geruchserlebnis. Welche Gerüche, Düfte, Aromen entfalten sich? Wie lässt sich der Duft deiner Mahlzeit von den Düften im Raum unterscheiden? Versuche, achtsam im Hier und Jetzt eine Riecherfahrung zu machen, alles andere beiseite zu lassen und dich ganz auf das Riechen auszurichten. Eine andere Möglichkeit ist es, beispielsweise bei der Zugfahrt die Augen zu schließen und dich darauf auszurichten, welche Gerüche und Düfte in dem jeweiligen Moment zu riechen sind.

Fühlen

Schließe erneut deine Augen. Beginne dich ganz auf deinen Fühl- bzw. Tastsinn einzulassen. Was fühlst du, was nimmst du körperlich wahr? Stelle dich zunächst auf die körperlichen Empfindungen ein, die durch Kontakt zustande kommen – mit der Unterlage über die Füße, den Beckenraum, die Kleidung auf der Haut etc. Benenne drei bis fünf taktile Empfindungen.

Versuche, ganz bewusst bei der jeweiligen Fühl- bzw. Tastwahrnehmung zu sein, einen Moment darin zu verweilen. Was genau macht das körperliche Empfinden aus – harte, weiche, zarte, warme, kalte, intensive, starke, leichte Berührung, Kontakt eindeutig bis uneindeutig zuordenbare taktile Sensation? Versuche, bei der Tast-Fühl-Erfahrung zu bleiben und nicht auf die womöglich entstehenden Assoziationen einzugehen – ist deine Benennung der Tast- bzw. die Fühl-Erfahrung bereits eine Interpretation? Was fällt weg, wenn du versuchst, ausschließlich beim Fühlen und körperlichen Empfinden an sich zu bleiben? Welche taktilen Reize erreichen deine Haut; was spürst du beim Ertasten, der Berührung, beim Kontakt?

Als informelle Praxismöglichkeit: Widme dich beispielsweise beim Duschen der Erfahrung von Wasser auf der Haut. Versuche, genau zu erspüren, wie sich das Wasser auf der Haut anfühlt, Temperatur-, Druck-, und Härteempfinden. Blende das Hintergrundgeschehen aus, versuche, achtsam im Hier und Jetzt eine bewusste, taktile körperliche Sinneserfahrung zu machen, alles andere beiseite zu lassen und dich ganz auf das Fühlen auszurichten. Eine andere Möglichkeit ist es, beispielsweise beim Warten an der Bushaltestelle die Augen zu schließen und dich darauf auszurichten, was genau du im Gesicht spürst, vielleicht den Wind?

Schmecken

Schließe deine Augen. Beginne dich ganz auf deinen Geschmackssinn einzulassen. Was schmeckst du? Stelle dich auf den Geschmack in deinem Mundinnenraum ein – benenne, wenn möglich, verschiedene gustatorische Wahrnehmungsqualitäten, die du gerade schmecken kannst.

Versuche, ganz bewusst bei der Geschmackswahrnehmung zu sein, einen Moment darin zu verweilen. Was genau macht das Schmecken aus – ist es süßlich, sauer, bitter, salzig, würzig-herzhaft? Sind es eindeutig bis uneindeutig zuordenbare Geschmacksrichtungen? Versuche, ganz bei der Geschmackserfahrung zu bleiben und nicht auf die womöglich entstehenden Gedanken einzugehen – ist deine Benennung der Geschmackserfahrung bereits eine Interpretation? Was fällt weg, wenn du versuchst, ausschließlich beim Schmecken an sich zu bleiben? Welche gustatorischen, chemischen Reize kommen mit deiner Zunge in Kontakt, welche Geschmacksknospen werden sozusagen stimuliert?

Als informelle Praxismöglichkeit: Widme dich beispielsweise bei einer Mahlzeit ganz bewusst dem Geschmackserlebnis. Welche Geschmacksnuancen werden beim Essen offenbar und ermöglichen dieses bewusste Geschmackserlebnis im Hier und Jetzt? Lass dabei alles andere außer Acht – halte, wenn möglich, auch für einen Moment die Augen geschlossen. Eine andere Möglichkeit ist es, sich beispielsweise beim Kaffeetrinken oder Lutschen eines Bonbons darauf auszurichten, was sich während des Prozesses an unterschiedlichen gustatorischen Erfahrungen entfaltet, wie sich Unterschiede differenziert benennen lassen.

Geistsinn als sechster Sinn

Schließe die Augen. Beginne dich ganz auf dein inneres Erleben einzulassen. Was denkst du, was fühlst du (nicht allein als körperlich-taktile Empfindung)? Was kommt dir in den Sinn – hier und jetzt? Was macht deinen jetzigen Geisteszustand aus? Welche Vorstellungen, Ideen, Assoziationen tauchen vor deinem inneren Auge auf? Was entsteht konzeptuell?

Versuche, ganz bewusst bei der jeweiligen Geistwahrnehmung zu sein, einen Moment darin zu verweilen. Was genau macht diese innere Geistwahrnehmung aus – gedanklich, gefühlsmäßig? Sind diese Geisteszustände schnell im Wechsel befindlich, ist die Intensität stark oder schwach ausgeprägt? Welche Geistqualitäten kommen dir noch in den Sinn – einnehmend, groß, klein, klar, unklar etc.? Versuche, bei der Geisterfahrung zu bleiben und nicht auf die womöglich entstehenden Assoziationen einzugehen, keine Gedanken weiterzudenken und nicht in die sich aufdrängende Kette einzusteigen – ist deine Benennung der Geisterfahrung bzw. deines Geisteszustandes bereits eine Interpretation oder Bewertung und Einordnung? Was fällt weg, wenn du versuchst, ausschließlich bei der direkten Erfahrung an sich zu bleiben? Welche geistigen (Vorstellungs-)Objekte, welche vorausgehenden Geisteszustände regen diese innere Erfahrungslandschaft an?

Als informelle Praxismöglichkeit: Widme dich beispielsweise beim Warten in der Arztpraxis, während du die Augen geschlossen hältst, für einen Moment dem inneren Erlebnisfluss – mit allen seinen Färbungen. Welches »Kopfkino« ereignet sich, ohne dass du dich identifikatorisch mit den Inhalten verstrickst?

3. Abschluss und Widmung

Nun kehre zurück zu deinem Körper, deiner Körperhaltung: Spüre deinen atmenden Körper für einen Augenblick – nimm dabei den ganzen Körper in der jeweiligen Position wahr. Spüre den Kontakt zur Sitzfläche, zum Boden. Orientiere dich innerlich im Raum, öffne dann ggf. deine Augen, bewege deinen Körper, so wie es dir für jetzt stimmig erscheint.

Verweile einen kleinen Moment in der Nachreflexion und bewahre dir mit Wertschätzung für dein Engagement und die verwendete Zeit gedanklich das, was du dabei erfahren hast, was bei dieser Praxis entstanden ist – mit dem Entschluss, sie zu vertiefen, um dich innerlich zunehmend differenzierter deinen Sinneserfahrungen zu widmen und Wahrnehmen und Beobachten weiter zu schulen, dich über die Sinne an den stets gegenwärtigen Moment zu binden.

5.2 Atemfokussierung - Atemachtsamkeit

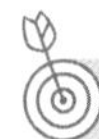

Ziele der Praxis

Anbindung an die Hier-und-Jetzt-Erfahrung. Die Aufmerksamkeit steuern lernen, so dass Ablenkungsreize weniger starken Einfluss ausüben. Fokus und Ausrichtung finden, um zu einer inneren Stabilität und Klarheit zu gelangen und zur Ruhe zu kommen.

Du kannst die Praxis der Atemachtsamkeit im Sitzen, Stehen, Liegen oder Gehen durchführen und sie auch im Alltag üben – als informelle Praxis –, beispielsweise beim Warten auf den Zug. Setze dich auf einem Stuhl oder ein Sitzkissen. Nimm dir zu Beginn vielleicht eher fünf bis zehn Minuten Zeit bis hin zu ein bis zwei Stunden.

Sollte diese Übung mit Familien bzw. mit Kindern durchgeführt werden, ist es hilfreich, mit Hilfsmitteln zu arbeiten – wie etwa das Kind sich auf den Rücken legen zu lassen und ein Kuscheltier oder ein Säckchen auf den Bauch zu legen. So lässt sich die Atembewegung gut verfolgen. Die Übungseinheit sollte dann eher kurz gehalten werden.

1. Körper und Haltung

Spüre zu Beginn nach, ob du mit offenen oder halb geschlossenen Augen üben möchtest, je nachdem, was dir angenehmer und wohler erscheint. Eine Orientierung kann dabei sein: Wenn du eine große Erregtheit und Zerstreutheit wahrnimmst, versuche, eher mit geschlossenen Augen zu üben; wenn du eher eine Müdigkeit, Schläfrigkeit oder Dumpfheit wahrnimmst, übe eher mit halb geöffneten Augen – lass dabei den Blick vor dir nach unten in den Raum sinken.

Richte zu Beginn die Aufmerksamkeit auf deinen Körper, deine Körperhaltung. Spüre deine Füße, den Kontakt zum Boden. Wandere weiter hinauf, die Beine entlang, bis zum Beckenraum – spüre den Kontakt zur Sitzfläche. Folge der Wirbelsäule nach oben, nimm ggf. den Kontakt zur Rückenlehne wahr, falls du auf einem Stuhl sitzen solltest. Spüre die Aufrichtung im Oberkörper. Vielleicht vernimmst du einen Impuls, das Brustbein ein wenig mehr anzuheben, dich weiter zu strecken und aufzurichten und dabei evtl. auch die Schultern zu bewegen und sie nach hinten unten sinken zu lassen.

Spüre in deine Hände hinein, wandere die Arme entlang hinauf, spüre schließlich den ganzen Schultergürtel, dann Hals und Nackenbereich – folge evtl. dem Impuls, den Kopf zu bewegen, kreise oder dehne ihn nach leicht und angenehm nach rechts und links. Nimm dann wahr, wie dein Kopf auf dem

Hals sitzt: Lass den Scheitel nach oben wachsen, so dass der Nacken gefühlt etwas länger wird, sich dein Kinn sanft und ganz leicht nach vorn-unten neigt. Nimm dein Gesicht wahr – folge auch hier dem Impuls, deine Kiefergelenke zu bewegen, die Zähne voneinander zu lösen – und spüre schließlich Mund- und Augenwinkel. Nimm deinen Körper als Ganzes wahr, vom Scheitel bis zu den Fußsohlen. Es kann hilfreich sein, an dieser Stelle nun ein, zwei oder drei Mal tiefer ein- und auszuatmen und dir dabei vorzustellen, wie du Hinderliches, (Ver-)Spannungen, Gedanken an Vergangenes oder Zukünftiges mit dem Ausatmen loslässt.

Richte anschließend die Aufmerksamkeit auf deine Motivation. Was leitet dich innerlich, dir einen Moment Zeit zunehmen, dich innerlich auszurichten und zu fokussieren, deine Aufmerksamkeit gezielt zu steuern und auf einem von dir gewählten Objekt – zunächst den Atem – zu halten?

2. Eigentlicher Praxisteil: Atemfokus

Nun beginne damit, die Aufmerksamkeit auf deinen Atem zu lenken. Spüre, wie der Atem ganz von allein geschieht, kommt und geht – ohne dein aktives Hinzufügen. Setze nun einen zusätzlichen Anker: Richte deine Aufmerksamkeit entweder auf die Nasenöffnung oder auf die Bauchdecke. Entscheide dich für den Bereich, der dir – hier und jetzt – angenehmer und passender erscheint.

Spüre dabei die unterschiedlichen Empfindungen, die mit dem Atem einhergehen – womöglich eine unterschiedliche Temperatur des Ein- und Ausatems an der Nasenöffnung oder das Heben und Senken der Bauchdecke, das Aufnehmen, die Fülle und das Abgeben, die Atemleere. Spüre die ganze Länge des Ein- und des Ausatems, womöglich auch die Atempausen. Verweile einige Augenblick – halte die Aufmerksamkeit auf dem jeweiligen Bereich (Nasenöffnung, Bauchdecke) und bleibe ganz mit dem Atem verbunden. Atemzug, für Atemzug.

Nimmst du Ablenkungen wahr – ein Geräusch, ein körperliches Empfinden, einen Gedanken oder ein Gefühl –, vergegenwärtige dir, dass das ein natürlicher, erwartbarer Prozess ist. Dinge von Signalwert tragen uns weg und ziehen Aufmerksamkeit auf sich. Nimm dies zur Kenntnis. Wenn es dir hilft, benenne sie, zum Beispiel »Ah, ein Gedanke«, »ein Geräusch« etc., und kehre wohlwollend, freundlich und akzeptierend immer wieder aufs Neue zum Atem zurück. Es spielt dabei keine Rolle, wie oft du diese Neuausrichtung und das Zurückholen deiner Aufmerksamkeit wiederholst. Selbst wenn es manchmal einige Zeit braucht, zu erkennen, dass ein innerer oder äußerer Reiz dich davongetragen hat, ohne zu werten und ohne den begleitenden Gedanken zu folgen, kehre zum Atem zurück: Atme ein, atme aus. Auch wenn das Gefühl entsteht, dass sich der

Atem verändert und gar nicht mehr natürlich fließen kann, erkenne an, dass auch dies ein natürliches Geschehen ist. Bleibe beim Atem, ohne gegen diese Tendenz zu steuern, Atemzug für Atemzug. In der zunehmenden Verbundenheit mit dem Hier und Jetzt – lasse dich ganz auf deinen Atem ein.

3. Abschluss und Widmung

Nun kehre zurück zu deinem Körper, deiner Körperhaltung. Spüre deinen atmenden Körper für einen Augenblick – behalte dabei deinen Körper als Ganzes im Blick. Nimm den Kontakt zur Sitzfläche, zum Boden wahr. Orientiere dich innerlich im Raum – öffne ggf. deine Augen, bewege deinen Körper, so wie es dir angemessen erscheint und guttut. Verweile einen kurzen Moment in der Nachreflexion und bewahre dir mit Wertschätzung für dein Engagement und die verwendete Zeit gedanklich das, was du dabei erfahren hast, was bei dieser Praxis entstanden ist – mit dem Entschluss, weiter zu praktizieren und zu üben, diese Praxis zu vertiefen, um dich innerlich zunehmend ausrichten und fokussieren zu können und zur Ruhe zu kommen.

5.3 Ressourcenpraxis[27]

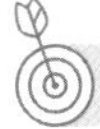

Ziele der Praxis

Physiologischen und mentalen Ausgleich herstellen; Sicherheits- und Geborgenheitsgefühle ermöglichen, um so in die innere »Resilienzzone« zu kommen, um Offenheit und Flexibilität zu ermöglichen, insbesondere im Angesicht von Stressoren bzw. Stressreaktionen sich selbstwirksam regulieren können.

Ressourcen können unterschiedlicher Art sein. In dieser Übung geht es um innere, mentale Ressourcen, die durch erinnerte und vorgestellte Dinge, Personen bzw. Ereignisse ermöglicht werden. Ein gegenständliches Symbol könnte dich in alltäglichen Situationen ohne formalen Praxisrahmen an deine Ressource erinnern. Mit Kindern kann man beispielsweise ein Ressourcenschatzkästchen erarbeiten, auf das die Kinder dann später eigenständig zurückgreifen können. Nimm dir drei bis zehn, maximal fünfzehn Minuten Zeit für die Übung, zu Beginn eher etwas mehr.

---

27 Vgl. im SEE-Learning-Curriculum die Ausführungen zum Resilienzkonzept und die Ressourcenübungen bzw. die *Nurturing-Moment*-Übung des CBCT®, Center for Contemplative Science and Compassion-based Ethics, CCSCBE, Emory University, Atlanta, GA, USA (CCSCBE, 2019).

1. Körper und Haltung

Nimm dir Zeit, eine angenehme, aufgerichtete Körperhaltung einzunehmen: Hände entspannt auf den Oberschenkeln oder Knien, die Schultern locker, die Gesichtszüge weich, Augen halb geöffnet oder geschlossen. Atme ein paar Mal tief, bewusst ein und aus, komme innerlich im Hier und Jetzt an. Reflektiere einen Augenblick über deine Motive für diese Praxis.

2. Eigentlicher Praxisteil

Denke an einen Moment der Freundlichkeit, Warmherzigkeit, Fürsorge, die du selbst gezeigt oder durch jemand anderen erfahren hast. Vielleicht erinnerst du dich an eine freundliche, helfende, unterstützende Geste von dir selbst oder eines anderen – ein entsprechendes Ereignis nicht zu lange her. Es muss nichts Großartiges gewesen sein, es geht um eher kleinere, alltägliche Ereignisse. Falls dir gerade nichts in Erinnerung kommt, stell dir einfach eine solche Geste vor.

Bleibe bei dem, was dir zuerst in den Sinn kommt. Male dir die Situation vor deinem inneren Auge aus – vielleicht bemerkst du Gedanken, Gefühle, auch körperliche Reaktionen. Verweile einen Moment in dem, was durch diese Assoziationen an Erfahrung entsteht. Verdeutliche dir, wie gut es tut, sich seiner Ressourcen hin und wieder bewusst zu werden.

3. Abschluss und Widmung

Komme nun zum Ende, indem du die Aufmerksamkeit wieder zu deinem Atem und deiner Körperhaltung bringst. Beende mit dem Entschluss, dich immer Mal wieder durch eine solche Ressourcenübung zu stärken und aktiv zu deinem Wohlbefinden beizutragen.

5.4 Einfachheit und Loslassen praktizieren

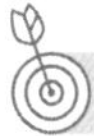

Ziele der Praxis

Sich vergegenwärtigen, welcher unnötige Ballast das Leben schwer macht und sich bewusst davon befreien: Dazu gehören neben materiellen Konsumgütern und Dingen auch gedankliche und emotionale Fixierungen, Glaubenssätze, Überzeugungen, Einstellungen etc. Annährung an den erwartbaren Entwicklungs- und Veränderungsverlauf im Leben, das heißt, das Festhalten aufgeben. Übe fünf bis fünfzehn Minuten oder je nach Bedarf und Möglichkeiten. Mit Kindern kann diese Praxis mit Externalisierungsübungen[28] gut kombiniert werden – sich beispielsweise von einem schwierigen Gefühl befreien bzw. diesem einen Platz im inneren Gefüge zuzuweisen und ihm nicht mehr so viel Macht zu geben.

1. Körper und Haltung

Beginne damit, dich körperlich auf eine gute Art und Weise einzurichten, eine bequeme, aber präsente Haltung einzunehmen, die möglichst Entspannung und Ruhe zulässt. Spüre den Kontakt zum Boden, zur Sitzfläche. Lockere bewusst die Bereiche oder Körperteile, die vielleicht angespannt und fest sind. Dann richte die Aufmerksamkeit auf deinen Atem – verweile einen Moment hier, Atemzug für Atemzug.

2. Eigentlicher Praxisteil

Reflektiere für einen Moment, was dich womöglich darin hindert oder es zumindest erschwert, ausgeglichen und zufrieden zu sein – richte dabei die Aufmerksamkeit nicht auf äußere Dinge, sondern auf Aspekte, die dich selbst betreffen: Einstellungen, Überzeugungen, Glaubenssätze, emotionale Verstrickungen, wie etwas nicht verzeihen können etc. Was ist womöglich ein Zuviel oder Zuwenig, was unnötig oder kompliziert?

Bleibe bei einem der Aspekte, die aktuell vordergründig sind. Vergegenwärtige dir, auf welche Weise du an deiner Sicht, Perspektive, Überzeugung oder emotionalen Verstrickung festhältst. Setze dich auch damit auseinander, was es dir erleichtern oder erschweren könnte, beispielsweise einen bestimmten Glaubenssatz loszulassen oder eine Handlung zu verzeihen, die dich verletzt hat. Schaue, ob Widerstände, Hindernisse, Befürchtungen aufsteigen. Wenn ja, welche? Was begünstigt das Festhalten? Wozu wäre es gut, weiter an XY festzuhalten? Nimm dir ausreichend Zeit, darüber zu reflektieren.

Die Vergegenwärtigung, dass alle diese Dinge dem Wandel und der Veränderung unterworfen und meistens relativ und kontextgebunden zu verstehen sind, ist eine unterstützende Überlegung im Sinne des Loslassens. Schaue, welche Anreize es für dich gibt, um dich dem Überflüssigen, Unnötigen zu entledigen. Schaue, ob und welcher Nutzen von Vereinfachung und Loslassen dir als Anreiz in den Sinn kommen. Fasse den Entschluss, Verantwortung für dich und dein Wohlbefinden zu übernehmen und aktiv etwas gegen das (starre)

28 Die Leserin, der Leser sei hier auf das Buch von Rüdiger Retzlaff (2019) verwiesen.

Festhalten zu tun. Löse dich mit Zuversicht in dem Bewusstsein, dadurch mehr innere Freiheit zurückzugewinnen und weniger zu verlieren: Mit dem Verzeihen entsteht ein innerer Freiraum, der vorher unnötig viel Kraft und Energie für sich beansprucht hat; mit dem Aufgeben einer festgefahrenen Meinung entsteht eine Öffnung gegenüber Andersartigkeit und Vielfalt, eine Flexibilität wird möglich, die eher mit der sich verändernden Realität vereinbar ist. Schaue, was an Gefühlen, Gedanken und körperlichen Empfindungen entstehen mag.

3. Abschluss und Widmung

Komme am Ende zum Atem zurück, nimm den Kontakt zum Boden wahr. Fasse den Entschluss, dich regelmäßig genauer zu hinterfragen, von welchem inneren »Ballast« du dich befreien könntet, solltest, müsstest. Du kannst eine Liste anfertigen mit den Dingen, von denen du dich nach und nach lösen möchtest, an welchen Stellen es zu welchem Zeitpunkt einfach(er) gehen könnte. Du kannst dies natürlich auch mit materiellen Gütern üben und dich hin und wieder von überflüssigen Kleidern etc. trennen.

5.5 Meditation »Offenes Gewahrsein«[29]

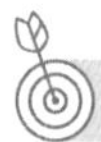

Ziele der Praxis

Anbindung an die Hier-und-Jetzt-Erfahrung, dabei wird jedoch die Aufmerksamkeit nicht auf ein zuvor festgelegtes Objekt fokussierend ausgerichtet (wie bei der Atemachtsamkeit, siehe Kap. 5.2), vielmehr geht sie an dieser Stelle in die Breite bzw. Weite. Die Steuerung der Aufmerksamkeit bezieht sich darauf, sich der Hier-und-Jetzt-Erfahrung vollkommen gegenwärtig zu sein, ohne jedoch reaktiv den mit einzelnen Erfahrungen einhergehenden Aufforderungsimpulsen zu folgen, sondern genau das zu unterbinden – die jeweilige Gegenwartserfahrung zu halten, immer wieder aufs Neue. Die Erkenntnis, die sich mit dieser Praxis einstellt, ist die der vergänglichen Natur innerer körperlicher und psychischer Erfahrungen. Körperliche Empfindungen, Gedanken und Gefühle sind von sehr kurzer Dauer, ändern sich stets – ob in Intensität oder qualitativer Hinsicht.

29 Die Übung ist hier in Anlehnung an das Modul II des CBCT® ausformuliert, Center for Contemplative Science and Compassion-Based Ethics, CCSCBE, Emory University, Atlanta, GA, USA (CCSCBE, 2019).

Darüber hinaus ist die Idee, zu lernen, sich nicht mit den Inhalten dieser Erfahrungen zu identifizieren, sondern diese zu relativeren und innerlich einen gewissen Abstand zu ermöglichen. Taucht beispielsweise ein Gedanke oder eine Erinnerung auf, dann ist es Ziel, sich dessen bewusst zu werden und den Gedanken oder den Assoziationen, die damit einhergehen, nicht zu folgen, sich also nicht in eine fortlaufende Gedankenkette zu verstricken, von außen betrachtend zu merken, »Da ist ein Gedanke«, vielleicht ein unangenehmer, aber ohne Wertung, ihn zu akzeptieren, ihm nicht entgegenzusteuern, sondern es einfach dabei zu belassen. Die Steuerung bezieht sich also auf die Dereaktivität, dem Automatismus entgegenwirkend. Die (Natur der) Erfahrungen als solche wahrnehmen und halten, unabhängig davon, ob die inhaltlich-qualitative Färbung angenehm, unangenehm oder neutral ist – auch unabhängig von meinen eigenen Ideen, Erwartungen, Wünschen etc. Dazu gehört sich akzeptierend und entspannend einlassen zu können – oder als Beobachter*in über die Metaebene ein Gewahrsein zu schulen, dass ganz mit der inneren Stille verbunden ist, selbst wenn die gegenwärtige Erfahrung im schnellen Wechsel befindlich sich anders entfalten mag als gedacht, erhofft, erwartet etc. Mit wiederholender Praxis entschleunigt sich das innere Karussell, der Raum zwischen Reiz bzw. bloßer Wahrnehmung und dem inneren Reagieren darauf entsteht – ein Innehalten wird möglich, ohne sich innerlich getrieben zu fühlen und ohne unkontrolliert etwas entstehen zu lassen, zum Beispiel ein Verhalten zu zeigen, das man eigentlich nicht möchte.

Die Übung ist in der Form für Kinder weniger geeignet.[30] Du kannst sie im Sitzen, Stehen, Liegen oder Gehen durchführen und sie auch im Alltag – als informelle Praxis – üben, beispielsweise während der Zugfahrt. Nimm dir zu Beginn vielleicht eher fünf bis zehn Minuten Zeit und steigere die Übungsdauer nach wiederholender Praxis nach Belieben und Empfinden.

1. Körper und Haltung

Finde eine bequeme, aufrechte Haltung, die zu Wachheit, Präsenz und Entspannung einlädt. Beim Nachspüren in den Körper und die Sitzhaltung bewege ggf. nochmals einzelne Körperbereiche oder verändere die Haltung. Öffne die Augen halb oder schließe sie; deine Hände ruhen locker auf den Knien oder Oberschenkeln. Lass die Schultern angenehm nach hinten unten sinken und deinen Scheitel nach oben »wachsen«, so dass der Nacken gefühlt etwas länger wird.

30 Die Leserin, die Anregungen für Übungen mit Kindern sucht, sei zum Beispiel auf das SEE-Learning-Programm verwiesen: Ausführliche Übungen werden in den altersangepassten Curricula beschrieben: Center for Contemplative Science and Compassion-based Ethics, CCSCBE.

Atme zu Beginn noch ein bis drei Mal tiefere Atemzüge, verbunden mit dem Gedanken, Blockaden, Hindernisse etc. auszuatmen, um ganz da sein zu können. Vergegenwärtige dir einen Moment, was dich dazu verleitet, diese Übung durchzuführen; was motiviert dich für die Praxis? Sei dir dabei bewusst, welchen Wert es für dich haben mag, dich nach innen zu richten und dich auf den Prozess des Nicht-reagieren-Müssens einzulassen, sondern eine vollständige Präsenz zu entwickeln, zu sein, mit dem, was sich im gegenwärtigen Moment an Erfahrung ergibt.

2. Eigentlicher Praxisteil

Fokussiere deinen Atem – richte deine Aufmerksamkeit dabei auf das Geschehen des Ein- und Ausatmens an der Nasenspitze oder in der Bauchgegend. Nimm Ablenkungen – sobald du sie bemerkst – zur Kenntnis und bringe deine Aufmerksamkeit wohlwollend wieder zum Atemfluss zurück.

Nun lasse den Atem als Fokus wieder los und öffne dich für die gegenwärtige Erfahrung: Vergegenwärtige dir alles, was in der Hier-und-Jetzt-Erfahrung offenbar wird – Erinnerungen, Assoziationen, Bilder, Gedanken und Gefühle etc. Nimm aus einer Beobachterperspektive wahr, was aufsteigt, sich entfaltet, kommt und wie der jeweilige Erfahrungsmoment wieder verblasst, sich verändert, vergeht. Versuche, dich dabei weder mit den jeweiligen Inhalten zu identifizieren noch auf den sich aufdrängenden Reaktionsprozess einzulassen – das bedeutet, der assoziativen Gedankenkette inhaltlich nicht zu folgen, sondern den jeweiligen inhaltlichen Gedanken zu betrachten, ohne auf den Inhalt selbst einzugehen. Selbst wenn das, was du erfährst, anders als erwartet, angenehm, unangenehm oder auf eine bestimmte Weise besonders intensiv ist, versuche, es einfach so zu belassen, ohne daran etwas zu ändern – versuche, dich zu entspannen mit dem, was kommt und geht. Schaue, ob es dir möglich ist, einfach in der Betrachtung zu verweilen, offen für das, was von selbst kommt und geht. Ohne dich zu identifizieren, verweile in der Stille, Tiefe oder Weite, die dahinter liegt – aus der Unerschütterlichkeit gegenüber dem, was sich an Erfahrungsmomenten auftut. Vergegenwärtige dir dabei, wie alles im Kommen und Gehen begriffen ist, im steten Wandel sich verändert ohne dein Hinzutun.

3. Abschluss und Widmung

Komme nun wieder bewusst zu deinem Atem zurück, nimm dabei deinen Körper, deine Sitzhaltung mit in den Blick. Nimm Berührungs- und Kontaktpunkte wahr – die Sitzfläche, den Boden. Verorte dich wieder innerlich in dem Raum, in dem du dich befindest. Beende mit einer persönlichen Widmung, mit der Wertschätzung für deine aufgebrachte Zeit und Energie für diese Praxis, mit der Entschlossenheit, das Entstandene zu bewahren, weiter zu vertiefen und diese Art der Nichtreaktivität in den Alltag zu integrieren.

5.6 Unerschütterlich wie ein Berg – oder die eigene Mitte finden[31]

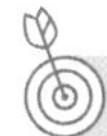

Ziele der Praxis

Verbindung herstellen zu stärkenden Qualitäten und Eigenschaften wie Unerschütterlichkeit, Stärke, Gleichmut, Würde etc., Relativierung eigener Lebensumstände bzw. Lebensthemen durch Perspektivenwechsel und Abstandgewinnung zu emotionalen Verstrickungen. Auch sehr gut für die Arbeit mit Familien und Kindern geeignet. Plane ca. zehn bis fünfzehn Minuten für das ungestörte Üben ein; übe eher im Sitzen oder Stehen als im Liegen.

1. Körper und Haltung

Finde eine aufrechte, bequeme Haltung, nimm eine würdevolle Haltung ein. Strecke dich vom Brustbein her, die Schultern entspannt, lass deinen Scheitel nach oben wachsen. Öffne die Augen halb oder schließe sie. Deine Hände ruhen entspannt auf Knien oder Oberschenkeln.

Nimm einige tiefe, bewusste Atemzüge und spüre dabei ganz in den Körper, in deine Sitzhaltung hinein. Lasse alles eben Dagewesene hinter dir, komme ganz im gegenwärtigen Moment an. Reflektiere einen Moment über das, was dich für diese Übung motiviert. Was treibt dich innerlich zu dieser Praxis an? Vergegenwärtige dir den Wert, gute Qualitäten in uns zu kultivieren, die Überzeugung, dass wir selbstwirksam aktiv Einfluss nehmen können.

31 Auch diese Übung orientiert sich an vielfach veröffentlichtem bzw. online zugänglichem Material zur Praxis der Berg-Meditation, die auch häufig im Rahmen des MBSR-Programms durchgeführt wird.

2. Eigentlicher Praxisteil

Stelle dir einen großen Berg mit seinem Gipfel und seinen felsigen Steinhügeln vor, der sich erhaben aus einer wunderbaren Landschaft hervortut und in einen unendlich weiten, wolkenlosen Himmel hineinragt. Lasse Bilder mit weiteren Details zu dem Berg vor deinem inneren Auge entstehen. Vielleicht verändert sich das Bild des Berges auch während des Übens. Bleibe offen, für das, was kommen mag; welches Wetter, welche Jahreszeit, welche Beschaffenheit der Umgebung auch immer, lasse dich darauf ein. Wie ist das Wetter? Welche Jahreszeit herrscht gerade? Nimm den Berg in seinem Wesen in dich auf – aus der Stille heraus – lasse Gefühle, Gedanken und Empfindungen aufsteigen.

Nun identifiziere dich mit dem Berg – sei du selbst der Berg, die ganze Landschaft. Die Eigenschaften des Berges sind deine Eigenschaften – was kommt dir in den Sinn? Dein Kopf ist der Gipfel, Arme und Schultern sind die Steilhänge, die Beine der Fuß des Berges. Welche Gefühle, Gedanken und Empfindungen werden wahrnehmbar? Durchlaufe nun die unterschiedlichen Tages- und Jahreszeiten und lasse auch die Witterungen sich verändern: Erlebe dich ganz als Berg – still, unbeeindruckt, unerschütterlich und kraftvoll, zeitlos und erhaben etc.

Kehre allmählich zu deinem Alltagsselbst zurück und wandere auf die Spitze deines Berges. Du beobachtest, wie sich das Leben auf und um den Berg herum abspielt, in der weiten Ferne Verschiedenes tummelt. Was verändert sich in hinsichtlich deiner Perspektive mit Blick auf dein Leben? Was hat sich verändert?

3. Abschluss und Widmung

Lasse vor deinem inneren Auge die Berglandschaft nach und nach verblassen und kehre schließlich zum Atem, zu deinem Körper zurück – spüre Kontaktpunkte zum Boden, zum Stuhl etc. und dabei den Atemfluss. Stelle dir folgende Fragen für die Nachreflexion:

- Welches Wetter herrschte überwiegend auf dem Berg? Was könnte das aussagen, bedeuten? Welche Verbindung gibt es zu deinem aktuellen Leben?
- Welche Perspektiven, Einstellungen und Sichtweisen haben sich womöglich ergeben? Was dabei war anders als sonst (vielleicht auch anders als erwartet)?
- Welche Relevanz hat das Erlebte für dein alltägliches Leben?

Beende mit einer persönlichen Widmung, mit der Wertschätzung für deine aufgebrachte Zeit und Mühe für diese Praxis – mit der Entschlossenheit, das Entstandene zu bewahren, weiter zu vertiefen und dich zusehends mit guten Qualitäten auseinanderzusetzen und bewusst auch im Alltag zu kultivieren.

5.7 Selbstfürsorge - Selbstmitgefühl[32]

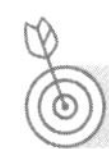

Ziele der Praxis

Verantwortungsübernahme für eigenes Wohlbefinden stärken; Selbstfürsorge bzw. Selbstmitgefühl kultivieren. Anders als bei der Selbstwertsteigerung geht es um die Anerkennung menschlicher Bedürfnisse, der Fehlbarkeit des Lebens im Sinne unausweichlicher schmerzlicher, leidvoller Erfahrung als Teil unserer gemeinsamen Menschlichkeit und der Idee, sich bewusst von selbsterzeugten Leidensprozessen, selbstwirksam von destruktiven Emotionen, Gedanken und Verhaltensweisen zu distanzieren und dabei eine warmherzige, wohlwollende, freundlich-empathische Haltung sich selbst gegenüber zu entwickeln. Basierend auf einer Unterscheidungsfähigkeit Möglichkeiten zu Veränderungsprozessen nutzen, an den Stellen, an denen Veränderung möglich ist, und gleichzeitig wohlwollende Akzeptanz gegenüber den Erfahrungen entwickeln, die unausweichlich zum Leben gehören (Alter, Krankheit, Tod, getrennt werden von Dingen, Menschen, die einem von Bedeutung sind, Konfrontation mit leiderzeugenden Situationen oder Dingen, die wir unbedingt vermeiden wollen etc.).

Die Selbstmitgefühlspraxis ist für Kinder prinzipiell gut geeignet. Allerdings sollte die unten dargestellte Anleitung deutlich gekürzt oder weniger kognitiv angeleitet werden: Das Kind könnte explorieren, wie Freundlichkeit im Handeln bei und zu anderen aussehen kann und wie es eine gute Freundin/einen guten Freund beispielsweise trösten würde. Dann könnte man das Kind erkunden lassen, was es vielleicht für eine Schwierigkeit/ein Problem erlebt, und aufmalen, wie es sich selbst gegenüber wohlwollend und freundlich sein könnte.[33]

Du kannst die Praxis des Selbstmitgefühls im Sitzen, Stehen oder Liegen durchführen und sie auch im Alltag – als informelle Praxis – üben, beispielsweise beim Warten auf den Bus. Die Anleitung folgt der Idee, dass du auf einem Stuhl oder Sitzkissen sitzt. Nimm dir zu Beginn eher fünf bis zehn Minuten Zeit bis hin zu dreißig oder sechzig Minuten nach wiederholter Übungspraxis.

32 Die Übung ist in Anlehnung an das Modul III des CBCT® ausformuliert, Center for Contemplative Science and Compassion-Based Ethics, CCSCBE, Emory University, Atlanta, GA, USA.

33 Siehe das SEE Learning-Curriculum des Center for Contemplative Science and Compassion-Based Ethics, CCSCBE, Emory University, Atlanta, GA, USA.

 1. Körper und Haltung

Finde eine aufrechte, bequeme Haltung, spüre den Kontakt zum Boden, zur Sitzfläche. Lockere oder bewege dich, um Entspannung zu ermöglichen. Deine Hände ruhen entspannt auf Knien oder Oberschenkeln. Schließe die Augen oder lasse sie halb geöffnet. Wandere die Wirbelsäule entlang nach oben, strecke dich dabei, richte dein Brustbein auf, lasse die Schultern angenehm-sanft nach hinten hinab sinken. Spüre deinen Schultergürtel. Nimm wahr, wie dein Kopf auf dem Hals sitzt, lass deine Gesichtszüge weich und entspannt werden.

Nimm einige tiefe, bewusste Atemzüge und spüre dabei ganz in den Körper, in deine Körperhaltung hinein. Lasse alles eben Dagewesene hinter dir, komme ganz im gegenwärtigen Moment an. Reflektiere einen Moment über das, was dich für diese Übung motiviert. Was treibt dich innerlich zu dieser Praxis an? Vergegenwärtige dir den Wert, gute Qualitäten in uns zu kultivieren, die Überzeugung, dass wir selbstwirksam aktiv Einfluss nehmen können.

 2. Eigentlicher Praxisteil

Fokussiere deinen Atem, um dich innerlich auszurichten: Richte deine Aufmerksamkeit dabei auf das Geschehen des Ein- und Ausatmens an der Nasenspitze oder in der Bauchgegend. Nimm Ablenkungen – sobald du sie bemerkst – zur Kenntnis und bringe deine Aufmerksamkeit wohlwollend wieder zum Atemfluss zurück.

Lasse nun den Atem als Aufmerksamkeitsfokus los und öffne dich für die Hier-und-Jetzt-Erfahrung: Lasse alles ohne dein Hinzutun oder Abwenden entstehen – ohne bewusst zu steuern. Schaue, ob es dir möglich ist, diesen jeweiligen Erfahrungsmomenten den Raum zu geben, wie sie von allein kommen und gehen, ohne einzugreifen, und dich dabei ganz aus einer Art Beobachterperspektive zu entspannen, ohne dich inhaltlich zu involvieren.

Reflektiere und verbinde dich nun mit dem, was dich tief antreibt: der Wunsch nach Wohlbefinden, der Wunsch, leidvolle Erfahrungen zu vermeiden. Dies ist ein tiefliegendes Motiv, etwas, das uns alle antreibt; wir alle haben ein Recht auf Unversehrtheit und Wohlergehen.

Reflektiere über und identifiziere eine leidvolle Erfahrung, etwas, das dich vielleicht aktuell sehr bewegt, dich innerlich in Aufruhr bringt: vergegenwärtige dir, welche Faktoren zu dieser leidvollen Erfahrung beitragen. Wie verhält es sich mit deiner Einstellung, deinen Überzeugungen, Sichtweisen etc.? Was begünstigt diese leidvolle Erfahrung?

Versuche, einen Schritt zurück zu machen, diese leidvolle Erfahrung aus einer erweiterten Perspektive zu betrachten. Vielleicht ergibt sich dabei der

Blick für die Veränderung, die dabei das Geschehen durchläuft – Wandel und Veränderung als Teil menschlicher Erfahrung? Welcher Teil davon ist unausweichlich, was davon erfahren wir alle als Menschen, da es zum menschlichen Dasein erwartbar dazu gehört? Welcher Anteil ist womöglich verstärkt durch eine ganz bestimmte Sichtweise, Einstellung oder Erwartung, die jedoch in der Realität nicht erfüllt werden kann?

Reflektiere über solche Erfahrungsanteile die unausweichlich sind (Altern und seine Folgen, Krankheit, Trennung und Tod, nicht alles erreichen oder haben zu können, was man anstrebt etc.) und lasse in dir eine annehmende, wohlwollende Haltung entstehen. Vielleicht magst du dabei an einen guten Freund, eine gute Freundin denken – oder auch an ein weinendes Kind, welches deiner Fürsorge bedarf, eine tröstende Umarmung, eine wohlwollende Präsenz. Stelle dir vor, wie in der Herzgegend eine angenehme Wärme und Licht entsteht – als Symbol dieser wohlwollenden, freundlichen, gütigen Selbstfürsorge. Lasse die Wärme, das Licht nach und nach deinen Körper durchströmen, wie eine innere Umarmung, eine freundliche Zuwendung. Gleichzeitig vergegenwärtige dir die Anteile, die es lohnen zu verändern – womöglich eine zu harte Selbstverurteilung oder -kritik, eine festgefahrene Haltung, eine hohe oder gar unrealistische Erwartung. Fasse den Entschluss, dich von solchen Sichtweisen und Handlungen zu verabschieden, um dir unnötige, leidvolle Erfahrungen zu ersparen, stattdessen selbstfürsorglich Verantwortung zu übernehmen und dich so von unnötig Destruktivem zu lösen. Verweile einen Moment – nimm Gedanken, Gefühle und Körperempfindungen wahr –, vielleicht entsteht ein Gefühl der Erleichterung, eine innere Ausgeglichenheit und Leichtigkeit.

3. Abschluss und Widmung

Komme nun wieder für einen Moment bewusst zu deinem Atem zurück, nimm dabei deinen Körper, deine Sitzhaltung mit in den Blick. Nimm Berührungs- und Kontaktpunkte wahr – die Sitzfläche, den Boden. Verorte dich wieder innerlich in dem Raum, in dem du dich befindest. Beende mit einer persönlichen Widmung. Bringe eine Wertschätzung für deine aufgebrachte Zeit und Energie für diese Praxis auf – mit der Entschlossenheit, das Entstandene zu bewahren und zu vertiefen, verbunden mit der Erkenntnis, welche Freiheit zur Veränderung wir haben, sowie diese Art der Selbstfürsorge und Warmherzigkeit auch in den Alltag zu integrieren.

5.8 Reflexionspraxis: Wandel und Vergänglichkeit

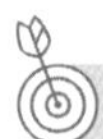

Ziele der Praxis

Sich vergegenwärtigen, dass Wandel und Vergänglichkeit alles durchdringen und zu erwarten sind, und sich auf diese Weise von unrealistischen Einstellungen lösen, die an die Vorstellung von Beständigkeit und Unveränderlichkeit geknüpft sind, dadurch eine Toleranz für den Möglichkeitsraum und eine Flexibilität für die sich verändernde Lebensrealität entwickeln und einen angemesseneren Umgang mit Unsicherheiten und Unvorhersehbaren ermöglichen.

Will man diese Übung mit Kindern durchführen, so sollte die Reflexion weniger abstrakt gestaltet werden. Man könnte zum Beispiel die körperlichen Empfindungen, Gefühle oder Gedanken thematisieren, die sich nach eingehender Beobachtung stetig verändern, um ein Gespür für die sich wandelnde Natur, beispielsweise von Erfahrungen, zu ermöglichen.

Die Übung ist in allen Körperhaltungen möglich und kann auch informell beim Warten an der Haltestelle usw. durchgeführt werden. Nimm dir fünf bis zehn Minuten Zeit, steigere dann mit der kontinuierlichen Praxis nach Bedarf und Möglichkeiten.

1. Körper und Haltung

Richte zu Beginn deine Aufmerksamkeit auf deinen Körper, deine Körperhaltung. Nimm dir Zeit zu explorieren, wie es dir hier und jetzt geht – auf emotionaler, gedanklicher und körperlicher Ebene. Wie bist du gerade anwesend, präsent?

Wenn möglich, lasse einen Moment Entspannung zu – gib ausatmend einem Sich-Lösen Raum. Aufgerichtet, stabil und bequem zugleich, richte die Aufmerksamkeit einige Augenblicke auf deinen Atemfluss – ohne Wertung, ohne etwas erreichen zu wollen, voll präsent. Lasse dich auf eine tiefe Vergegenwärtigung ein. Reflektiere darüber, was dich zu dieser Übung gebracht hat. Was leitet und was treibt dich an? Was hat dich inspiriert?

2. Eigentlicher Praxisteil

Werde dir nun für einen Moment deiner Hier-und-Jetzt-Erfahrung gewahr: Was immer im Spiegel deines Bewusstseins erscheint, lasse es durch deinen »Geist« reflektieren – wie ein Spiegel, der selbst nicht Teil dessen wird, was er reflektiert. Mehr noch: Nimm einen Gedanken, ein Geräusch, eine körperliche Empfindung wahr – ob angenehm, unangenehm oder neutral – und lasse dabei das Geschehen kommen und gehen. Bleibe unidentifiziert, beobachtend.

Reflektiere nun über die Bedeutung folgender Sätze (halte nach jedem Satz inne). Untersuche die Bedeutung, den Realitätsgehalt und finde Beispiele aus deinem Leben, deiner Biografie, deiner Erfahrung:

Jedem Kommen folgt ein Gehen.
Jedem Aufbau folgt der Zerfall.
Jeder Begegnung folgt eine Trennung.
Jedem Leben folgen das Sterben und der Tod.
Nichts ist sicherer als die Vergänglichkeit dieses Erfahrungsmoments,
nichts ist sicherer als der Wandel.

3. Abschluss und Widmung

Lasse die Gedanken, Gefühle und körperlichen Empfindungen los, die entstanden sind. Fokussiere deinen Atem an der Nasenspitze, in der Bauchgegend. Spüre den Kontakt zur Sitzfläche, zum Boden. Beende mit einer Widmung, mit der Wertschätzung für deine aufgebrachte Zeit und Energie für diese Praxis – mit der Entschlossenheit, das Entstandene zu bewahren und weiter zu vertiefen sowie die Überzeugung von der Unausweichlichkeit des Wandels weiter zu stärken.

5.9 Achtsame Yogapraxis

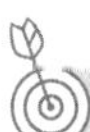

Ziele der Praxis

Achtsame Körperwahrnehmung während statischer und dynamischer Körperbewegungen schulen und sich vertraut machen mit dem eigenen Körper – der Körpererfahrung –, so dass der Körper bewusst erfahren werden kann. Verbindung von Körper, Atem und Geist ermöglichen, lernen, sich beim Bewegen durch den Atem leiten zu lassen – und dabei Flexibilität und Kraft zu steigern und die Gesundheit zu stärken bzw. zur (körperlichen) Entspannung beizutragen. Yoga und der Einbezug des Körpers für die Steigerung der Selbstwahrnehmung und der Verbindung mit dem gegenwärtigen Moment sind für Kinder besonders geeignet.

1. Körper und Haltung

Für das Üben eignet sich eine Yogamatte (rutschfest, Schafsfell oder eine andere Unterlage, die nicht zu hart und kalt, aber auch nicht so weich wie das Bett ist). Wenn du ein Sitzkissen hast, dann nutze es für die Sitzhaltungen, sofern es dir damit leichter fällt, im Schneidersitz zu sitzen.

Nimm dir für die unten dargestellten zehn Übungssequenzen etwa zwanzig bis dreißig Minuten Zeit und wenn möglich Ruhe – also Raum und Zeit für dich allein. Du kannst auch jede der zehn Sequenzen einzeln praktizieren, einzelne Sequenzen weglassen oder mehr oder weniger Wiederholungen einzelner Sequenzen üben. Die nachfolgenden Angaben dienen der Orientierung.

2. Eigentlicher Praxisteil

Vorab noch ein paar Erläuterungen zu den Strichmännchen: EA steht für Einatmen, AA für Ausatmen, x für Wiederholungen, AZ für Atemzüge, li für links, re für rechts, Min. für Minuten.

Nun folgt eine ausführliche Erläuterung der Sequenzen – es empfiehlt sich, diese einmal durchzulesen und dann nach den Strichmännchen zu üben. Gehe nach folgender Reihenfolge vor: Der Atem (ein, aus) beginnt, dann folgt die Bewegung, bis jeweils der Ein- oder Ausatem endet und damit die Bewegung in einer Haltung angekommen ist. Verweile während der Atempause einen kleinen Moment, dann beginne erneut mit dem Atem (ein oder aus) und lasse die Bewegung mit ein oder zwei Sekunden Verzögerung folgen.

Beim Üben geht es um das In-Einklang-Bringen von Atem und Bewegung/ Haltung und dabei den Geist zu fokussieren. Das Grundprinzip ist die Funktion der einzelnen Sequenzen, es geht weniger um die Perfektion der Form an sich. Jede Sequenz sollte angenehm und zugleich mit einer gewissen Stabilität durchgeführt werden.

1. Sequenz: im einfachen, angenehmen Schneidersitz sitzend, die Arme ruhen auf den Knien. Beginne damit, den Atemfluss wahrzunehmen und zu merken, an welchen Stellen sich der Atem wie im Körper zeigt.
   Einatmend Arme hebend, Schulterhöhe, dort bleibend ausatmen, einatmend die Arme weiter nach oben heben, bis sie schulterweit auseinander nach oben gestreckt sind (oder ggf. auch die Hände zusammenführen).
   Ausatmend beginnen, die Hände zusammenzuführen, und die Ellenbogen nach unten bewegen, bis der Ausatem endet und die Arme und Hände angekommen sind (ungefähr in Herz- oder Bauchhöhe). Vier bis sechs Mal wiederholen.

2. Sequenz: Beginne im Vierfüßlerstand, belasse den Rücken dabei in seiner natürlichen Haltung. Beginne mit dem Ausatmen, runde dabei vom Gesäß aus den Rücken, bis sich der Kopf zum Brustbein neigt. Halte in der Atempause inne; mit dem nächsten Einatem dehne nach und nach vom Kopf beginnend die Vorderseite des Körpers, strecke die Vorderseite nicht maximal. Vier bis sechs Mal wiederholen.
3. Sequenz: Aus dem Vierfüßlerstand das Gesäß zu den Fersen bringen und einen Moment mit der Stirn am Boden (als Variation auch auf den Händen oder Fäusten) und den Unterarmen am Boden ruhen. Zwei bis sechs Atemzüge.
4. Sequenz: Beginne im Fersensitz, lass dabei die Arme seitlich entspannt. Begib dich mit dem Einatem in den Kniestand, hebe dabei die Arme über vorn nach oben. Verweile einen Moment in der Atempause, dann beweg dich mit dem beginnenden Ausatem in die Vorbeuge nach vorn hinunter in die Kindstellung – Gesäß Richtung Fersen, Stirn und Unterarme zum Boden, die Arme etwa Schulterweit auseinander. Sechs bis acht Mal wiederholen.
5. Sequenz: Von der Kindstellung aus beginnend, einatmen, in den Vierfüßlerstand und dabei den rechten Arm und das linke Bein heben. Die rechte Hand zeigt mit der Handinnenfläche nach links, die Daumen sind locker, der Kopf ist leicht angehoben (nicht jedoch in den Nacken legen). Das gestreckte Bein befindet sich vom Becken aus parallel zum Boden (das Becken nicht kippen, das Bein muss/sollte nicht so weit wie möglich nach oben). Verweile einen Moment mit der Atempause und begib dich mit dem kommenden Ausatem wieder in die Kindstellung. Verweile erneut in der Atempause und wiederhole das Ganze mit dem kommenden Einatem mit der anderen Seite – den linken Arm und das rechte Bein heben etc. Sechs Mal wiederholen.
6. Sequenz: Komme in den Stand, lass dabei die Arme seitlich locker hängen. Hebe beim Einatmen die Arme über vorne oder der Seite nach oben. Verweile in der Atempause und beuge dich mit dem beginnenden Ausatem nach vorn; führe dabei die Arme über die Seite an den unteren Rücken, eine Hand hält dabei das andere Handgelenk, die Arme bleiben entspannt. Verweile in der Atempause; atme ein, hebe zuerst Kopf und Oberkörper, bewege dann die Arme über die Seite wieder nach vorn. Strecke die Beine langsam wieder und richte dich mit geradem Rücken nach oben hin auf. Verweile oben angekommen in der Atempause und bringe mit dem beginnenden Ausatem die Arme über vorne oder die Seite wieder in die Ausgangshaltung zurück. Sechs Mal wiederholen.
7. Sequenz: Komme in den Ausstellschritt, setze deinen rechten Fuß zuerst nach vorn, Füße etwa hüftgelenkweit auseinander (Bauchnabel schaut nach vorn). Die Haltung ist stabil, die Arme sind seitlich. Hebe sie mit dem Einatem über

vorn und beuge dabei das rechte Knie. Verweile in der Atempause, strecke dann beim Ausatmen das Knie und führe die Arme gleichzeitig vorn hinaus wieder zurück in die Ausgangshaltung nach unten. Wechsle nach etwa sechs Wiederholungen die Seite und stelle den linken Fuß nach vorn aus. Auch dies sechs Mal wiederholen.

8. Sequenz: stabiler Stand – Arme seitlich locker. Hebe beim Einatmen die Arme nach vorn und komme und dabei gleichzeitig auf die Fußballen bzw. Fußzehen. Verweile in der Atempause und führe mit dem Ausatem die Arme vornüber wieder nach unten. Wiederhole die Übung sechs Mal.
9. Sequenz: Begib dich in die Rückenlage und stelle die Füße hüftgelenkweit parallel zueinander auf; hebe die Füße ab und lege je eine Hand auf ein Knie (rechte Hand auf das rechte Knie, linke Hand auf das linke Knie), dabei schauen die Fingerspitzen jeweils zu den Füßen; Füße und Unterschenkel bleiben locker. Führe die Knie beim Ausatmen Richtung Bauch, ohne mit den Schultern zu ziehen. Verweile mit der Atempause. Löse beim Einatmen die Hände und führe die Arme nach oben und weiter nach hinten. Stelle dabei die Füße auf und hebe Gesäß und Becken an – achte darauf, dass die Knie parallel bleiben. Verweile mit der Atempause. Bewege Becken und Gesäß mit dem Ausatem wieder nach unten und bewege gleichzeitig die Arme nach oben und weiter nach unten und lege sie seitlich wieder ab. Wiederhole diese Sequenz acht Mal.
10. Sequenz: Komme wieder in eine bequeme Schneidersitzhaltung, die Hände ruhen auf den Oberschenkeln. Hebe beim Einatmen die Arme seitlich bis Schulterhöhe und halte die Position beim Ausatmen. Hebe mit dem Einatem die Arme weiter über die Seite nach oben, auf Schulterhöhe oder bis die Handinnenflächen sich berühren. Verweile mit der Atempause. Führe mit dem Ausatem die Ellenbogen und die Hände zusammengelegt lassend wieder nach unten bis zur Herz- und Bauchgegend. Vier bis sechs Mal wiederholen.

3. Abschluss und Widmung

Verweile am Ende in der Stille im angenehmen Schneidersitz mit den Händen auf den Oberschenkeln ruhend – lenke deine Aufmerksamkeit zu Körper, Atem und Geist und bleibe achtsam mit dem gegenwärtigen Moment verbunden. Ende mit einer persönlichen Widmung bzw. Wertschätzung für das Üben an sich, ca. drei bis fünf Minuten.

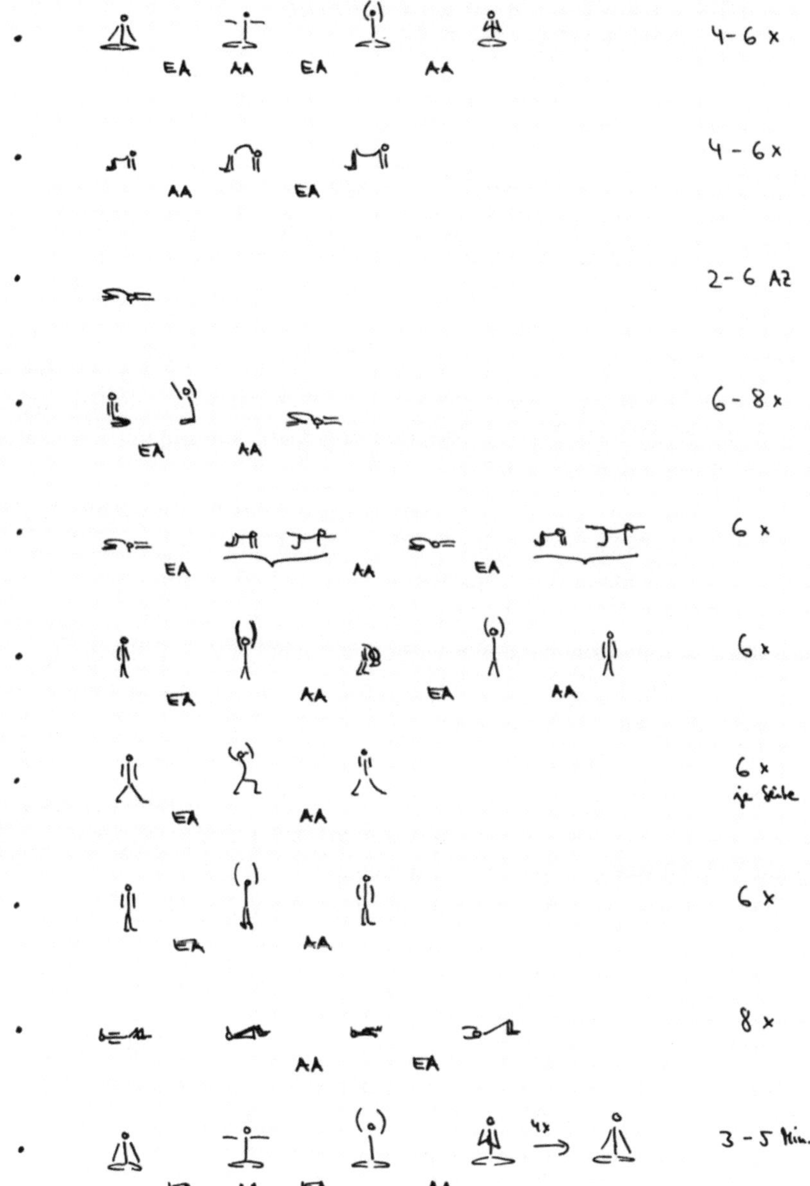

Abbildung 10: Schematische Darstellung der achtsamen Yogapraxis mit zehn Sequenzen

5.10 Achtsames Sprechen und Zuhören – dyadisches Üben: Variante 1[34]

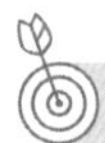

Ziele der Praxis

Achtsamkeit und damit die Steuerung der Aufmerksamkeit im sozialen Kontext üben. Verbale Kommunikation – zuhören und sprechen als getrennte Fähigkeiten üben. Differenzieren lernen, welche Sinnesmodalitäten beim Zuhören und Sprechen angesprochen werden; unterscheiden lernen, was infolge des »Gehörten« in mir als Resonanz angestoßen wird, was ich beim anderen und bei mir wahrnehme – Anteile des anderen und meine eigenen unterscheiden lernen. Den Prozess von fortfolgenden Interpretationen wahrnehmen, steuern lernen, insbesondere in der Rolle des Zuhörers nicht dem Impuls Folge leisten, etwas zu fragen oder zu sagen.

Die Übung wird zu zweit durchgeführt (ggf. in einer Gruppe mit Dyaden/Paaren). Es spricht nichts dagegen, bei dieser Praxis Kinder einzubeziehen. Achtet darauf, dass beide Gesprächspartner in gleicher Höhe sitzen – beide auf dem Sitzkissen, beide auf dem Stuhl. Dann nehmt euch Zeit, die Nähe/Distanz und auch die Positionen zueinander auszuprobieren, bis es sich für beide stimmig anfühlt (meistens nicht zu nah und fern, nicht direkt frontal, sondern eher in einem leichten Winkel zueinander).

Jede Dyade spricht sich ab, wer A und wer B ist. Beide Übungspartner kommen nacheinander in den Genuss, Zuhörer und Sprecher zu sein. Der Sprecher spricht und berichtet, der Zuhörer hört aufmerksam, interessiert, neugierig und möglichst nichtwertend zu, ohne zu sprechen.

Eine hilfreiche Variation zur vereinfachten Reflexion dieser Übung kann sein, eine Audio- oder Videoaufnahme (im Bestfall mit guter Sicht auf beide, mit anteiliger Frontalansicht) zu machen, um hinterher gemeinsam anzuhören bzw. anzuschauen, was bei der Übung entstanden ist.

Für die folgende Anleitung wird ein positives Erlebnis gewählt, anhand dessen die Vorgehensweise geschildert werden soll. Anstelle dieses Inhaltes kann jeder andere beliebig gewählt werden, allerdings empfiehlt es sich, sich darüber Gedanken zu machen, ob mit dem gewählten Inhalt ein spezieller Zweck ver-

34 Die Übungen sind selbst formulierte und entwickelte Anleitungen, orientieren sich an einer Vielzahl unterschiedlicher Übungsanleitungen, die veröffentlicht vorliegen. Hier einige Literaturhinweise zur Vertiefung in Bezug auf Kommunikation bzw. das Üben von Sprechen, Zuhören und Dialog: zum Beispiel die Materialien des SEE-Learning-Programms des CCSCBE; Kramer, 2007; Newberg u. Waldman, 2013; Scheurl-Defersdorf, 2014; Seikkula und Trimble, 2005; Watzlawick et al., 2016.

bunden ist und wenn ja, welcher. Positiv gefärbte Erlebnisse werden selten von allein ausgetauscht, was im sozialen Kontext zur Ressourcenstärkung gezielt genutzt werden kann. Darüber hinaus ist es wichtig, keine Beziehungsthemen zu wählen, da sonst die Achtsamkeit leichter von den Wahrnehmungen der unterschiedlichen Sinnesmodalitäten weggetragen wird.

Die Zeiteinheit variiert von ein bis drei Minuten pro Sprechphase. Sollte ohne einen externen Anleiter geübt werden, ist der Einsatz eines Timers empfehlenswert. Die Sprechphasen wechseln mit Stillephasen ab; beide Übungspartner tauchen in beide Rollen ein.

1. Körper und Haltung

Schließe die Augen; wenn es dir angenehmer ist, öffne sie ggf. halb. Lass den Blick nach unten gerichtet vor dir im Raum ruhen. Richte zu Beginn die Aufmerksamkeit auf deinen Körper, deine Körper- und Sitzhaltung. Spüre deine Füße, den Kontakt zum Boden, wandere hinauf, die Beine entlang bis zum Beckenraum – spüre den Kontakt zur Sitzfläche. Wandere die Wirbelsäule entlang nach oben, nimm ggf. den Kontakt zur Rückenlehne wahr (falls du auf einem Stuhl sitzen solltest). Spüre die Aufrichtung im Oberkörper. Vielleicht vernimmst du einen Impuls, dich noch ein wenig mehr aufzurichten und dabei die Schultern so entspannt wie möglich nach hinten unten sinken zu lassen.

Spüre in deine Hände hinein, wandere die Arme entlang hinauf, spüre schließlich den ganzen Schultergürtel, dann Hals und Nackenbereich. Spüre Gesicht und Kopf. Lasse dabei den Scheitel nach oben wachsen. Löse die Zähne voneinander und spüre bewusst in dein Gesicht hinein (solltest du die Augen geschlossen haben, kannst du dir vorstellen, sie wie ein zweites Mal zu schließen, so dass die Augen zur Ruhe kommen können). Nimm deinen Körper vom Scheitel bis zu den Fußsohlen wahr.

Mit ein, zwei oder drei Atemzügen atme bewusst tiefer ein und aus, komme auf diese Weise »ganz« hier an und sei ganz mit dem da, was ist. Richte nun für einige Augenblicke deine Aufmerksamkeit auf deinen Atem, fokussiere dich innerlich und übe so die Anbindung an den gegenwärtigen Moment.

Richte die Aufmerksamkeit auf deine Motivation – was leitet dich innerlich? Nimm dir einen Moment Zeit, um dich auszurichten und zu fokussieren, deine Aufmerksamkeit gezielt auf das Zuhören bzw. Sprechen zu lenken, dir und dem anderen Zeit zu schenken, um offen, interessiert und neugierig, nichtwertend mit allen Sinnen zuzuhören und zu sprechen.

2. Eigentlicher Praxisteil: Achtsames Zuhören und Sprechen

Lasse nun die Gedanken zur Motivation wieder los. Vergegenwärtige dir ein positives Erlebnis, dass du heute oder in den letzten Tagen, in letzter Zeit erlebt hast – es sollte nicht zu lang zurückliegen. Es geht dabei um eher kleinere und oder mittelgroße Erlebnisse, nicht um außergewöhnliche. Es könnte ein wahrgenommenes Lächeln, das warme Bett am Morgen, das Sonnenlicht, der Wind auf der Haut oder eine nette Geste sein. Überlege nicht zu lang, schau, was dir in den Sinn kommt; du musst nicht das perfekte oder beste Erlebnis auswählen – es sollte lediglich mit positiven Empfindungen, Gefühlen und Gedanken verbunden sein. Lasse dich für einen Moment ganz auf die Bilder ein, die mit der Erinnerung an dein positives Erlebnis aufsteigen – welche körperlichen Empfindungen, Gefühle und Gedanken kommen dir in den Sinn?

In dieser ersten Runde von ein bis drei Minuten Dauer, ist A = der Sprecher und B = der Zuhörer. Vergegenwärtige dir deine Rolle für diese Runde: Als Sprecher schaue, welche Worte stimmig das von deinem positiven Erlebnis transportieren, was du vermitteln oder preisgeben möchtest. Als Zuhörer verbinde dich mit einer offenen, interessierten, neugierigen, nichtwertenden Haltung – mit allen Sinnen. Stelle dich, präsent, auf das (Zu-)Hören ein.

Nun öffnet beide die Augen, ohne etwas zu sagen. Startet jetzt, bis ein (Ton-) Signal ertönt – Dauer ein bis drei Minuten (Timer einsetzen).

Kommt nun zum Ende. Sprich ggf. noch deinen Satz zu Ende – es ist nicht weiter tragisch, wenn du eigentlich noch mehr erzählen wolltest. Schließt die Augen. Richte die Aufmerksamkeit auf das Nachspüren: Was klingt in dir als Zuhörer nach? Was hast du gesehen, gehört, gerochen, geschmeckt, gefühlt, ganz wahrgenommen? Was ist durch das Gesagte bei dir in Schwingung geraten? Wie bist du mit den Impulsen umgegangen, etwas verbal oder nonverbal zu erwidern, zu fragen? Welche Anteile hast du beim anderen entdeckt? Welche waren eher Hinzufügungen durch Dinge, die in dir ausgelöst wurden oder mit dir zu tun haben? Wie hast du dich insgesamt erlebt – in deiner wohlwollenden Haltung, ganz, präsent, zuzuhören?

Was klingt in dir als Sprecher nach? Was hast du gesehen, gehört, gerochen, geschmeckt, gefühlt, ganz wahrgenommen? Was ist durch das von dir Ausgesprochene bei dir selbst in Schwingung geraten? Welche Anteile hast du beim anderen als Zuhörer entdeckt? Wie hast du dich insgesamt erlebt – wie den Zuhörer?

Wie hast du – ihr beide jeweils – das erlebt, was zwischen euch entstanden ist?

Nun kehrt beide für einen Moment zurück zu eurem jeweiligen Atem. Spürt dabei an die Nasenöffnung oder in die Bauchgegend. Nehmt wahr, welche

Körperempfindungen in dem jeweiligen Bereich durch den Atem entstehen. Atemzug für Atemzug (ca. eine Minute).

Nun stelle dich auf einen Rollenwechsel ein – A wird zum Zuhörer, B zum Sprecher. Vergegenwärtige dir das positive Ereignis. Lasse dich für einen Moment ganz auf die Bilder ein, die mit der Erinnerung daran aufsteigen – welche körperlichen Empfindungen, Gefühle und Gedanken kommen dir in den Sinn?

Vergegenwärtige dir deine Rolle für diese Runde: Als Sprecher schaue, welche Worte stimmig das von deinem positiven Erlebnis transportieren, was du vermitteln oder preisgeben möchtest. Als Zuhörer verbinde dich mit einer offenen, interessierten, neugierigen, nichtwertenden Haltung, dich mit allen Sinnen, präsent, auf das (Zu-)Hören einzustellen.

Nun öffnet beide die Augen, ohne etwas zu sagen. Startet jetzt, bis ein (Ton-) Signal ertönt – Dauer ein bis drei Minuten (Timer einsetzen).

Kommt zum Ende. Beende ggf. noch deinen Satz – selbst wenn noch etwas ausgesprochen werden will, belasse es dabei. Schließt die Augen. Richte die Aufmerksamkeit auf das Nachspüren: Was klingt in dir als Zuhörer nach? Was hast du gesehen, gehört, gerochen, geschmeckt, gefühlt, ganz wahrgenommen? Was ist durch das Gesagte bei dir in Schwingung geraten? Wie bist du mit den Impulsen umgegangen, etwas verbal oder nonverbal zu erwidern? Welche Anteile hast du beim anderen entdeckt, welche waren eher Hinzufügungen durch Dinge, die in dir assoziativ ausgelöst wurden oder mit dir zu tun haben? Wie hast du dich insgesamt erlebt – in deiner wohlwollenden Haltung, ganz, präsent, zuzuhören?

Was klingt in dir als Sprecher nach? Was hast du gesehen, gehört, gerochen, geschmeckt, gefühlt, ganz wahrgenommen? Was ist durch das von dir Ausgesprochene bei dir selbst in Schwingung geraten? Welche Anteile hast du beim anderen als Zuhörer entdeckt – mit all deinen Sinnen? Wie hast du dich insgesamt erlebt – wie den Zuhörer?

Wie hast du – ihr beide jeweils – das erlebt, was zwischen euch entstanden ist?

Nun kehrt beide für einen Moment zurück zu eurem jeweiligen Atem. Spürt dabei an die Nasenöffnung oder in die Bauchgegend. Nehmt wahr, welche Körperempfindungen in dem jeweiligen Bereich durch den Atem entstehen. Verbindet euch für einen Moment ganz mit dem Atemfluss (ca. eine Minute).

3. Abschluss und Widmung

Nun kehre zurück zu deinem Körper, deiner Körperhaltung. Spüre deinen atmenden Körper für einen Augenblick – behalte deinen Körper dabei als Ganzes im Blick. Nimm den Kontakt zur Sitzfläche, zum Boden wahr.

Nimm dir einen Moment Zeit, um diese Praxis zu widmen: Bewahre dir mit Wertschätzung für dein und euer Engagement und die verwendete Zeit gedanklich das, was du und ihr beide dabei erfahren habt, was bei dieser Praxis entstanden ist – verbinde es mit dem Entschluss, diese Praxis ggf. zu vertiefen, um dich zunehmend auch im sozialen Kontext innerlich auszurichten und achtsam auf ein Zuhören und Sprechen einlassen zu können und damit einen »echten« Kontakt herzustellen. Orientiere dich innerlich im Raum – öffne dann deine Augen, bewege deinen Körper, so wie es dir angemessen erscheint und guttut.

Nach dem Ende der Übung ist es wertvoll, sich in der Dyade oder in der Gruppe über die Erfahrungen auszutauschen. Die folgenden Fragen können dabei hilfreich sein: Wie habe ich mich und den anderen in den jeweiligen Rollen erlebt? War es unangenehm, angenehm, eher neutral? Hat sich das womöglich verändert, wenn ja, an welchen Stellen? Welche Haltung habe ich bei mir wahrgenommen? Was ist mir besonders aufgefallen (z. B. im Hinblick auf die unterschiedlichen Sinnesmodalitäten)? Konnte ich trennen zwischen meinen und den Anteilen des anderen? Was ist mir womöglich besonders schwer oder besonders leichtgefallen? Hat mir diese Übung gutgetan? Hat sie uns gutgetan? Was war anders im Vergleich zu einem alltäglichen Gespräch oder Austausch? Hat sie zu einer »echten« Begegnung beigetragen, hat sie uns vertrauter gemacht, näher miteinander gebracht?

5.11 Achtsames Sprechen und Zuhören – dyadisches Üben: Variante 2

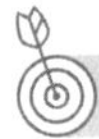

Ziele der Praxis

Achtsamkeit und damit die Steuerung der Aufmerksamkeit im sozialen Kontext üben; verbale Kommunikation – zuhören und sprechen als getrennte Fähigkeiten üben. Differenzieren lernen, welche Sinnesmodalitäten beim Zuhören und Sprechen angesprochen werden; unterscheiden lernen, was infolge des »Gehörten« in mir als Resonanz angestoßen wird, was ich beim anderen und bei mir wahrnehme – Anteile des anderen und meine eigenen unterscheiden lernen; den Prozess von fortfolgenden Interpretationen wahrnehmen, steuern lernen. Insbesondere in der Rolle des Zuhörers Rückfragen üben, die dazu beitragen, zu klären, zu vertiefen, zu verstehen.

Die Übung wird zu zweit durchgeführt (ggf. in einer Gruppe mit Dyaden/Paaren). Achtet darauf, dass beide Gesprächspartner in gleicher Höhe sitzen – beide auf dem Sitzkissen oder beide auf dem Stuhl. Dann nehmt euch Zeit, die Nähe/Distanz und auch die Positionen zueinander auszuprobieren, bis es sich für beide stimmig anfühlt (meistens nicht zu nah und fern, nicht direkt frontal, sondern eher in einem leichten Winkel zueinander). Jede Dyade spricht sich ab, wer A und wer B ist. Beide Übungspartner kommen nacheinander in den Genuss, Zuhörer und Sprecher zu sein. Der Sprecher spricht und berichtet, der Zuhörer hört aufmerksam, interessiert, neugierig und möglichst nicht wertend zu und stellt Fragen, die dazu beitragen, dem Sprecher offenes, wohlwollendes Interesse zu vermitteln, das Gehörte besser zu verstehen, Klarheit zu gewinnen und zu vertiefen – und zwar insbesondere den emotionalen Gehalt des Erlebten.

Eine hilfreiche Variation zur vereinfachten Reflexion dieser Übung kann sein, eine Audio- oder Videoaufnahme (im Bestfall mit guter Sicht auf beide mit anteiliger Frontalansicht) zu machen, um hinterher nochmals gemeinsam anzuhören bzw. anzuschauen, was bei der Übung entstanden ist.

In der folgenden Anleitung wird ein Erlebnis mit emotionaler Färbung – unabhängig, ob es eher positiv oder negativ war – der letzten Tage gewählt, von dem berichtet werden soll. Anstelle dieses Inhaltes kann jeder Inhalt beliebig gewählt werden, allerdings ist es empfehlenswert, sich darüber Gedanken zu machen, ob damit ein spezieller Zweck verbunden ist und wenn ja, welcher. Für die Anleitung wird ein emotional gefärbtes Ereignis gewählt, da dies förderlich sein kann, sich unseren Gefühlen und dem verbalen Ausdruck unserer Gefühle zu widmen. Darüber hinaus ist es wichtig, keine Beziehungsthemen zu wählen, da sonst die Achtsamkeit leichter von den Wahrnehmungen der unterschiedlichen Sinnesmodalitäten und der Achtsamkeit, sich mit Interesse einem dialogischen Zuhören zu widmen, weggetragen wird.

Die Zeiteinheit variiert von drei bis fünf Minuten pro Sprechphase. Sollte ohne einen externen Anleiter geübt werden, lohnt es sich, einen Timer zu benutzen. Die Sprechphasen wechseln mit Stillephasen ab; beide Übungspartner tauchen in beide Rollen ein.

1. Körper und Haltung

Schließe die Augen; wenn es dir angenehmer ist, öffne sie ggf. halb. Lass den Blick nach unten gerichtet vor dir im Raum ruhen. Richte zu Beginn die Aufmerksamkeit auf deinen Körper, deine Körper- und Sitzhaltung. Spüre deine Füße, den Kontakt zum Boden – wandere hinauf, die Beine entlang bis zum Beckenraum – spüre den Kontakt zur Sitzfläche. Wandere die Wirbelsäule entlang nach oben, nimm ggf. den Kontakt zur Rückenlehne wahr (falls du auf einem Stuhl sitzen solltest). Spüre die Aufrichtung im Oberkörper. Vielleicht vernimmst du einen Impuls, dich noch ein wenig mehr aufzurichten und dabei die Schultern so entspannt wie möglich nach hinten unten sinken zu lassen.

Spüre in deine Hände hinein, wandere die Arme entlang nach oben und spüre so den ganzen Schultergürtel, Hals und Nackenbereich bis zum Kopf. Lasse dabei den Scheitel nach oben wachsen. Löse die Zähne voneinander und spüre bewusst dein Gesicht.

Nimm deinen Körper vom Scheitel bis zu den Fußsohlen wahr. Mit ein, zwei oder drei Atemzügen atme bewusst tiefer ein und aus, komme auf diese Weise im Hier an und sei »ganz« mit dem da, was ist. Richte nun für einige Augenblicke deine Aufmerksamkeit auf deinen Atem, fokussiere dich innerlich und übe so die Anbindung an den gegenwärtigen Moment – Atemzug für Atemzug.

Richte nun die Aufmerksamkeit auf deine Motivation. Was leitet dich innerlich, dir einen Moment Zeit zu nehmen, um dich auszurichten und zu fokussieren, deine Aufmerksamkeit gezielt auf das dialogische Zuhören bzw. Sprechen zu lenken, dir und dem anderen Zeit zu schenken, um dabei offen, interessiert und neugierig, nicht wertend mit allen Sinnen zuzuhören und zu sprechen, den emotionalen Gehalt des Erlebten nachzuvollziehen?

2. Eigentlicher Praxisteil: Achtsames Zuhören und Sprechen

Lasse nun die Gedanken zur Motivation wieder los. Vergegenwärtige dir ein Erlebnis, das du heute oder in den letzten Tagen, in letzter Zeit erlebt hast – es sollte nicht zu lang zurückliegen. Es geht dabei um eher kleinere und oder mittelgroße Erlebnisse, nicht um außergewöhnliche oder besonders intensive Erfahrungen. Es könnte sich um eine Leichtigkeit, eine Freude, ein Glücksgefühl handeln, das infolge eines sonnigen Tages entstanden ist, oder um die Verwunderung, Irritation, ein Ärgernis infolge einer Begegnung mit jemanden. Überlege nicht zu lang, schau, was dir in den Sinn kommt. Du musst nicht das perfekte oder beste Erlebnis auswählen, es sollte lediglich eins sein, dass in dir etwas emotional – positiver oder negativer Art – bewegt hat. Lasse dich für einen Moment ganz auf die Bilder ein, die mit der Erinnerung an dein Erlebnis aufsteigen – welche körperlichen Empfindungen, Gefühle und Gedanken kommen dir in den Sinn? Was ist in der Situation passiert, was hat diese in dir ausgelöst?

In dieser ersten Runde von drei bis fünf Minuten Dauer ist A = der Sprecher und B = der Zuhörer. Vergegenwärtige dir deine Rolle für diese Runde: Als Sprecher schaue, welche Worte passenderweise insbesondere den emotionalen Gehalt deines Erlebnisses vermitteln. Versuche dich klar und bestimmt, langsam und eindeutig in Ichbotschaften auszudrücken, deine Beobachtungen zu teilen und explizit deine Gefühle infolge der erlebten Situation anzusprechen: »Ich fühlte mich ...« (beobachten), »weil ...« (wie ich es mir erkläre bzw. wie ich denke, dass es mit der Situation zusammenhing) und »Das bedeutet mir, …« oder »Das hat für mich diesen/jenen Stellenwert …« oder »Das erkenne ich als ein wiederkehrendes Muster von mir, …« (einordnen).

Als Zuhörer verbinde dich mit einer Haltung, die geprägt ist von Präsenz, Offenheit, Interesse, Neugier, Nichtwertung, Akzeptanz, Ruhe, Respekt und Toleranz, Verständnis, Wohlwollen, Warmherzigkeit, Freundlichkeit, Empathie und Mitgefühl. Sei mit allen Sinnen präsent, stelle dich auf das Hören ein und verwende Fragen, die dir selbst zu mehr mitfühlendem Verständnis und Verstehen verhelfen – die der entstehenden Beziehung im Dialog das nötige Vertrauen und die nötige Nähe schenken. Fragen und Reaktionen beim Zuhören könnten sein:

- »Habe ich dich richtig verstanden, dir ging es …?«
- »Ich habe den Eindruck, dass du …, liege ich damit richtig?«
- »Mir fällt auf, dass du an dieser Stelle … (ganz ruhig, langsam, aufgeregt … sich irgendetwas verändert hat) geworden bist, was heißt das?«
- »So wie ich es verstanden habe, hat die Situation X dazu beigetragen, dass du …«
- »Wenn ich dir zuhöre, wird mir ganz … Hast du dich so ähnlich gefühlt?«
- »Wenn ich dir zuhöre, spricht mich an, dass …«
- »Was hat das zu bedeuten, eben war es ganz still, vorher noch …?«
- »Mich hat überrascht, dass …«
- »An der Stelle bin ich neugierig geworden …«
- »So wie du es beschreibst, kann ich es mir genau vorstellen …«
- »Wie erklärst du dir deine Reaktion darauf?«
- »Welche Bedeutung hatte das für dich?«

Nun öffnet beide die Augen, ohne etwas zu sagen. Startet jetzt, bis ein (Ton-)Signal ertönt – Dauer drei bis fünf Minuten (Timer einsetzen).

Kommt zum Schluss. Sprich ggf. noch deinen Satz zu Ende – es ist nicht weiter tragisch, wenn du eigentlich noch mehr erzählen wolltest. Schließt die Augen. Richtet die Aufmerksamkeit auf das Nachspüren.

Was klingt in dir als Zuhörer nach? Was hast du gesehen, gehört, gerochen, geschmeckt, gefühlt, ganz wahrgenommen? Was ist durch das Gesagte bei dir in Schwingung geraten? Wie bist du mit dem Offenlegen deiner respektvollen, wertschätzenden, warmherzigen Interessenbekundung und den dazu gestellten Fragen umgegangen? Wie und an welchen Stellen hast du Fragen gestellt? Waren es offene oder geschlossene Fragen? Hast du viel gefragt? Welche Anteile hast du beim anderen entdeckt? Welche haben eher mit dir zu tun (z. B. vermutete Erwartungen des anderen bedienen zu wollen o. Ä.)? Wie hast du dich insgesamt erlebt, in deiner Haltung, mit voller Aufmerksamkeit für den anderen zuzuhören und das Verstehen über die emotionale Färbung zu vertiefen?

Was klingt in dir als Sprecher nach? Was hast du gesehen, gehört, gerochen, geschmeckt, gefühlt, ganz wahrgenommen? Was ist durch das von dir Ausgesprochene bei dir selbst in Schwingung geraten? Welche Anteile hast du beim anderen als Zuhörer und seinen Fragen entdeckt? Wie hast du dich insgesamt erlebt – wie den Zuhörer und seine Fragen?

Wie hast du – ihr beide jeweils – das erlebt, was zwischen euch entstanden ist?

Nun kehrt beide für einen Moment zurück zu eurem jeweiligen Atem. Spürt dabei an die Nasenöffnung oder in die Bauchgegend. Nehmt wahr, welche Körperempfindungen in dem jeweiligen Bereich durch den Atem entstehen, Atemzug für Atemzug (ca. eine Minute).

Nun stelle dich auf einen Rollenwechsel ein – A wird zum Zuhörer, B zum Sprecher: Vergegenwärtige dir nochmals das Ereignis, das in dir eine emotionale Färbung ausgelöst hat. Lasse dich für einen Moment ganz auf die Bilder ein, die mit der Erinnerung an dein Erlebnis aufsteigen – welche körperlichen Empfindungen, Gefühle und Gedanken kommen dir in den Sinn?

Vergegenwärtige dir deine Rolle für diese Runde: Als Sprecher schaue, welche Worte passenderweise insbesondere den emotionalen Gehalt deines Erlebnisses vermitteln. Versuche dich klar und bestimmt, langsam und eindeutig in Ichbotschaften auszudrücken, deine Beobachtungen zu teilen und explizit deine Gefühle infolge der erlebten Situation anzusprechen: »Ich fühlte mich …« (beobachten), »weil …« (wie ich es mir erkläre bzw. wie ich denke, dass es mit der Situation zusammenhing) und »Das bedeutet mir, …« oder »Das hat für mich diesen/jenen Stellenwert …« oder »Das erkenne ich als ein wiederkehrendes Muster von mir, …« (einordnen).

Als Zuhörer verbinde dich mit einer Haltung, die geprägt ist von Präsenz, Offenheit, Interesse, Neugier, Nichtwertung, Akzeptanz, Ruhe, Respekt und Toleranz, Verständnis, Wohlwollen, Warmherzigkeit, Freundlichkeit, Empathie und Mitgefühl. Stelle dich – mit allen Sinnen, präsent – auf das Hören ein und verwende Fragen, die dir selbst zu mehr mitfühlendem Verständnis und Verstehen verhelfen, die der entstehenden Beziehung im Dialog das nötige Vertrauen und die nötige Nähe schenken. Fragen und Reaktionen beim Zuhören könnten sein:

- »Habe ich dich richtig verstanden, dir ging es …?«
- »Ich habe den Eindruck, dass du …, liege ich damit richtig?«
- »Mir fällt auf, dass du an dieser Stelle … (ganz ruhig, langsam, aufgeregt … sich irgendetwas verändert hat) geworden bist, was heißt das?«
- »So wie ich es verstanden habe, hat die Situation X dazu beigetragen, dass du …«

- »Wenn ich dir zuhöre, wird mir ganz … Hast du dich so ähnlich gefühlt?«
- »Wenn ich dir zuhöre, spricht mich an, dass …«
- »Was hat das zu bedeuten, eben war es ganz still, vorher noch …?«
- »Mich hat überrascht, dass …«
- »An der Stelle bin ich neugierig geworden …«
- »So wie du es beschreibst, kann ich es mir genau vorstellen …«
- »Wie erklärst du dir deine Reaktion darauf?«
- »Welche Bedeutung hatte das für dich?«

Nun öffnet beide die Augen, ohne etwas zu sagen. Startet jetzt, bis ein (Ton-) Signal ertönt – Dauer drei bis fünf Minuten (Timer einsetzen).

Kommt anschließend zum Schluss. Sprich ggf. noch deinen Satz zu Ende – selbst wenn noch etwas ausgesprochen werden will, belasse es dabei. Schließt die Augen.

Richte die Aufmerksamkeit auf das Nachspüren: Was klingt in dir als Zuhörer nach? Was hast du gesehen, gehört, gerochen, geschmeckt, gefühlt, ganz wahrgenommen? Was ist durch das Gesagte bei dir in Schwingung geraten? Wie bist du mit dem Offenlegen deiner respektvollen, wertschätzenden, warmherzigen Interessenbekundung und den dazu gestellten Fragen umgegangen? Wie und an welchen Stellen hast du Fragen gestellt? Waren es offene oder geschlossene Fragen? Hast du viel gefragt? Welche Anteile hast du beim anderen entdeckt? Welche haben eher mit dir zu tun (z. B. vermutete Erwartungen des anderen bedienen zu wollen o. Ä.)? Wie hast du dich insgesamt erlebt, in deiner Haltung, mit voller Aufmerksamkeit für den anderen zuzuhören und das Verstehen über die emotionale Färbung zu vertiefen?

Was klingt in dir als Sprecher nach? Was hast du gesehen, gehört, gerochen, geschmeckt, gefühlt, ganz wahrgenommen? Was ist durch das von dir Ausgesprochene bei dir selbst in Schwingung geraten? Welche Anteile hast du beim anderen als Zuhörer und seinen Fragen entdeckt. Wie hast du dich insgesamt erlebt – wie den Zuhörer und seine Frage?

Wie hast du – ihr beide jeweils – das erlebt, was zwischen euch entstanden ist?

Nun kehrt beide für einen Moment zurück zu eurem jeweiligen Atem. Spürt dabei zur Nase oder zum Bauch. Nehmt wahr, welche Körperempfindungen in dem jeweiligen Bereich durch den Atem entstehen. Verbindet euch für einen Moment ganz mit dem Atemfluss (ca. eine Minute).

3. Abschluss und Widmung

Nun kehre zurück zu deinem Körper, deiner Körperhaltung. Spüre deinen Atem – behalte dabei gleichzeitig deinen Körper als Ganzes im Blick. Nimm den Kontakt zur Sitzfläche, zum Boden wahr.

Nimm dir einen Moment Zeit, um diese Praxis zu widmen: Bewahre dir mit Wertschätzung für dein und euer Engagement und die verwendete Zeit gedanklich das, was du und ihr beide dabei erfahren habt, was bei dieser Praxis entstanden ist. Verbinde es mit dem Entschluss, diese Praxis ggf. zu vertiefen, um dich zunehmend auch im sozialen Kontext innerlich auszurichten und achtsam auf ein Zuhören und Sprechen einlassen zu können und damit einen »echten« Kontakt herzustellen – getragen von emotionalem Ausdruck.

Orientiere dich innerlich im Raum, öffne dann deine Augen. Bewege deinen Körper so, wie es dir angemessen erscheint und guttut.

Nach Ende der Übung ist es wertvoll, sich in der Dyade oder in der Gruppe über die Erfahrungen auszutauschen. Die folgenden Fragen können dabei hilfreich sein: Wie habe ich mich und den anderen in den jeweiligen Rollen erlebt? War es unangenehm, angenehm, eher neutral – hat sich das womöglich verändert, wenn ja, an welchen Stellen? Welche Haltung habe ich bei mir wahrgenommen? Was ist mir besonders aufgefallen (z. B. im Hinblick auf die unterschiedlichen Sinnesmodalitäten)? Konnte ich trennen zwischen meinen und den Anteilen des anderen? Was ist mir womöglich besonders schwer oder besonders leichtgefallen – beispielsweise über meine Gefühle zu sprechen bzw. vertiefende Fragen zu stellen? Hat mir diese Übung gutgetan? Hat sie uns gutgetan? Wie ging es mir mit dem Fragenstellen bzw. damit, Fragen gestellt zu bekommen? Was war anders im Vergleich zu einem alltäglichen Gespräch oder Austausch? Hat die Übung eine »echte« Begegnung ermöglicht, hat sie uns vertrauter gemacht, einander nähergebracht?

5.12 Einsichtsdialog

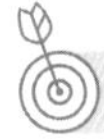

Ziele der Praxis

Das Gewahrsein für den gegenwärtigen Augenblick im Angesicht eines Gegenübers üben – insbesondere mit dem Herzen zu lauschen und sich aus der Stille heraus dem zu öffnen, was gegenwärtig offenbar wird.

Die Praxis des Einsichtsdialogs bzw. *Insight Dialogue* wurde von Gregory Kramer (2007) entwickelt und umfasst sechs Grundideen, die einzeln oder während einer Einheit geübt werden können:

1. Innehalten – Verweilen *(Pause):* Dabei geht es um die Praxis der Achtsamkeit, dem Innehalten im Gegenwärtigen, dem Stillwerden und dabei nicht unseren automatisierten Reaktionen zu verfallen, sondern sich davon freizumachen. staunend und abwartend zu schauen, zu verweilen.
2. Entspannen *(Relax):* An dieser Stelle geht es darum, Ruhe und Akzeptanz einzuladen und sich dabei freizumachen von »wollen« oder auch alles/die Situation kontrollieren/verändern zu wollen – sich einlassen mit körperlicher Entspannung und auf psychischer Ebene dem Gegenwärtigen mit Akzeptanz zu begegnen. So wird ein Einlassen im tieferen Sinne möglich.
3. Sich öffnen *(Open):* Dabei geht es um das Sich-Öffnen für das Relationale, die Beziehung und den Zwischenraum über die eigenen Körpergrenzen hinaus, sich öffnen für den Raum um uns herum, sich zur Verfügung stellen mit einer inneren Weite.
4. Vertrauen auf Entfaltung/Entwicklung/Emergenz *(Trust emergence):* Dabei geht es um die Wahrnehmung der veränderlichen Natur der Erfahrung und Dinge, die Ambiguität, die Jetzt-Erfahrung; sich mit Zuversicht einlassen können auf das, was sich im Jetzt entfaltet, ohne Kontrolle, ohne Planung und Zweckgerichtetheit. Es geht um das Sich-hinein-Spüren in die Gegenwärtigkeit mit allen Sinnen getragen von Nichtwissen – so erst kann das Ungeahnte und Ungeplante in Beziehungen zum Vorschein kommen.
5. Mit dem Herzen zuhören *(Listen deeply):* Mit dem Herzen zuhören bedeutet, sich rezeptiv einlassen können, auf das, was innerlich zu uns spricht, auf das, was unser Gegenüber spricht. Leitend ist die Frage, was passiert gerade, und sich dabei mit Warmherzigkeit im Herzen berühren lassen – von der Bedeutung, den Gefühlen, dem Sichtbaren, den körperlichen Reaktionen und Wahrnehmungen und der Stille, dem Zwischenraum.
6. Das Wahre sprechen *(Speak the truth):* Aus der Integrität und Fürsorge sowie aus der Verbundenheit mit dem Gegenüber heraus sollte nur das Angemessene, Nötige – nicht mehr und nicht weniger – und Nützliche ausgesprochen werden, aus dem Inneren heraus, aufrichtig, gewaltfrei und gütig, der veränderlichen Natur gemäß.

Die Übung wird zu zweit durchgeführt (ggf. in einer Gruppe mit Dyaden/Paaren). Achtet darauf, dass beide Gesprächspartner in gleicher Höhe sitzen – beide auf dem Sitzkissen, beide auf dem Stuhl. Dann nehmt euch Zeit, die Nähe/Distanz und auch die Positionen zueinander auszuprobieren, bis es sich für beide stimmig anfühlt.

Jede Dyade spricht sich ab, wer A und wer B ist. Beide Übungspartner kommen nacheinander in den Genuss, Zuhörer und Sprecher zu sein. Der Zuhörer stellt eine Frage wiederholt, aus dem Herzen, aus einer Warmherzigkeit, einem

Wohlwollen heraus. Der Sprecher antwortet intuitiv aus der achtsamen, ruhigen Entspannung heraus, verbunden mit sich und seinen körperlichen Empfindungen und Gefühlen – aus der Gegenwärtigkeit des Momentes heraus. Die Frage, die gestellt wird, kann variiert, angepasst und adaptiert werden, je nach Kontext und Zielhorizont – es geht immer um die Vertiefung der gegenwärtigen Erfahrung und darum, Antworten aus der Verbundenheit mit der Tiefe zu ermöglichen, die nicht rein kognitiv-intellektuell gesteuert sind. Beispiele sind:

- »Was empfindest du im Angesicht leidvoller Erfahrungen?«
- »Was berührt dich im Herzen?«
- »Was ist für dich ein offenes Herz?«
- »Was geschieht in dir in der Stille?«
- »Wie sorgst du für dich?«
- »Was trägt dich?«
- »Was verbindet dich mit dir, mit anderen?«

Es spricht nichts dagegen, diese Übung auch mit Kindern durchzuführen. Ggf. kann man mit dem Kind gemeinsam herausarbeiten, welche Frage, wie formuliert, interessant sein könnte.

Plane mindestens fünf Minuten für eine Einheit ein. Sollte ohne einen externen Anleiter geübt werden, lohnt es sich, dafür einen Timer einzusetzen. Die Übungseinheiten wechseln mit Stillephasen ab; beide Übungspartner tauchen in beide Rollen.

1. Körper und Haltung

Findet eine angenehme Körperhaltung und Sitzposition miteinander. Nehmt euch genügend Zeit, euch auch körperlich ein- und auszurichten. Schließt die Augen.

Vergegenwärtige dir, was dich dazu leitet, diese Übungen durchzuführen. Erinnere dich dabei an eure vorab überlegte Frage oder euer Thema.

2. Eigentlicher Praxisteil

Beginnt damit, euren jeweiligen Atem zu fokussieren – einige Atemzüge ganz verbunden mit dem Atemgeschehen. Schließlich öffnet euch für die jeweilige Hier-und-Jetzt-Erfahrung – wende dich entspannt und staunend deinem Hier und Jetzt zu, ohne Hinzufügungen, ohne Weglassungen, ohne zu reagieren. Beobachte das Kommen und Gehen für einige Augenblicke ganz bewusst, lausche! Löse dich von dem Impuls, etwas kontrollieren zu wollen.

In einem nächsten Schritt öffnet die Augen. Lasst eure Blicke schweifen, wendet euch einander zu – nonverbal, wachsam, behutsam, wohlwollend, offen.

Konzentriere dich mit dem inneren Vertrauen darauf, dass sich das, was von Bedeutung ist, von allein zeigen wird. Spüre in die Resonanz, nimm wahr, was in dem Zwischenraum, zwischen euch, entsteht.

Zunächst stellt A die Frage XX und wiederholt diese nach einer kurzen Antwort von B erneut (mindestens fünf Mal oder häufiger). A lauscht offen, neugierig, mit dem ganzen Herzen auf die Antworten, die jeweils unterschiedlich ausfallen können. Nimm mit allen Sinnen auf, was geschieht, ausgelöst und erfahren wird – lasse dich berühren.

B, der Sprecher, der nach dem inneren Lauschen etwas zum Ausdruck bringt, bleibt auch hier nahe an dem, was die Frage in ihr oder ihm jeweils in Bewegung bringt, ohne in diesen Prozess kognitiv-kontrollierend einzugreifen. Sprich dabei nur das für dich Wichtigste, das Nötigste – ohne Hinzufügungen, ohne Weglassungen –, wertschätzend verbunden.

Nach dieser Runde wechselt B zum Fragestellenden und Zuhörer, während A zum Sprecher wird. Zwischen dem Wechsel und auch zum Ende – schließt jeweils die Augen und geht für einen Moment in die gemeinsame Stille.

3. Abschluss und Widmung

Fokussiere deinen atmenden Körper, ohne Wertung, akzeptierend-wohlwollend, werde dir der gegenwärtigen Erfahrung bewusst. Beendet das gemeinsame Üben schließlich mit Wertschätzung und Dankbarkeit und öffnet die Augen.

5.13 Wertschätzung und Dankbarkeit – oder wie wir alle miteinander verbunden sind[35]

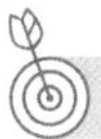

Ziele der Praxis

Hauptziel ist es, ein Gefühl von Wertschätzung und Dankbarkeit zu erzeugen, vor dem Hintergrund des Gewahrseins unserer menschlichen Verbundenheit miteinander. Systemisch gesehen besteht ein Netzwerk aller möglichen Ursache-Bedingungs- und Wirkungsgefüge, aus buddhistischer Sicht ist das Abhängige Entstehen ebenso im Vordergrund. Insofern wir uns aktiv klar machen, dass

35 Die Übung ist in Anlehnung an das Modul V des CBCT® ausformuliert, Center for Contemplative Science and Compassion-Based Ethics, CCSCBE, Emory University, Atlanta, GA, USA

jeder Mensch nur aufgrund der Unterstützung durch andere und des Eingebundenseins in eine Gemeinschaft so unversehrt leben kann, dass unsere Grundbedürfnisse weitestgehend befriedet werden, wird quasi automatisch ein Gefühl von Dankbarkeit und Wertschätzung hervorgerufen. Übergeordnet beinhaltet diese Praxis das Kultivieren eines positiven Geisteszustandes, der einem negativen, von Mangel eingeengten Geisteszustand etwas entgegensetzt und diesen verringert.

Wird diese Übung mit Kindern durchgeführt, empfiehlt es sich, gemeinsam eine Fähigkeit oder ein Konsumgut zu definieren, in die Mitte eines Blattes Papier zu schreiben und anschließend zu sammeln, wer alles daran beteiligt war, dass er/sie diese Fähigkeit erworben hat. Mit Doppelpfeilen kann die Vernetzung deutlich gemacht werden.

Du kannst die Praxis im Sitzen, Stehen, Liegen oder Gehen durchführen (das Üben in einer sitzenden Position mit einer aufrechten Haltung ist allerdings in der Regel von Vorteil) und sie auch im Alltag – als informelle Praxis – üben, beispielsweise beim Warten auf eine Verabredung. Nimm dir zu Beginn vielleicht eher fünf bis zehn Minuten Zeit und verlängere je nach Möglichkeit, Bedarf und Freude.

1. Körper und Haltung

Versuche dich zu Beginn zu entspannen und eine Körperhaltung einzunehmen, welche dies am ehesten möglich macht. Damit du nicht (zu) schläfrig wirst, empfiehlt es sich, den Oberkörper in eine aufrechte Position zu bringen – das Brustbein leicht anheben, die Schultern locker und den Nacken lang werden lassen, indem du den Scheitel nach oben ziehst. Atme ein bis drei Mal tief ein und aus, um zu unterstreichen, dass du nun mit deiner Präsenz da bist, voll und ganz im Hier und Jetzt.

Verbinde dich nun mit einem Moment des Aufgehobenseins, der Sicherheit und eines Wohlgefühls. Reflektiere über deine Motivation, in dir Dankbarkeit und Wertschätzung zu kultivieren.

Nun nimm dir einige Augenblicke, deine Aufmerksamkeit zu stabilisieren, indem du dein Gewahrsein behutsam auf die sich entfaltenden Empfindungen des Atems lenkst. Folge dem Atem, wie er ein- und ausströmt.

Lass die Aufmerksamkeit auf den Atem wieder los und werde deinen Empfindungen, Gedanken und Gefühlen gewahr – die in der Hier-und-Jetzt-Erfahrung entstehen –, erlaube ihnen zu kommen und zu gehen, ohne dich mit ihnen zu identifizieren oder dich mit ihnen zu verstricken.

2. Eigentlicher Praxisteil

Richte deine Aufmerksamkeit auf deinen aktuellen Alltag. Welche Dinge nutzt oder konsumierst du täglich? Welche Fertigkeiten und Fähigkeiten ziehst du heran, um deinen Alltag so zu gestalten, wie du es aktuell tust? Greife einen der Aspekte auf, die dir in den Sinn kommen, vielleicht die Fähigkeit, Fahrrad zu fahren, ein Instrument zu spielen, zu lesen und zu schreiben, eine Mahlzeit zuzubereiten, die Straßenbahn zu nutzen etc. Überlege dir, wer und wie viele direkt und auch indirekt daran beteiligt waren oder sind, dass du nun auf diese Fähigkeit oder diese Sache zurückgreifen kannst?

Nach einer Weile entsteht womöglich ein Gefühl für die netzwerkartige Struktur von miteinander in Beziehung stehenden Menschen, die dazu beigetragen haben, dass du heute dein Leben so leben kannst, mit den Fähigkeiten, Fertigkeiten und Dingen, die du nutzt, um das Leben angenehm zu gestalten, Bedürfnisse zu befriedigen. Vielleicht taucht ein Gefühl des Eingebundenseins auf, eine Wertschätzung für den Platz für jeden Einzelnen von uns, der beteiligt ist, an unserer Lebensgestaltung und unserem Wohlbefinden. Ohne all diese beteiligten Menschen, unabhängig davon, ob diese beabsichtigt hatten, uns zu unterstützen oder nicht, würde unser Leben nicht so aussehen, könnten wir womöglich bestimmte Dinge nicht erfahren.

Vielleicht entsteht der Raum für Wertschätzung und der Blick für all das, was wir erhalten und von anderen direkt oder auch indirekt bekommen. Dankbarkeit für diese Ressourcen, Nähe und Zuneigung für diese Menschen, mögen wir sie persönlich kennen oder auch nicht.

In diesem Sinne nähre das Gefühl der Wertschätzung, indem du die Interessen der anderen mit in den Blick nimmst. Andere mit ihren Bedürfnissen und Wünschen zu berücksichtigen und uns gar für ihre Belange einzusetzen, kann unsere Wertschätzung nicht nur zum Ausdruck bringen, sondern diese Wertschätzung und die damit verbundene Nähe noch verstärken.

3. Abschluss und Widmung

Bringe die Aufmerksamkeit zurück zu deinem Körper, spüre deinen Atem fließend ein- und ausströmen, bemerke den Boden und andere Kontaktpunkte oder -flächen. Fasse ggf. den Entschluss, Wertschätzung in deinen Alltag und die Begegnung mit anderen zu integrieren und diese Praxis weiter zu vertiefen.

5.14 Mitgefühl für andere – mit allen verbunden (als individuelle Praxis)[36]

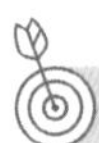

Ziele der Praxis

Mitgefühl für andere zu kultivieren und sich mit allen verbunden zu fühlen. Übergeordnet kann dies die eigene Resilienz steigern und zu mehr Wohlbefinden führen. Mit Kindern versucht man sich gemeinsam an einen Moment der Freundlichkeit, des Wohlwollens zu erinnern und schließlich nach innen gerichtet zu schauen, was es bewirkt, sich mit dieser Freundlichkeit etc. zu verbinden.

Es empfiehlt sich, diese Praxis im Sitzen durchzuführen – und mit ein bisschen Übung kann es auch gelingen, sie im Alltag ohne formalen Übungsrahmen durchzuführen. Starte zu Beginn mit eher wenigen Minuten und steigere mit zunehmender Mühelosigkeit bis zu ein bis zwei Stunden.

1. Körper und Haltung

Nimm eine angenehme Körperhaltung ein, in der Entspannung und Wachheit möglich sind. Wirbelsäule aufrecht, Schultern entspannt, Hände locker aufliegend. Spüre die Frische mit dem Einatmen, das Sich-Lösen mit dem Ausatmen. Erinnere dich an einen Moment oder Ort, in oder an dem du dich wohl und sicher gefühlt hast. Vergegenwärtige dir deine Motivation, Mitgefühl für andere in deinem Geist zu kultivieren.

2. Eigentlicher Praxisteil

Rufe dir den Gedanken hervor, wie wir alle miteinander verbunden sind: Wir teilen das menschliche Streben nach Wohlbefinden, das Vermeidenwollen von leidvollen Erfahrungen. In dieser Hinsicht sind wir alle gleich. Vergegenwärtige dir, wie wir in einem wechselseitigen Gefüge miteinander verbunden sind und uns gegenseitig in einem Geben und Nehmen stützen, wie wir uns gegenseitig nützen.

Denke nun an eine dir bekannte (nahestehende, dir liebe) Person, die aktuell eine leidvolle Erfahrung durchmacht, jemand, der verletzt ist, Schmerzen hat, sich unwohl fühlt, Probleme angehen muss o. Ä. Versuche dir die Person vor dei-

---

36 Die Übung ist in Anlehnung an das Modul VI des CBCT® ausformuliert, Center for Contemplative Science and Compassion-Based Ethics, CCSCBE, Emory University, Atlanta, GA, USA.

nem inneren Auge vorzustellen, mit den Gefühlen, Gedanken und körperlichen Empfindungen, die sie aktuell erleben mag. Und bedenke dabei auch, selbst wenn diese Person nicht aktuell starke Leiden durchlebt, so ist sie – genauso wie wir alle – immer wieder mit Situationen konfrontiert, etwas Ersehntes nicht zu bekommen oder etwas Unangenehmes nicht von sich fernhalten zu können. Vergegenwärtige dir den vorrübergehenden Mangel an Zufriedenheit, inneren Frieden, vielleicht eine Trennung, Krankheit oder Altern. Lasse ein Gefühl der Nähe und Innigkeit mit dieser Person entstehen, fühle in ihre Situation hinein, vergegenwärtige dir die Verletzlichkeit, aber auch die Notwendigkeit, wie sehr diese Person deiner Fürsorge bedarf.

Lasse ein tiefes Mitgefühl in dir entstehen. Du kannst dies mit einer innerlichen Wiederholung verbinden von beispielsweise den Worten »Mögest du frei sein von leidvollen Erfahrungen, frei von den Ursachen dieser leidvollen Erfahrung«, »Mögest du innere und äußere Rahmenbedingungen vorfinden, um mit dieser leidvollen Situation umgehen zu können«.

Gleichzeitig kannst du dir, wenn es dir stimmig vorkommt, ein Licht und/oder eine Wärme in der Herzgegend erdenken – als Symbol für dein Mitgefühl, deine empathische Fürsorge – und dir vorstellen, wie sich dieses Licht/diese Wärme allmählich in deinem ganzen Körper ausdehnt und dich erfüllt. Schließlich kannst du visualisieren, wie dieses Licht/die Wärme von dir zu der Person übergeht und schließlich auch sie nach und nach ganz erfüllt ist, erleichtert, beruhigt, befriedet.

Nach einer Weile kannst du den Kreis der Personen, für die du dein Mitgefühl kultivieren möchtest, auf weitere dir vertraute und nahe Personen erweitern, bis hin zu Menschen, die du weniger bis gar nicht kennst, und schließlich – wenn für dich möglich – auch solche miteinbeziehen, die fern sind oder mit denen du gar aktuell eine schwierige Beziehung hast (Unstimmigkeiten, Feindseligkeiten, Wut etc.).

Vergegenwärtige dir jeweils die Verletzlichkeit, die Not oder Notlage, wie ein Kind, das nach einer tröstenden Umarmung trachtet. So lasse in dir diese empathische Fürsorge, ein Wohlwollen, ein tiefes Mitgefühl entstehen, bis, durch das stete Wiederholen für dich passender Worte, die Vorstellung von Licht und Wärme allmählich deinen Körper erfüllt und dieses Licht/die Wärme zu allen um dich herum ausstrahlen lässt – verbunden mit der Vorstellung, wie die jeweilige Person dadurch in ihrer leidvollen Situation Linderung erfährt. Vielleicht ist es möglich, die innere Bereitschaft, anderen helfen zu wollen oder Hilfe konkret in die Tat umzusetzen, dadurch zu bestärken. Verweile anschließend einen Moment in dieser Erfahrung von Mitgefühl – nimm Gefühle, Gedanken und körperliche Empfindungen wahr.

3. Abschluss und Widmung

Lass die entstandenen Bilder zum Abschluss vor deinem inneren Auge wieder verblassen. Kehre zurück zu deinem Atem, ins Hier und Jetzt – spüre auch deinen Körper, anwesend in dem Raum, in dem du dich befindest, im Kontakt mit Sitzfläche und Boden. Beende diese Praxis mit einer persönlichen Widmung, beispielsweise mit den Worten »Möge diese Übung zu Wohlbefinden für mich und andere beitragen« oder »Möge ich diese Haltung in meinen Alltag hineintragen«.

5.15 Mitgefühlspraxis für andere – dyadische Praxis[37]

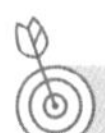

Ziele der Praxis

Entwicklung von Mitgefühl für einen anderen bzw. die Übungspartnerin auf Basis der Erkenntnis der verbindenden Elemente und getragen von empathischer Fürsorge für den anderen, ihn zu unterstützen, leidvolle Erfahrungen zu reduzieren. Die Praxis eignet sich für die Kombination unterschiedlicher Dyaden einer Familie und empfiehlt sich für die Stärkung der Kohäsion untereinander.

Führe die Übung zu zweit auf gleicher Sitzhöhe aus (entweder beide auf einem Stuhl oder beide auf einem Bodensitzkissen); wählt dazu vorab eine für beide passende Entfernung, die nicht zu weit weg und auch nicht zu nah ist und sich für beide angenehm anfühlt. Die gesamte Dauer der Übung wird miteinander geschwiegen. Sie dauert fünfzehn bis dreißig Minuten.

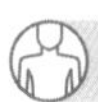

1. Körper und Haltung

Nachdem ihr eine Sitzhaltung auf jeweils einem Stuhl oder Sitzkissen eingenommen habt, schließt die Augen und widmet euch für einige Augenblicke eurem Körper und der Sitzhaltung. Spüre den Kontakt zum Boden, zur Sitzfläche, wandere die Wirbelsäule Schritt für Schritt nach oben, richte dein Brustbein auf, lasse die Schultern noch ein, zwei Mal kreisen und dann hinten hinuntersinken. Nimm deine Hände bewusst wahr, insbesondere die Handinnenflächen, wandere die Arme entlang hinauf und spüre auch den Schultergürtel. Von Hals und Nacken aus wandere weiter zu deinem Gesicht, löse die Zähne voneinander,

37 Vgl. Dyadische Übungspraxisanleitung in Jinpa und Weiss (2013).

spüre Mund- und Augenwinkel. Nimm nun den ganzen Kopf wahr und lasse schließlich den Scheitel ein klein wenig nach oben »wachsen«. Nimm den Körper als Ganzes wahr. Atme bewusst zwei bis drei Mal tief ein, nimm die Frische und das Belebende auf und fokussiere beim Ausatmen die Lockerung und das Loslassen (auf Basis des Atems – z. B. Gedanken).

Um dich gut aufgehoben zu fühlen, erinnere dich an einen Moment der Fürsorge, des Wohlbefindens, der Sicherheit etc.: Lass Geborgenheit und Wärme in dir entstehen, nimm dabei körperliche Empfindungen, Gefühle und Gedanken wahr. Werde dir deiner Motivation bewusst, Mitgefühl in dir wachzurufen, zu vertiefen und insbesondere der Person dir gegenüber zu schenken. Um dich auch innerlich auszurichten, beobachte für einige Augenblicke deinen Atem, so wie er ganz von allein geschieht – ohne Bemühung, ohne ein Müssen oder Wollen, Atemzug für Atemzug, im Hier und Jetzt.

2. Eigentlicher Praxisteil

a) Öffne nun die Augen. Betrachte den anderen genau; schaue dir sein Gesicht an – mit deiner ganzen Präsenz, wach, wohlwollend mit Interesse – zunächst den Kopf, das Gesicht, von den Haaren bis zum Haaransatz, die Gesichtsform, die Stirn, die Schläfen, die Wangen, das Kinn, die Nase, Augenbrauen und Augen. Entdecke die Formen, die Farben, die Unterschiede – die gesamte Erscheinung. Schließe deine Augen wieder und spüre nach: Welche Gefühle, Gedanken und körperliche Empfindungen tauchen auf? Dann werde dir wieder deines Atems bewusst.
b) Öffne nun die Augen. Versetze dich in deine*n Übungspartner*in. Wie mag es sich anfühlen, mit dieser Art von Präsenz angeschaut zu werden, deine ganze Aufmerksamkeit zu erhalten? Schließe deine Augen wieder und spüre nach: Welche Gefühle, Gedanken und körperliche Empfindungen bemerkst du? Nun nimm deinen Atem wieder wahr.
c) Lasse nun die Augen noch einen Moment geschlossen: Reflektiere einen Moment darüber, wie dein Gegenüber, wie sie oder er im Leben, im Alltag immer wieder schwierige Zeiten durchlebt, mit Problemen und Schwierigkeiten konfrontiert ist – Höhen und Tiefen kommen und gehen, in gleicher Weise, wie du selbst alle Witterungen des Lebens erfährst. Genau wie du selbst möchte dein Gegenüber glücklich sein und sich wohlfühlen und weniger leidvolle, schmerzliche Erfahrungen machen. Verbinde dich für einen Moment mit deinem tiefen Bedürfnis nach Wohlbefinden, Zufriedenheit und Glück und schenke dir selbst ein warmherziges Wohlwollen: »Möge ich sicher sein«, »Möge es mir gut gehen«, »Möge ich unversehrt aus schwierigen

Zeiten hervorgehen« etc. Finde für dich passende Worte und wiederhole sie innerlich ein paar Mal und lasse dich dabei auf diese Güte und Freundlichkeit dir selbst gegenüber ein.

d) Reflektiere, dass sich dein Gegenüber genau wie du selbst wohl, sicher und frei sein möchte von zornvollen, hasserfüllten, schmerzhaften, traurigen Momenten und Lebensphasen. Öffne die Augen. Schaue, betrachte und nimm wahr – vielleicht entsteht ein Gefühl der Verbundenheit, Nähe oder Innigkeit. Schaue, was in dir aufsteigt. Schließe die Augen. Öffne dich für das, was im Nachklang entsteht – Gefühle, Gedanken, körperliche Empfindungen. Nimm bewusst den Atemfluss wahr.

e) Verbinde dich mit geschlossenen Augen mit einer positiven Aspiration für dein Gegenüber: »Mögest du sicher sein«, »Möge es dir gut gehen«, »Mögest du in dir Frieden finden«, »Mögest du mit dir selbst freundlich und wohlwollend umgehen«, »Mögest du frei sein von Schwierigkeiten, Problemen und Schmerzen«, »Mögest du mit dem ausgestattet sein, was du brauchst, um das Leben mit seinen Anforderungen gut zu bewältigen«. Finde für dich passende Worte, die deine Aspiration für den anderen am besten zum Ausdruck bringen, dass er frei sein möge von leidvollen Erfahrungen und den Ursachen des Leidens. Öffne deine Augen. Bleibe mit deiner Aspiration für den anderen verbunden, biete deine guten Wünsche an, ohne sie auszusprechen, während du den anderen anschaust. Schließe die Augen. Gehe dem Nachklang nach – auf emotionaler, gedanklicher und auf körperlicher Ebene. Nimm deinen Atem wahr, verbinde dich mit dem Hier und Jetzt. Spüre deinen atmenden Körper.

3. Abschluss und Widmung

Beendet nun das gemeinsame Üben, öffnet die Augen. Nehmt euch zum Abschluss mit Dankbarkeit für die Möglichkeit, gemeinsam diese Übung durchzuführen, einen Moment Zeit, euch über die jeweils gemachten Erfahrungen auszutauschen. Fragen könnten dabei hilfreich sein: Wie war es für dich als Sender/Empfänger? Hat sich im Verlauf etwas verändert – wenn ja, auf welcher Ebene oder in welcher Hinsicht? War es möglich, die Schritte zu befolgen? Was haben sie bewirkt? Gelang es, sich miteinander zu verbinden, Mitgefühl für den anderen aufzubringen? Wenn ja, wie hat sich das angefühlt, was hat es bewirkt? Kommt nach ca. fünf Minuten zum Abschluss – möglicherweise mit einer persönlichen Widmung, sich aktiv für das Kultivieren guter Qualitäten zu engagieren, auch im Alltag.

5.16 Geben und Nehmen auf Basis des Atems – *Tong-len*[38]

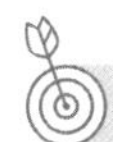

Ziele der Praxis

Die *Tong-len*-Praxis kommt aus dem sogenannten Geistestraining (tib. *Lojong*) und wird in allen tibetisch-buddhistischen Schulen praktiziert, um empathische Fürsorge und Mitgefühl für alle fühlenden Menschen und Wesen zu entwickeln, und zwar auf Basis von Aussenden und Annehmen bzw. Geben und Nehmen in Verbindung mit dem Atem. Die Fixierung auf die eigene Person und ausschließlich auf die eigenen Belange werden minimiert, die Fürsorge für andere steigt, indem man sich von den (leidvollen) Erfahrungen anderer berühren lässt und damit die Fähigkeit steigert, auszuhalten und Unangenehmes zu tolerieren. Gleichzeitig wird eine altruistische Haltung erzeugt und es entsteht eine innere Weite durch Verbundenheit.

Zunächst wird die Übung mittels einer vorgestellten Person geübt, der man sich verbunden fühlt, die man gern hat. Als Vorbereitung kann es jedoch hilfreich sein, die Praxis erst einmal nur auf sich selbst bezogen zu üben: das eigene Leiden verdichtet aufnehmend zu spüren und sich selbst in die Erleichterung führen. Nach einer Weile kann der Kreis an nahen Menschen ausgedehnt werden (in Quantität), dann auf neutrale, Unbekannte erweitert und, wenn möglich, schließlich Personen berücksichtigt werden, die man als Widersacher oder als aversiv erlebt – bis zur ganzen Welt.

Wenn die Übung gut vorbesprochen wurde, lässt sie sich auch gut mit Kindern durchführen. Es empfiehlt sich, diese Praxis zunächst als formale Praxis im Sitzen durchzuführen und später, bei höherer Vertrautheit mit der Übung, kann sie auch informell überall und zwischendurch praktiziert werden. Beginne mit ca. fünf bis zehn Minuten und steigere mit wiederholtem Üben nach Belieben.

1. Körper und Haltung

Nimm deine Körperhaltung wahr – verändere deine Position, bis du bequem und gut sitzt. Der Oberkörper ist gestreckt und aufgerichtet, der Nacken lang, der Scheitel der höchste Punkt. Die Arme und Hände liegen locker auf, dein Gesicht entspannt, die Augen geschlossen oder halb geöffnet, der Blick gesenkt. Ermögliche dir einen inneren sicheren Rahmen; erinnere dich an

38 Vgl. die Ausführungen von Chödrön (2001). Die Leserin, der Leser sei darauf verwiesen, dass man diese Übung auch anfänglich mit sich selbst, das heißt mit den eigenen vergangenen oder zukünftigen leidvollen Erfahrungen machen kann und erst mit weiterer Übung auf andere bezieht.

einen Moment der Geborgenheit und Wärme, den du erfahren hast. Werde dir deiner Motivation bewusst, eine mitfühlende und altruistische Haltung zu entwickeln.

2. Eigentlicher Praxisteil

Beginne damit, deine Aufmerksamkeit auf deinen Atem zu richten. Bemerke, wie er ohne dein Hinzutun geschieht, fließend, mit Pausen, sich verändernd, im wechselnden Rhythmus.

Beginne die Übung mit einer einzelnen Person, einer Person, die dir lieb und nahe ist. Stelle sie dir vor deinem inneren Auge vor, so konkret, so spürbar wie möglich. Vergegenwärtige dir die leidvollen Erfahrungen, die diese Person durchmacht: altern, Krankheiten, Trennungen, etwas nicht zu erreichen oder bekommen zu können, Unzufriedenheit, Ärger, Hass, Neid, Eifersucht, ungünstige Sichtweisen und schmerzliche Annahmen etc.

Stelle dir nun vor, dass du mit deinem Einatem diese Schwierigkeiten, Probleme, leidvollen Aspekte in Form eines dunklen Rauches einatmest. Der Rauch trifft in deiner Herzgegend auf ein schwarzes, kugelförmiges Gebilde, es symbolisiert deine eigenen leidvollen Erfahrungen, deine Selbstbezogenheit, Verdunkelungen und Verengungen. In dem Moment, in dem der Rauch auf das Gebilde trifft, wird es zerstört – mit einem Mal können sich deine gute Qualitäten entfalten: Liebe, Mitgefühl, Mitfreude, Gleichmut, Frieden, Weisheit, Glück.

Mit dem Ausatem stelle dir vor, wie sich das helle, strahlende, klare Licht in deinem ganzen Körper ausdehnt, schließlich ausstrahlt und nach und nach auch die von dir vorgestellte Person durchdringt. Mit jedem Ausatemzug sende diese guten Qualitäten in Form von Licht zu der dir lieben, nahen Person. Stelle dir ihre Erleichterung vor, der Frieden und das Wohlgefühl, das sich einstellt. Lasse dich davon berühren und freue dich mit ihr.

Du kannst den Kreis der Personen erweitern an lieben, dir nahen, auch Fremde und Unbekannte mitaufnehmen und schließlich solche, mit denen es schwierig ist, die dir fern sind. Wiederhole diese Praxis des Annehmens und Aussendens, so lange dein Geist sich ohne Widerstand, jedoch mit einer Zufriedenheit oder Freude darauf einlassen kann.

3. Abschluss und Widmung

Beende, indem du die Aufmerksamkeit zurück auf deinen Körper lenkst, auf deine Sitzhaltung achtest. Spüre den Kontakt zum Boden, nimm den Raum um dich herum wahr. Richte eine Widmung aus, zum Wohle deiner selbst und anderer, diese Praxis weiter zu vertiefen und Mitgefühl als lebendige Qualität in deinem Alltag zu leben.

5.17 Selbstreflexion - analytisches Denken üben

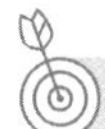

Ziele der Praxis

Bei dieser Übung geht es um eine vertiefende Selbstreflexion. Diese kann hilfreich sein, Erkenntnisse über bestimmte Istsituationen und Istzustände zu erzielen und herauszufinden, was bei intendierten Veränderungsprozessen zu berücksichtigen ist, und sich damit ggf. leichter in eine gewünschte Richtung zu verändern. Die Fragen – wenn auch nicht erschöpfend – sollen dabei unterstützen, die Reflexion über sich und seine Lebensgestaltung genauer zu hinterfragen. Am besten gehst du vor dem eigentlichen Beginn der Praxis die Fragen einmal durch und beginnst mit der, die dich am ehesten anspricht, und streichst solche, mit denen du gar nichts anfangen kannst. Du kannst auch andere, neue Fragen oder Formulierungen hinzufügen und mit wiederholender Praxis alle bearbeiten. Es empfiehlt sich, pro Sitzung eine, maximal drei Fragen zu bearbeiten und sich dafür mindestens fünfzehn bis zwanzig Minuten Zeit zu nehmen. Die Praxis ist eher für Erwachsene gedacht.

1. Körper und Haltung

Beginne damit, deinem Körper und deiner Körperhaltung Zeit zu schenken. Richte dich in einer guten Sitzhaltung ein, verändere die Position, bis du möglichst entspannt und wach eine Zeit lang sitzen kannst. Strecke den Rücken, lockere Hände, Schultern und Kiefergelenke. Schließe, wenn möglich, die Augen. Nimm Kontaktstellen wahr und durchwandere deinen Körper mit den Füßen beginnend bis zum Scheitel – werde dir ohne Wertung gewahr, was gerade ist. Nimm dir einen Augenblick, dir deiner Motivation bewusst zu werden: Was motiviert dich, dich und dein Leben gezielt zu reflektieren?

Nun richte die Aufmerksamkeit auf deinen Atem. Fokussiere dabei entweder auf den Bereich unterhalb der Nasenlöcher oder auf die Bauchgegend. Spüre, wie der Atem kommt und geht, bemerke die Atempausen zwischen Ein- und Ausatem und nimm die volle Länge des Einatems und die volle Länge des Ausatems wahr. Versuche, nichts zu verändern oder zu beeinflussen. Nimmst du Gedanken, Gefühle oder Sinneseindrücke wahr, lasse sie – so wie sie gekommen sind – einfach wieder ziehen, ohne Wertung, ohne sie jeweils zu vertiefen, und kehre immer wieder zum Atem zurück.

 2. Eigentlicher Praxisteil

Lies die Frage, mit der du entschieden hast zu beginnen. Wiederhole sie ein oder mehrere Male, dann verweile einige Augenblicke und, verbunden mit deinem*r inneren Beobachter*in, schaue, was in dir aufsteigt. Welche Assoziationen nimmst du wahr? Welche damit einhergehenden Gefühle und körperlichen Empfindungen? Verfolge eine Gedankenkette, vertiefe sie, indem du Argumente und Belege aus deiner Selbstbeobachtung aus dem Alltag für deine aufsteigende Perspektive bzw. Antwort findest.

Nimm dir Zeit, deinen Reflexionsprozess aufzuschreiben, in Stichworten oder ausformuliert. Die Reflexion wird wesentlich davon profitieren, die Gedanken in Worte zu fassen und sie zu notieren, anstatt sie ausschließlich gedanklich zu betreiben.

- Mein Selbstkonzept – wer bin ich und wenn ja, wie viele?
- Was macht mich aus? Welche Anteile sind präsent und in welcher Ausprägung?
- Was ist typisch »ich«, was zeichnet mich aus? Woraus leite ich das ab – aus welchen Gedanken, Gefühlen, Verhaltensweisen, aus welchen Einstellungen, Sichtweisen, Überzeugungen, Glaubenssätzen, aus welchen Erfahrungen?
- Wie empfinde /nehme ich mein »Ich« bzw. mein »Selbst« in unterschiedlichen sozialen Kontexten wahr?
- Was macht mich in meiner spirituellen, ganzheitlichen Seite aus? Woran mache ich das fest?
- Wie bin ich zu dem geworden, der ich bin? Was sind meine erworbenen Muster? Was tue ich, um zu der Person zu werden, die ich sein möchte?
- Welche Werte sind mir wichtig? Was trägt mich in meiner Haltung zu mir, zu anderen, zum Leben?
- Woraus schöpfe ich Vertrauen, Zuversicht, woraus Freude?
- Wie gehe ich mit Unsicherheiten, Unwägbarkeiten, Unvorhergesehenem um?
- Was sind meine Ressourcen, inneren Stärken, Kraft- und Inspirationsquellen?
- Was bringt mich zu mir selbst zurück?
- Wie und wann finde ich Stille in mir?
- Welche Bedürfnisse sind für mich besonders wichtig, welche handlungsleitend?
- Wie sorge ich für mich und meine Bedürfnisse? Wie übernehme ich Verantwortung für mich und meine Handlungen und deren Folgen?
- Worin begrenze ich mich – aktiv, bewusst?
- Was sind meine Hindernisse, Ängste und Befürchtungen?

- Wie schaue ich auf meine Probleme, wie auf Lösungen und Lösungswege?
- Wie erlebe ich mich mit anderen typischerweise: nah–fern, dominant–unterwürfig, freundlich–unfreundlich, bezogen–wenig bezogen, aggressiv/ablehnend–friedlich/annehmend?
- Wie erleben mich andere typischerweise?
- Inwiefern bin ich anderen eine Freundin/ein Freund? Würde ich mich selbst als Freundin oder Freund haben wollen?
- Wie finde ich durch den anderen zu mir selbst?
- Wann und wie oft suche ich die Nähe zu anderen, mit welcher Idee?
- Wie gehe ich mit Veränderungen um?
- Wie gehe ich mit der Vergänglichkeit, dem Wandel und der Endlichkeit um?
- Wie aktiv oder passiv bin ich, selbst Dinge zu bewegen? Wovon hängt das ab?
- Wofür »brenne« ich und lasse mich begeistern?
- Welche Fragen, welche Geheimnisse in meinem Leben möchte ich bewahren?
- In welchen Dingen strebe ich nach mehr Balance, in welchen nach mehr Einseitigkeit und Schwerpunktsetzung?
- Wenn ich morgen sterben würde, was würde ich in jedem Fall heute noch tun?
- Was rührt mich tief an? Was tue ich für meine Herzensqualitäten – meine Warmherzigkeit, meine Liebe, Demut, Großzügigkeit, Geduld, Gelassenheit, Gleichmut, welche etc.?
- Wann und wie oft verlasse ich meine Komfortzone und betrete Neuland?
- Was zieht mich an – eher die Stabilität oder das Bewegliche?
- Wie erlebe ich mich in meiner Körperlichkeit? Was und wie gestalte ich die Beziehung zu meinem Körper?
- Wie erlebe ich mich in meiner Geschlechtlichkeit? Was macht mich zu Frau, Mann, Divers etc.? Was sind die weiblichen, die männlichen, die XY-Seiten, die ich an mir entdeckt habe?
- Wie erlebe ich mich in meiner Sexualität mit mir, mit anderen? Welche Bedeutung hat sie?
- Was sind meine Ziele? Wie viele hatte ich bereits, von welchen habe ich mich bisher getrennt, welche Ziele bleiben bestehen? Welche Schritte gehe ich dafür bewusst?
- Überwiegt das Geben oder Nehmen, in welchen Bereichen? Wie oft wechseln sie sich ab? Wann erfüllt mich das Dienen und Hingeben, wann das Bestimmen und Einverleiben?
- Wonach sehne ich mich? Wonach suche ich vielleicht sogar?
- Welche Schattenseiten an mir erkenne ich, welche erahne ich?
- Was führt mich zur Versöhnung – mit mir, mit anderen, in welchen Dingen?
- Was möchte ich beenden, abschließen, loslassen?

- In welchen Bereichen ist mir mehr die Fülle, in welchen mehr die Leere lieber?
- Welche Dinge in meinem Leben sind einfach? Was tue ich für das Einfache und das Komplizierte?
- Was verbindet mich mit dem »Ursprünglichen«, mit dem »Größeren«, mit der Natur? Welche Bedeutung gebe ich diesen Dingen in meinem Leben?
- Wie verwirkliche ich mich selbst? Was tue ich dafür, was müsste ich evtl. mehr oder weniger dafür tun?
- Wie kommt Leichtigkeit in mein Leben? Ist sie mir wichtig?
- Wie kommt Ernsthaftigkeit in mein Leben? Ist mir das wichtig?
- Was bewahre ich mir von dem Kindlichen, das mir vertraut und eigen ist? Wovon habe ich mich getrennt?
- Was tue ich dafür, mich von mir selbst zu erholen, mir nicht alles von mir selbst gefallen zu lassen?
- Welche Dinge im Leben empfinde ich als Bereicherung? Worin fühle ich mich beschenkt, wofür habe ich eine besondere Wertschätzung?
- Was tue ich dafür, klarer zu sehen, besser unterscheiden zu lernen, anders oder erweitert zu differenzieren?
- Was hilft mir, mich innerlich offen und weit zu machen?
- Welche Freiheiten habe ich, welche nehme ich mir? Was gestalte ich (gerne)?
- Welche Zweifel tragen zu meiner Entwicklung bei, welche nicht?
- Wenn ich in einem Satz ausdrücken würde, was mich liebenswert macht, was würde ich sagen?
- Wenn ich in einem Satz ausdrücken würde, was mich menschlich macht, was wäre das?
- Wenn ich mich selbst aufmuntern würde, was würde ich zu mir sagen?
- Was führt zu meiner Authentizität?
- Was hilft mir, mich meiner Kreativität zu verbinden? Was ist daraus schon entstanden, was könnte noch daraus entstehen?
- Wenn ich einen Anfang finden möchte, was tue ich dafür, was brauche ich dafür?

3. Abschluss und Widmung

Zum Abschluss lege den Stift zur Seite, schließe die Augen und verweile einen Moment mit dem, was deine gegenwärtige Erfahrung ausmacht. Bleibe ganz offen und unbeeinflusst; was auch immer da ist, kommt und geht, lass es geschehen, ohne dich besonders beeindrucken zu lassen – weder im positiven noch im negativen Sinne.

Nimm wieder Verbindung auf zu deinem Atem, deinem atmenden Körper – spüre die Sitzhaltung, die Kontaktpunkte und -flächen. Richte eine Widmung aus, deine persönlichen Erkenntnisse bezogen auf dich und dein Leben weiter zu vertiefen, offen und neugierig zu bleiben für die Veränderungen, die dabei miteinhergehen, und dies im Alltag zu nutzen, um zum eigenen und zum Wohlbefinden anderer beizutragen.

5.18 Dyadische Selbstreflexion zur möglichen Veränderungsinitiierung

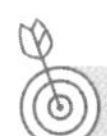

Ziele der Praxis

Bei dieser Übung geht es um eine vertiefende Selbstreflexion bezogen auf eine mögliche Veränderungsinitiierung unter Nutzung des sozialen Kontextes. Eine vertiefende Selbstreflexion im Tandem bzw. in der Dyade deckt möglicherweise andere Perspektiven auf, die bei einer alleinigen Selbstreflexion nicht zutage treten würden, da das soziale Feld andere Zugänge offen oder nahelegt, als dies beim alleinigen Reflektieren der Fall wäre.

Achtet darauf, dass die Gesprächspartner in gleicher Höhe sitzen – beide auf dem Sitzkissen, beide auf dem Stuhl. Dann nehmt euch Zeit, die Nähe/Distanz und auch die Positionen zueinander auszuprobieren, bis es sich für beide stimmig anfühlt (meistens nicht zu nah und fern, nicht direkt frontal, sondern eher in einem leichten Winkel zueinander). Jede Dyade spricht sich ab, wer A und wer B ist. In der ersten Runde ist A der Sprecher und Interviewte, B der Interviewer und Zuhörer, dann wird nach einer kurzen Stillephase gewechselt. Der Interviewer und Zuhörer stellt nur wiederholt die (im weiteren Verlauf zu findenden) Frage(n), geht aber keinen Dialog als solchen ein – es geht also nicht um das Weiter- und Nachfragen oder gar sich selbst dabei einzubringen. Der Interviewer und Zuhörer dient dazu, durch die soziale Aufmerksamkeit den eigenen Selbstreflexionsprozess zu unterstützen.

Es empfiehlt sich, pro Einheit mindestens zwanzig Minuten einzuplanen, also inklusive des Rollenwechsels vierzig Minuten. Die Praxis ist eher für Erwachsene geeignet.

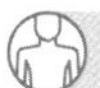

1. Körper und Haltung

Schließe zu Beginn die Augen. Richte die Aufmerksamkeit auf deine Körper- und Sitzhaltung. Spüre deine Füße, den Kontakt zum Boden – wandere weiter nach oben, die Beine entlang bis zum Beckenraum. Spüre den Kontakt zur Sitzfläche. Wandere die Wirbelsäule hinauf und nimm ggf. den Kontakt zur

Rückenlehne wahr (falls du auf einem Stuhl sitzt). Spüre die Aufrichtung im Oberkörper; lass die Schultern so entspannt wie möglich nach hinten unten sinken. Spüre in deine Hände hinein, wandere die Arme entlang hinauf – spüre den ganzen Schultergürtel, dann Hals und Nackenbereich und schließlich Gesicht und Kopf. Lasse dabei den Scheitel nach oben wachsen. Löse die Zähne voneinander und spüre bewusst dein ganzes Gesicht. Nimm deinen Körper vom Scheitel bis zu den Fußsohlen wahr.

Mit ein, zwei oder drei Atemzügen atme bewusst tief ein und aus, komme auf diese Weise »ganz« im Hier und Jetzt an, sei ganz mit dem da, was ist. Richte nun für einige Augenblicke deine Aufmerksamkeit auf deinen Atem. Fokussiere dich innerlich und übe so die Anbindung an den gegenwärtigen Moment – Atemzug für Atemzug. Bleibe mit der Aufmerksamkeit im Bereich der Nase oder des Bauches. Richte sie nun auf deine Motivation – was leitet dich innerlich, dir nun einen Moment Zeit zu nehmen, dich und dein Leben vor dem Hintergrund einer Veränderungsfrage zu reflektieren?

2. Eigentlicher Praxisteil

Öffnet die Augen. B beginnt und stellt die folgende Frage – ein Mal, dann fünf Minuten Raum und Zeit geben (ggf. die Frage wiederholen):

- Was bringt dich dazu, so über dich und dein Leben zu denken, wie du denkst?

B stellt die nächsten Fragen – einmalig, fünf Minuten Raum und Zeit geben (ggf. die Fragen wiederholen):

- Was führt dazu, dich so zu fühlen, wie du dich in deiner aktuellen Lebensphase fühlst – körperliche Empfindungen/Erfahrungen miteingeschlossen? Welche Bedürfnisse spielen da mit hinein?

B stellt den dritten Fragenblock – wieder einmalig, dann Zeit geben und ggf. die Frage erneut stellen:

- Was führt dazu, dass du so im Alltag handelst, wie du handelst, und mit dir und anderen so umgehst, wie du es tust?

B schließt mit der vierten und letzten Frage (Zeit geben, ggf. die Frage erneut stellen):

- Willst du etwas verändern an dem, wie du über dich und dein Leben denkst, wie du dich fühlst, wie du mit Körper und Sprache handelst und mit dir selbst und anderen umgehst – wenn ja, was genau und in welchem Bereich (wann und wie, was brauchst du dafür)?

Schließt danach die Augen und spürt in die Stille hinein. Dann wird dieser Hauptteil wiederholt und A stellt die Fragen.

3. Abschluss und Widmung

Schließt zum Abschluss die Augen. Richte die Aufmerksamkeit auf deinen Atem, deinen Körper, deine Sitzhaltung. Sei urteilsfrei, akzeptierend, was da ist, wohlwollend gegenwärtig präsent. Beendet mit Dank das gemeinsame Üben und öffnet wieder die Augen.

5.19 Selbstreflexion im Dialog – soziale Perspektivenerweiterung

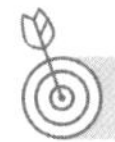

Ziele der Praxis

Bei dieser Übung geht es um eine vertiefende Selbstreflexion durch das Befragen einer anderen, mir vertrauten Person über ihre Wahrnehmung im Hinblick auf die eigene Person bzw. mein Selbst. Auf diese Weise erweitert sich die Selbst- durch die Fremdwahrnehmung. Neue Denkanstöße können entstehen, ggf. eigene blinde Flecken erkannt werden.

Achtet darauf, dass die Gesprächspartner in gleicher Höhe sitzen – beide auf dem Sitzkissen, beide auf dem Stuhl. Dann nehmt euch Zeit, die Nähe/Distanz und auch die Positionen zueinander auszuprobieren, bis es sich für beide stimmig anfühlt. Jede Dyade spricht sich ab, wer A und wer B ist. In der ersten Runde – sofern gewechselt werden soll – ist A der Sprecher und Interviewte über die eigene Person, B der Interviewer und Zuhörer.

Bei dieser Übung ist es wichtig, dass der Zuhörer, der etwas über seine Person aus der Perspektive des anderen erfährt, nachfragen kann. Es entsteht also ein achtsamer, wohlwollender Dialog und ein Austausch, bei dem Nachfragen zum vertiefenden Verstehen möglich und wichtig ist. Die Reflexion der Metaebene und des Beziehungsgeflechts sind dabei außerdem bedeutsam. Bedenkt vor dem Üben, dass es keine objektiv »richtigen« oder »falschen« Aussagen geben kann. Es geht bei der Übung auch nicht darum, Recht zu bekommen oder zu erhalten, sondern mit einer Offenheit für die Sicht und Wahrnehmung des anderen sich selbst aus einer anderen Perspektive betrachten zu können. Bedenkt außerdem, dass die Antworten zu einem Anteil auch etwas mit dem Interviewten zu tun haben und mit der Beziehung, die ihr miteinander pflegt. Ein besonderes Augenmerk liegt auf der Haltung, mit welcher der Dialog begonnen und fortgeführt wird.

Innerhalb einer Familie kann man Kinder miteinbeziehen. Es ist jedoch wichtig, auf die Auswahl verständlicher Fragen zu achten. Es empfiehlt sich, pro Einheit mindestens zwanzig Minuten einzuplanen, ggf. inklusive des Rollenwechsels vierzig Minuten.

1. Körper und Haltung

Schließe zu Beginn die Augen. Spüre deinen Körper, hier und jetzt – was nimmst du wahr? Wie sitzt du? Möchtest du etwas an der Sitzhaltung verändern? Welche Körperhaltung unterstützt dich, möglichst entspannt für einige Zeit sitzen zu können?

Nimm nun das Kommen und Gehen des Atems wahr. Werde dir Ablenkungen gewahr, wohlwollend, ohne Bewertung, und kehre wieder zum Atem zurück. Vergegenwärtige dir deine Motive, etwas über dich aus der Perspektive eines anderen erfahren zu wollen bzw. deine Wahrnehmungen und Einschätzungen der Person mit ihr zu teilen. Versetze dich in einen Moment der Geborgenheit, der Sicherheit und des Wohlseins. Erinnere dich an einen Moment oder einen Ort aus deiner vergangenen Erfahrung oder male dir einen solchen in deiner Vorstellung aus; lasse dich auf das Bild und die damit verbundenen Gefühle ein. Spüre die Wärme, das Geerdet- und Aufgehobensein und verbinde dich mit diesem wohligen Gefühl. Lass Wohlwollen und Freundlichkeit daraus entstehen.

2. Eigentlicher Praxisteil

Öffnet die Augen. B beginnt mit dem Fragen zu seiner eigenen Person (es ist möglich, eine der Fragen, eine Auswahl oder alle Fragen zu stellen; dies ließe sich auch über mehrere Sitzungen hinweg ausbauen; mit Offenheit sich auf das einlassen, was in diesem Dialog entsteht):

- Wie wirke ich auf Menschen, die das erste Mal auf mich treffen?
- Weißt du noch, was du über mich gedacht hast, als du mir das erste Mal begegnet bist? Inwiefern hat sich dieser Eindruck bestätigt? Was hat sich über die Zeit aus deiner Sicht verändert?
- Was oder welche Eigenschaften findest du besonders liebenswert an mir?
- Woran denkst du, habe ich besonders zu arbeiten? Was ist für mich besonders herausfordernd? Womit tue ich mich schwer, womit habe ich immer wieder zu kämpfen?
- Was an mir, meiner Art oder meinem Handeln ist mal mehr, mal weniger eine Herausforderung für andere?
- Was fällt mir aus deiner Sicht besonders leicht?

- Womit kann man mir eine Freude machen?
- Was brauche ich, um zur Ruhe und zu mir zu kommen?
- Wie schätzt du ein, wie ich mit mir selbst umgehe?
- Wie erlebst du mich mit anderen – mit Verwandten, Familienmitgliedern, mit Freunden, Arbeitskollegen oder Fremden?
- Was sind meine wichtigsten Antreiber für das, was ich tue – privat und beruflich?
- Was sind mir wichtige, persönliche Werte?
- Woran hängt mein Herz?
- Wovon lasse ich mich besonders berühren?
- Siehst du irgendwo oder an irgendwelchen Stellen Veränderungsbedarf, um etwa mein Wohlbefinden zu steigern?
- Wohin fließen meine Energie und Kraft? Welchen Dingen/Aspekten in meinem Leben gebe ich welche Bedeutung?
- Kann ich mich aus deiner Sicht auf Veränderungen gut einstellen?
- Wie gehe ich mit Trennung und Verlust um?
- Wie gehe ich mit psychischen und physischen Schmerzen um?
- Was sind meine Strategien im Umgang mit zwischenmenschlichen Konflikten?
- Was könnte ich anders machen, wenn ich es mir leichter machen wollte?
- Suche ich aus deiner Sicht eher die Nähe oder die Distanz zu anderen?
- Was ist mir wichtigste Orientierung im Leben?
- Wie gehe ich damit um, wenn die Dinge nicht so laufen, wie ich es gerne hätte?

Danach schließt die Augen, spürt in die Stille hinein. Schaue, was dich an welchen Fragen und Antworten womöglich gewundert hat und anders als erwartet war oder sich gerade mit deiner Wahrnehmung deckt. Insofern die Rollen gewechselt werden sollen, wird der Hauptteil wiederholt und A stellt die Fragen.

3. Abschluss und Widmung

Schließt zum Abschluss die Augen. Atme bewusst drei Mal tief ein und aus, lasse die Gedanken, Konzepte, Assoziationen los – spüre einen Moment nach, in den Körper, schaue auf deine Gefühle und Gedanken, hier und jetzt. Nimm schließlich Kontakt zum Boden und zur Sitzfläche auf – öffne die Augen und schließe mit Wertschätzung für die gemeinsame Praxis ab.

5.20 Beobachten – Beschreiben, Erklären und Einordnen schulen

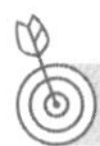

Ziele der Praxis

Bei dieser Übung steht die Differenzierung von Beschreiben, Erklären und Einordnen eines Sachverhaltes oder eines Problems im Vordergrund, ohne Antworten oder Lösungen zu generieren. Im Rahmen eines Dialogs soll dieser Prozess erleichtert werden. Mit gezielten Fragen soll unser gewöhnlich schnell ablaufender Wahrnehmungs- und Bewertungsprozess entzerrt werden, um sich vor Augen zu führen, wie wenig wir diese drei Aspekte im Alltag voneinander unterscheiden und wie schnell wir in Bewertungsprozessen sind, die oft mehr mit uns als mit der Sache oder dem anderen zu tun haben.

Achtet darauf, dass die Gesprächspartner und Gesprächspartnerinnen in gleicher Höhe sitzen – beide auf dem Sitzkissen oder beide auf dem Stuhl. Findet eine stimmige Position und Anordnung und besprecht, wer A und wer B sein soll.

Diese Übung kann auch gut mit Beteiligten einer Familie durchgeführt werden unter Einbezug der Kinder – in dem Fall ggf. kreative Ideen entwickeln und auf den Lebens- und Bedeutungskontext des Kindes anpassen. Die unten aufgelisteten Fragen stellen Optionen dar – es besteht die Möglichkeit, einige wenige Fragen auszuwählen; bedenkt die Zeiten für die Antworten mit. Es empfiehlt sich, pro Einheit ca. fünfzehn bis zwanzig Minuten einzuplanen, ggf. inklusive des Rollenwechsels vierzig Minuten.

1. Körper und Haltung

Widme dich mit geschlossenen Augen deiner Körperhaltung: würdevoll, aufgerichtet und wach, entspannt und offen – getragen von und im Kontakt mit dem Boden, der Erde. Nimm den Atemfluss wahr, ohne ihn zu beeinflussen, mit deiner ganzen Präsenz, nichts hinzufügen, nichts weglassen, »nur« atmen. Richte die Aufmerksamkeit auf deine Motivation – wie hilfreich kann es für dich sein, Beschreiben, Erklären und Bewerten voneinander unterscheiden zu können und den Prozess zu entzerren?

 2. Eigentlicher Praxisteil

Beginnt damit, euch ein aktuelles, weniger intensives oder starkes Problem oder eine aktuelle Schwierigkeit zu vergegenwärtigen. Öffnet die Augen. A beginnt, von dem Sachverhalt, dem Problem oder einer aktuellen Schwierigkeit in seinem oder ihrem Leben zu berichten – ca. drei bis fünf Minuten.

B stellt folgende erste Fragen (Beschreiben):

- Was tust du und wie fühlst du dich, wenn du mit diesem Problem zu Gange bist?
- Wenn ich dich mit einer Videokamera aufnehmen würde, was könnte ich sehen im Umgang mit deinem Problem?
- Woran erkennst du, dass du wieder mit dem Problem zu tun hast? Woran können das andere erkennen?

B stellt folgende weitere Fragen (Erklären):

- Wie erklärst du dir, dass das Problem entstanden ist? Was hat dazu beigetragen, was waren einflussreiche Kontextfaktoren?
- Wie würde deine beste Freundin das Zustandekommen des Problems erklären?
- Gibt es noch andere Erklärungsmöglichkeiten als diejenigen, die du vermutest? Wie könnte man es sonst noch erklären?
- B stellt folgenden dritten Fragenblock (Einordnen):
- Welche Bedeutung hat das Problem für dich, welche für andere Beteiligte?
- Welche Tragweite, vermutest du, hat das Problem? Für dich, für andere Beteiligte?
- Welche Konsequenzen, vermutest du, könnten infolge des Problems eintreten?
- Welche Vorteile bringt das Problem mit sich?
- Was würde dir ohne das Problem fehlen? Was kannst du durch das Problem genauso gut angehen?

Danach schließt die Augen, nehmt die Stille in euch auf. Reflektiere, inwiefern die Fragen dir dabei geholfen haben, Beschreiben, Erklären, Einordnen besser zu differenzieren.

Insofern die Rollen gewechselt werden sollen, wird der Hauptteil wiederholt. B erläutert ein für sie oder ihn relevantes Problem, A stellt daraufhin die Fragen.

3. Abschluss und Widmung

Verbinde dich zum Abschluss wieder mit deinem Atem – spüre, wie er deinen Körper belebt. Nimm Kontakt zum Boden und zur Sitzfläche auf – öffne die Augen und schließe mit Wertschätzung für die gemeinsame Praxis ab.

5.21 Achtsamkeit und Mitgefühl in der systemischen Praxis – ein Anwendungsbeispiel[39]

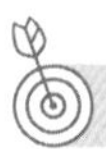

Ziele der Erläuterung

Mit der Darstellung eines Auszugs aus einer Therapiesitzung mit einer Familie, bestehend aus der Mutter, Mitte vierzig, dem Vater, Ende dreißig, und der gemeinsamen achtjährigen Tochter, soll exemplarisch verdeutlicht werden, wie achtsame Präsenz und eine mitfühlende Haltung in den therapeutischen Prozess einfließen können, um der Emotionalität und den dahinterliegenden Bedürfnissen Raum zu geben, so dass diese für alle begreifbar werden und die jeweiligen Verbindungen gestärkt werden können. In dieser Sitzung wurden keine Achtsamkeits- oder Mitgefühlsübungen explizit eingebaut – auch wenn dies in anderen Sitzungen bzw. als Übungen für zu Hause stattfand (beispielsweise die Anleitung zum dyadischen Mitgefühl für das Paar). Obwohl hier eher eine Haltung das atmosphärische Beziehungsgeschehen formte und womöglich weniger direkt greifbar erscheint, so sollte doch deutlich werden, wie sich die Interaktionen auf dieser Basis entwickeln. Der Auszug ist aus der dritten Sitzung, bei der alle drei Familienmitglieder anwesend waren, während die ersten beiden nur mit Mutter und Tochter stattfanden (das zuvor ausgeführte Aufnahmegespräch erfolgte mit dem Paar ohne Tochter). Alle Sitzungen führte ich allein durch.

Auszug aus dem Verlauf: Die Tochter wirkte zu Beginn schüchtern und eher zurückhaltend. Sie schien sich zu freuen, dass auch ihr Vater mitgekommen war, und wechselte ihren Sitzplatz zu Papa auf den Schoß. Die Mutter beklagte sich über die mangelnde Bereitschaft der Tochter, sich im Haushalt zu beteiligten. Sie habe den Anspruch eines ordentlichen, aufgeräumten und stets sauberen Zuhauses. Sie sei dem Verhalten der Tochter gegenüber ohnmächtig, da sie nicht wisse, wie sie sie dazu bringen könne, sich verantwortlicher einzubringen.

39 Die Leserin, der Leser sei auf die »Open Dialogue«-Literatur von Seikkula und Trimble (2005) verwiesen, ein dialogischer Ansatz entwickelt vor allem im Zusammenhang mit der Behandlung von Schizophrenie bzw. bei starker, emotionaler Involviertheit.

Sie sei angestrengt und schaffe es nicht mehr, mit ihr klarzukommen. Sie verstehe nicht, warum die Tochter sich stets im Spielen verliere, hinterher nicht aufräume oder andere Haushaltsaufgaben oft einfach vergesse. Sie merkte an, dass die Tochter und ihr Mann ein sehr enges und gutes Verhältnis zueinander hätten. Zwischen ihr und ihrer Tochter komme es eher zu teils heftigen Auseinandersetzungen.

Der Vater zeigte sich bemüht, die Gefühle seiner Frau zu beschwichtigen, und der Tochter vermittelte er, sie müsse sich mehr bemühen. Die Tochter ergriff das Wort und wollte verdeutlichen, dass sie nicht die Absicht habe, die Sachen zu vergessen, die sie machen sollte, sie vergesse sie einfach. Sie wolle halt lieber spielen.

Im Raum entstand eine beklemmende Atmosphäre. Die Mutter fing an zu weinen und wirkte sehr verzweifelt. Sie forderte mich auf, der Tochter doch klarzumachen, dass sie depressiv sei und nicht mehr könne. Sie schaffe das so nicht mehr. Ich konnte in meiner eigenen Resonanz die Bedrückung spüren und versuchte die Gefühle aufzugreifen, ihnen Raum zu geben, sie erst einmal einfach nur zu halten und schließlich mit den Bedürfnissen dahinter zu verknüpfen.

Die Mutter benannte ihre Gefühle als »einfach nur traurig«, »überfordert«, »müde« und »ausgelaugt«, sie verstehe nicht, was sie »falsch mache« – Gefühle des Versagens und Scheiterns. Der Vater konnte die Situation sichtlich nur schwer aushalten. Er antwortete direkt, sie mache nichts falsch, sie fühle sich sicher bald wieder besser.

Wir blieben einen Moment bei seinen Gefühlen, die in Resonanz auf seine Frau entstanden sind: Es wurde deutlich, wie sehr er sich wünschte, etwas für sie tun zu können und sie so zu unterstützen, dass sie es auch als hilfreich erlebte. Gleichzeitig fühlte er sich ohnmächtig und teils angespannt, da er bereits versuche, seiner Frau »viel abzunehmen«. Er wünsche sich, dass sie wieder glücklich miteinander seien, auch dass seine Frau und seine Tochter sich weniger heftig auseinandersetzen würden.

Das Thema Schuld kam zum Vorschein, wenn es auch nicht offen angesprochen wurde: Die Tochter brachte ein, sie möchte nicht, dass die Mutter wegen ihr so traurig sei. Sie fing an zu weinen. Im Grunde wurde deutlich, dass sie große Sorge um ihre Mutter hatte. Die Tochter wechselte auf den Schoß der Mutter und sie lagen sich für einige Momente tröstend in den Armen. Im Raum lockerte sich die Spannung. Es entstand immer wieder Stille, die Ruhe und Verbundenheit mit sich brachte.

In jedem Interaktionsabschnitt war es mir wichtig, darauf zu fokussieren und Fragen in diese Richtung zu formulieren, was in diesem Moment spürbar wurde, und zwar in Resonanz zur Beobachtung eines anderen und seiner/

ihrer Gefühle oder der Interaktion zwischen den jeweils anderen beiden. Ich war bestrebt, eine wohlwollende Präsenz und Anteilnahme einzubringen, ohne dem Anspruch zu folgen, die Gefühle zum Besseren verändern zu müssen. Es schien bedeutsam, den Druck zu minimieren und den Schrecken dieser Gefühle von Traurigkeit, Schuld und Besorgnis zu nehmen.

In einem weiteren Abschnitt ging es schließlich um die Bedürfnisse hinter den Gefühlen aller Beteiligten – auch auf einer relationalen oder interpersonalen Ebene: Das Bedürfnis der Mutter hinter der Aufforderung, die Tochter möge sich mehr engagieren, war schließlich, in dem Anspruch ernstgenommen zu werden, für alle ein schönes und funktionierendes Zuhause zu gestalten und mehr Zeit miteinander zu verbringen (Bedürfnis nach Kontakt, Austausch, Anerkennung, Unterstützung und Wertschätzung).

Die Tochter konnte ohne Schuldgefühle zum Ausdruck bringen, eigene (kreative) Gestaltungsspielräume haben zu wollen, ohne Aufsicht, Einmischen und Kontrolle durch die Mutter bzw. der Eltern (Bedürfnis nach Autonomie und Selbstwirksamkeit), während der Vater sich entlastet wiederfand, seine Frau und Tochter nahe miteinander zu sehen (Bedürfnis nach Sicherheit und Zusammenhalt). Im Austausch untereinander kam ein wohlwollender Blick zum Vorschein, der die Perspektive des anderen nicht nur sehen, sondern auch mit Achtung so stehen lassen konnte.

Mit empathischer Fürsorglichkeit auf sich und die anderen und mit der nötigen Toleranz, angeblich Unaushaltbarem Raum zu geben und Bedürfnisse hinter den Gefühlen benennen zu können, waren in dieser Sitzung bedeutsame Einflussgrößen. Der Dialog darüber miteinander stärkte die Verbindung zueinander. Die Basis für einen solchen Dialog ist das jeweilige Interesse an den anderen und dem Miteinander, aber vor allem auch das gegenseitige Vertrauen und der Respekt.

Epilog

»Man muss den Dingen die eigene, stille ungestörte Entwicklung lassen, die tief von innen kommt und durch nichts gedrängt oder beschleunigt werden kann, alles ist austragen – und dann gebären …

Reifen wie der Baum, der seine Säfte nicht drängt und getrost in den Stürmen des Frühlings steht, ohne Angst, dass dahinter kein Sommer kommen könnte.

Er kommt doch!

Aber er kommt nur zu den Geduldigen, die da sind, als ob die Ewigkeit vor ihnen läge, so sorglos, still und weit …

Man muss Geduld haben

Mit dem Ungelösten im Herzen, und versuchen, die Fragen selber lieb zu haben, wie verschlossene Stuben, und wie Bücher, die in einer sehr fremden Sprache geschrieben sind.

Es handelt sich darum, alles zu leben. Wenn man die Fragen lebt, lebt man vielleicht allmählich, ohne es zu merken, eines fremden Tages in die Antworten hinein.«

Aus den Briefen von Rainer Maria Rilke, 1903, »An einen jungen Dichter«

Es war eine große Freude, dieses Buch verfassen zu dürfen. Ich fühle mich beschenkt durch die Möglichkeit, mich mit diesen Themen vertiefend auseinandersetzen zu können – jede Wiederholung birgt eine Reflexion und Vertiefung, die immer wieder neue Aspekte zum Vorschein bringt: Lernen ist ein Prozess – es geht darum, offen zu sein, sich einzulassen.

Meine Motivation, dieses Buch zu schreiben, liegt in der Überzeugung begründet, dass die Synthese aus buddhistischen und systemischen Denkfiguren und Praxisansätzen für die Erweiterung unserer Perspektiven und Erkenntnisse sinnvoll ist, wenn sie auch gänzlich unterschiedliche historische Schritte unternommen und verschiedene Ausgangspunkte haben: Einerseits kann auf diese Weise aufgezeigt werden, wie 2.500 Jahre altes Wissen nichts an Aktualität vermissen lässt und gleichzeitig durch wissenschaftliche Theorien und Befunde untermauert werden kann. Andererseits kann die systemische Praxis in Therapie und Beratung durch die eigene Resilienz- und Ressourcenstärkung, aber auch durch konkrete Interventionen bereichert werden. Die Achtsamkeit erleichtert es, ohne Wertung anzunehmen, was im gegenwärtigen Prozessgeschehen offenbar wird – beobachtend den Blick schärfen. Sie lehrt uns auch, uns fernzuhalten von einer *Re*-Aktivität, die in die Irre oder auf ungünstige Bahnen führt. Mitgefühl bestärkt unsere Verbindungen miteinander. Es unterstützt unsere Achtung, unseren Respekt, aber auch unser Verantwortungsgefühl für uns und andere. Schlüsselaspekt ist das Verständnis oder die Erkenntnis des Abhängigen

Entstehens – des wechselseitigen Eingebundenseins. Die Haltung von Achtsamkeit und Mitgefühl kann das tragfähige Fundament für Beziehungen sein, die uns nähren. Dies muss wachsen und reifen mit jedem Schritt, den wir gehen.

Selbst wenn ich es nicht beabsichtigt habe, so können sich doch Fehler oder Ungereimtheiten eingeschlichen haben. Möge die Leserin, der Leser es mir nachsehen, ich habe nach bestem Wissen und Gewissen diese Arbeit zusammengetragen. Auch können Darstellungen missverständlich wirken oder Verwirrung erzeugen. Manchmal ist das ein guter Anlass, sich einer Sache intensiv zu widmen. Ich hoffe, dass die Leserin, der Leser in einem solchen Fall es vermag, die Irritation positiv zu nutzen.

Möge dieser Text – die theoretischen wie auch die praxisnahen Teile – etwas in Bewegung, etwas zum Schwingen gebracht haben. Möge er Anlass bieten, Komfortzonen zu verlassen, couragiert neue Wege zu gehen und stets mit einer Gelassenheit und Leichtigkeit Herz und Verstand zusammenwirken zu lassen und ein scheinbar paradoxes Sowohl-als-auch-Prinzip im Leben zu integrieren.

Sarva Mangalam.

Corina Aguilar-Raab

Danksagung

Dieses Buch ist auf Basis der Unterstützung vieler entstanden. Auch wenn ich mein Wissen, mein Verständnis und meine Erfahrungen hier als einzelne Autorin zusammengetragen habe, so wäre dies ohne zahlreiche Menschen nicht möglich gewesen: Mein tiefer Dank gilt in erster Linie meinen Lehrern S. E. Loden S. Dagyab Rinpoche, S. H. dem XIV. Dalai Lama sowie Professor und Geshe Tenzin Lobsang Negi. Als Mentoren, hochgradig qualifizierte Meister und Gelehrte mit unerschöpflichem Wissen und tiefgründigen Erfahrungen sind sie mir höchste Inspirationsquelle und Wegbegleiter. Mit Vertrauen und Hingabe verneige ich mich vor ihnen als Halter aller guter Qualitäten und schätze mich glücklich, von ihnen in jeder Hinsicht lernen zu dürfen. In ihnen vereint sind ihre eigenen Lehrer und Meister – wie auch einige weitere Lehrer*innen, Meditationsmeister und Gelehrte, die ich ebenfalls sehr wertschätze.

Auf Seiten der Psychologie verdanke ich die Möglichkeit, systemische Ansätze und systemisches Methodenrepertoire zu studieren und in die Praxis umzusetzen, bereits während des Studiums u. a. Herrn Dr. Rogge und später vor allem Prof. Dr. Jochen Schweitzer durch enge Zusammenarbeit während meiner frühen Postdoc-Phase. In besonderer Weise haben sie mir die Türen geöffnet, um buddhistische Denkfiguren mit wissenschaftlichen Ansätzen zusammenzubringen. Das kreative Querdenken, die logische Stringenz und die Überzeugungskraft im methodischen Vorgehen durch die Passung mit dem, was sich in realen Lebensumwelten abspielt, fanden in mir starken Anklang und begeistern mich weiterhin, traditionellen, üblichen, linearen oder zu einfachen Beschreibungs- und Erklärungsversuchen etwas entgegensetzen zu können.

Schließlich finde ich mich eingebettet in ein soziales Netzwerk aus Kolleginnen und Kollegen, Bekannten, Freundinnen und Freunden sowie meiner Familie. Ohne ihre Hilfe – direkter und indirekter Art – wäre es mir nicht möglich gewesen, die Vorarbeit zu leisten, aber auch die Arbeit am Buch selbst in die Tat umzusetzen. Insbesondere möchte ich meinen Eltern für die stete Unterstützung danken, mir die Zeit für diese Arbeit vor allem durch die liebevolle

Betreuung meiner Kinder ermöglicht zu haben. Meinem Mann gilt mein Dank für den Austausch und die Hilfe beim Überdenken und der Überarbeitung des Manuskripts.

Margarete Over und weitere wissenschaftliche Kollegen, Kolleginnen und Hilfskräfte haben bei der Erstlektorierung und der Textaufbereitung große Unterstützung geleistet – auch ihnen gilt mein Dank. Zuletzt ist es natürlich die Unterstützung des Verlages: Sandra Englisch und im weiteren Verlauf auch Ulrike Rastin haben mich geduldig bei der Erstellung begleitet und waren stets offen im Austausch.

Möge dieser Text für andere nützlich sein, Hintergründe beleuchten, um Zusammenhänge zu verstehen und Interessierten Orientierung bieten, wie Achtsamkeit, Mitgefühl und Weisheit in das eigene Leben und die professionelle Arbeit sinnvoll integriert werden können.

Literatur

Quellen

Abbott, R. A., Whear, R., Rodgers, L. R., Bethel, A., Thompson Coon, J., Kuyken, W., … Dickens, C. (2014). Effectiveness of mindfulness-based stress reduction and mindfulness based cognitive therapy in vascular disease: A systematic review and meta-analysis of randomised controlled trials. Journal of Psychosomatic Research, 76, 341–351. doi:10.1016/j.jpsychores.2014.02.012

Aguilar-Raab, C. (2020). Steigerung von Selbstfürsorge und Mitgefühl in der eigenen Beziehung: Ein Gruppentraining für Paare. In H. Bents, M. Geschwendt, J. Mander (Hrsg.), Achtsamkeit und Selbstmitgefühl in der Psychotherapie. Heidelberg: Springer.

Aguilar-Raab, C., Grevenstein, D., Gotthardt, L., Jarczok, M. N., Hunger, C., Ditzen, B., Schweitzer, J. (2018a). Changing me, changing us: relationship quality and collective efficacy as major outcomes in systemic couple therapy. Family Process, 57, 342–358.doi:10.1111/famp.12302

Aguilar-Raab, C., Grevenstein, D., Schweitzer, J. (2015). Measuring social relationships in different social systems: The construction and validation of the Evaluation of Social Systems (EVOS) Scale. PLoS ONE, 10. doi:10.1037/t46657-000

Aguilar-Raab, C., Jarczok, M. N., Warth, M., Stoffel, M., Winter, F., Tieck, M., … Ditzen, B. (2018b). Enhancing Social Interaction in Depression (SIDE study): Protocol of a randomised controlled trial on the effects of a Cognitively Based Compassion Training (CBCT) for couples. BMJ Open, 8, e020448. doi:10.1136/bmjopen-2017-020448.

Aguilar-Raab, C., Stoffel, M., Hernández, C., Rahn, S., Moessner, M., Steinhilber, B., Ditzen, B. (submitted). Effects of a mindfulness-based intervention on state mindfulness, subjective stress, salivary alpha amylase and cortisol in everyday life.

Aguilar-Raab, C., Winter, F., Warth, M., Ditzen, B., Jarczok, M. N. (in preparation). The German Version of the Compassionate Love Scale – CLS-D.

Ainsworth, M. D. S. (1978). Toward a general theory of infantile attachment: A comparative review of aspects of the social bond. The Behavioral and Brain Science, 3, 417–464.

Ainsworth, M. D. S., Blehar, M. C., Waters, E., Wall, S. N. (2005). Patterns of attachment: A psychological study of the strange situation. New York: Routledge.

Alda, M., Puebla-Guedea, M., Rodero, B., Demarzo, M., Montero-Marin, J., Roca, M., Garcia-Campayo, J. (2016). Zen meditation, length of telomeres, and the role of experiential avoidance and compassion. Mindfulness (N Y), 7, 651–659.doi:10.1007/s12671-016-0500-5.

Allen, J. P., Moore, C., Kuperminc, G., Bell, K. (1998). Attachment and adolescent psychosocial functioning. Child Development, 69, 1406–1419.

Allmen, F. von (2016). Buddhismus: Lehren – Praxis – Meditation. Stuttgart: Theseus.

Altmaier, E., Maloney, R. (2007). An initial evaluation of a mindful parenting program. Journal of Clinical Psychology, 63, 1231–1238.

Altner, N. (2019). Wege zu mehr Achtsamkeit und Mitgefühl in der Schule: Eine Schatzkiste voller Übungen und Spielideen. Hannover: Kallmeyer.

Analayo, B. (2010). Der direkte Weg Satipatthana. Stammbach: Beyerlein und Steinschulte.

Antonovsky, A. (1997). Salutogenese – zur Entmystifizierung der Gesundheit. Tübingen: dgvt.

Arbeitskreis OPD (Hrsg.) (2006). Operationalisierte Psychodynamische Diagnostik OPD-2: Das Manual für Diagnostik und Therapieplanung. Bern: Huber.

Asen, E., Scholz, M. (2010). Multi-Family Therapy: Concepts and Techniques. New York: Routledge.

Ash, M., Harrison, T., Pinto, M., DiClemente, R., Negi, L. T. (2019). A model for cognitively-based compassion training: theoretical underpinnings and proposed mechanisms. Social Theory & Health, 1–25.

Atkinson, B. J. (2013). Mindfulness training and the cultivation of secure, satisfying couple relationships. Couple and Family Psychology: Research and Practice, 2 (2), 73–94.

Baer, R. A. (2003). Mindfulness training as a clinical intervention: A conceptual and empirical review. Clinical Psychology: Science and Practice, 10, 125–143. doi.org/10.1093/clipsy.bpg015

Baer, R. A. (2006). Mindfulness-based treatment approaches. Amsterdam: Elsevier.

Baer, R. A., Smith, G. T., Allen, K. B. (2004). Assessment of mindfulness by self-report: The Kentucky inventory of mindfulness skills. Assessment, 11, 191–206. doi:10.1177/1073191104268029

Baer, R. A., Smith, G. T., Lykins, E., Button, D., Krietemeyer, J., Sauer, S., … Williams, J. M. G. (2008). Construct validity of the Five Facet Mindfulness Questionnaire in meditating and nonmeditating samples. Assessment, 15, 329–342. doi:10.1177/1073191107313003

Bandura, A. (1998). Self-efficacy: The exercise of control (Vol. 2). New York: Freeman.

Bandura, A. (2000). Exercise of human agency through collective efficacy. Current Direction in Psychological Science, 9, 75–78. doi:10.1111/1467-8721.00064

Bandura, A., Caprara, G. V., Barbaranelli, C., Regalia, C., Scabini, E. (2011). Impact of family efficacy beliefs on quality of family functioning and satisfaction with family life. Applied Psychology, 60, 421–448. doi:10.1111/j.1464-0597.2010.00442.x

Bardacke, N. (2012). Mindful Birthing: Training the mind, body, and heart for childbirth and beyond. New York: Harper Collins.

Barnes, S., Brown, K. W., Krusemark, E., Campbell, W. K., Rogge, R. D. (2007). The role of mindfulness in romantic relationship satisfaction and responses to relationship stress. Journal of Marital and Family Therapy, 33, 482–500. doi:10.1111/j.1752-0606.2007.00033.x

Bateson, G. (1979). Mind and nature: A necessary unity. New York, NY: Dutton.

Bateson, G. (1987). Geist und Natur; Eine notwenige Einheit. Berlin: Suhrkamp Verlag.

Batson, C. D. (2009). These things called empathy: Eight related but distinct phenomena. In J. D. W. Ickes (Ed.), The social neuroscience of empathy (pp. 3–15). Cambridge: MIT Press.

Batson, C. D. (2011). Altruism in humans. New York: Oxford University Press.

Baumeister, R. F., Leary, M. R. (1995). The need to belong: desire for interpersonal attachments as a fundamental human motivation. Psychological Bulletin, 117, 497–529.

Beavers, W. R., Hampson, R. B. (2000). The Beavers systems model of family functioning. Journal of Family Therapy, 22, 128–143. doi:10.1111/1467-6427.00143

Beck, A. T. (2016). Publication List. https://beckinstitute.org/wp-content/uploads/2016/09/A.-Beck-Pub-List-9.16.pdf (Zugriff am 05.05.2020).

Benson, H. (1976). The relaxation response. New York: Harper Collins.

Bergomi, C., Tschacher, W., Kupper, Z. (2013a). The assessment of mindfulness with self-report measures: Existing scales and open issues. Mindfulness, 4, 191–202.doi:10.1007/s12671-012-0110-9

Bergomi, C., Tschacher, W., Kupper, Z. (2013b). Measuring mindfulness: First steps towards the development of a comprehensive mindfulness scale. Mindfulness, 4, 18–32.

Bergomi, C., Tschacher, W., Kupper, Z. (2014). Konstruktion und erste Validierung eines Fragebogens zur umfassenden Erfassung von Achtsamkeit: Das Comprehensive Inventory of Mindfulness Experiences. Diagnostica, 60, 111–125. doi: 10.1026/0012-1924/a000109

Berzin, A. (2002). Zwischen Freiheit und Unterwerfung. Chancen und Gefahren spiritueller Lehrer-Schüler-Beziehungen. Berlin: Theseus.

Berzin, A. (2019a). Aggregat der Empfindungen eines Grades an Glücklichsein. https://studybuddhism.com/de/glossary/aggregate-of-feelings-of-levels-of-happiness (Zugriff am 06.05.2020).

Berzin, A. (2019b). Der edle achtfache Pfad. https://studybuddhism.com/de/fortgeschrittene-studien/lam-rim/die-fuenf-pfade/der-edle-achtfache-pfad (Zugriff am 06.05.2020).

Berzin, A. (2019c). Die 12 Glieder: Karma, Geist & Aggregate des nächsten Lebens. https://studybuddhism.com/de/fortgeschrittene-studien/lam-rim/samsara-und-nirwana/die-12-glieder-eine-detaillierte-analyse/die-12-glieder-karma-geist-aggregate-des-naechsten-lebens (Zugriff am 06.05.2020).

Berzin, A. (2019d). Die vier Grundsätze zum Prüfen einer buddhistischen Lehre. https://studybuddhism.com/de/tibetischer-buddhismus/ueber-den-buddhismus/wie-buddhismus-studieren/die-vier-grundsaetze-zum-pruefen-einer-buddhistischen-lehre (Zugriff am 06.05.2020).

Berzin, A. (2019e). Die vier unermesslichen Gedanken im Hinayana, Mahayana und Bon. http://studybuddhism.com/de/fortgeschrittene-studien/abhidharma-und-lehrsysteme/vergleich-buddhistischer-traditionen/die-vier-unermesslichen-gedanken-im-hinayana-mahayana-und-bon (Zugriff am 06.05.2020).

Berzin, A. (2019f). Etwas verstehen: Begreifen. http://studybuddhism.com/de/fortgeschrittene-studien/die-wissenschaft-vom-geist/erkenntnistheorie/ausfuehrliche-darstellung-zum-thema-was-heisst-es-etwas-zu-verstehen/etwas-verstehen-begreifen (Zugriff am 06.05.2020).

Berzin, A. (2019g). Grundlegendes Schema der fünf Aggregate. https://studybuddhism.com/de/fortgeschrittene-studien/lam-rim/die-fuenf-aggregate/grundlegendes-schema-der-fuenf-aggregate (Zugriff am 06.05.2020).

Berzin, A. (2019h). Primärbewusstsein und Geistesfaktoren. https://studybuddhism.com/de/fortgeschrittene-studien/die-wissenschaft-vom-geist/geist-und-geistesfaktoren/primaerbewusstsein-und-geistesfaktoren (Zugriff am 06.05.2020).

Berzin, A. (2019i). Vereinigung von Methode und Weisheit: Gelug und Nicht-Gelug. https://studybuddhism.com/de/fortgeschrittene-studien/lam-rim/leerheit-fortgeschrittene-stufe/vereinigung-von-methode-und-weisheit-gelug-und-nicht-gelug (Zugriff am 06.05.2020).

Bethell, C. D., Solloway, M. R., Guinosso, S., Hassink, S., Srivastav, A., Ford, D., Simpson, L. A. (2017). Prioritizing possibilities for child and family health: An agenda to address adverse childhood experiences and foster the social and emotional roots of well-being in pediatrics. Academic Pediatrics, 17, 536–550.doi:https://doi.org/10.1016/j.acap.2017.06.002

Bhikkhu, T. (2006). Anapanasati Sutta: Mindfulness of breathing. https://www.accesstoinsight.org/tipitaka/mn/mn.118.than.html (Zugriff am 06.05.2020).

Biglan, A. (2015). The nurture effect: How the science of human behavior can improve our lives and our world. Oakland, CA: New Harbinger Publications.

Biglan, A., Flay, B. R., Embry, D. D., Sandler, I. N. (2012). The critical role of nurturing environments for promoting human well-being. American Psychologist, 67, 257–271.doi:10.1037/a0026796

Bischof-Koehler, D. (1994). Selbstobjektivierung und fremdbezogene Emotionen. Zeitschrift für Psychologie, 202, 349–377.

Bishop, S. R., Lau, M., Shapiro, S., Carlson, L., Anderson, N. D., Carmody, J., … Devins, G. (2004). Mindfulness: A proposed operational definition. Clinical Psychology: Science and Practice, 11, 230–241. doi:10.1093/clipsy.bph077

Bloch, J. (2018). Self-compassion, social connectedness, and interpersonal competence. https://scholarworks.umt.edu/etd/11224 (Zugriff am 06.05.2020).

Bögels, S. M., Hoogstad, B., van Dun, L., de Schutter, S., Restifo, K. (2008). Mindfulness training for adolescents with externalizing disorders and their parents. Behavioural and Cognitive Psychotherapy, 36, 193–209.

Bögels, S. M., Hellemans, J., van Deursen, S., Römer, M., van der Meulen, R. (2014). Mindful parenting in mental health care: Effects on parental and child psychopathology, parental stress, parenting, coparenting, and marital functioning. Mindfulness, 5, 536–551.

Bögels, S. M., Lehtonen, A., Restifo, K. (2010). Mindful parenting in mental health care. Mindfulness, 1, 107–120. doi:10.1007/s12671-010-0014-5

Bögels, S. M., Restifo, K. (2014). Mindfulness in behavioral health. Mindful parenting: A guide for mental health practitioners. New York: Springer.

Borrell-Carrio, F., Suchman, A. L., Epstein, R. M. (2004). The biopsychosocial model 25 years later: Principles, practice, and scientific inquiry. Annals of Family Medicine, 2, 576–582. doi:10.1370/afm.245

Boscolo, L., Cecchin, G., Hoffman, L., Penn, P. (1987). Milan systemic family therapy: Conversations in theory and practice. New York, NY: Basic Books.

Boszormenyi-Nagy, I. (1987). Foundations of contextual therapy. New York: Brunner/Mazel.

Bowen, S., Chawla, N., Marlatt, G. A. (2011). Mindfulness-based relapse prevention for addictive behaviors. New York: Guilford Publications.

Bowen, S., Witkiewitz, K., Clifasefi, S. L., Grow, J., Chawla, N., Hsu, S. H., … Larimer, M. E. (2014). Relative efficacy of mindfulness-based relapse prevention, standard relapse prevention, and treatment as usual for substance use disorders: A randomized clinical trial. JAMA Psychiatry, 71, 547–556. doi:10.1001/jamapsychiatry.2013.4546

Bowlby, J. (1982). Attachment and loss: Retrospect and prospect. American Journal of Orthopsychiatry, 52, 664–678. doi:10.1111/j.1939-0025.1982.tb01456.x

Bowlby, J. (2005). A secure base. New York: Routledge.

Boyd, J. E., Lanius, R. A., McKinnon, M. C. (2018). Mindfulness-based treatments for posttraumatic stress disorder: a review of the treatment literature and neurobiological evidence. Journal of Psychiatry & Neuroscience, 43, 7–25.

Brewer, J. A., Worhunsky, P. D., Gray, J. R., Tang, Y. Y., Weber, J., Kober, H. (2011). Meditation experience is associated with differences in default mode network activity and connectivity. Proceedings of the National Academy of Science of the USA, 108, 20254–20259. doi:10.1073/pnas.1112029108

Brink, E. van den, Koster, F. (2013). Mitfühlend leben. Mit Selbst-Mitgefühl und Achtsamkeit die seelische Gesundheit stärken. Mindfulness-Based Compassionate Living – MBCL. München: Kösel.

Brito, G. (2014). Secular Compassion Training: An empirical review. Journal of Transpersonal Research, 6, 61–71.

Brodbeck, F. C., Anderson, N., West, M. (2001). TKI – Teamklima Inventar. Göttingen: Hogrefe.

Brown, F. L., Whittingham, K., Boyd, R. N., McKinlay, L., Sofronoff, K. (2014). Improving child and parenting outcomes following paediatric acquired brain injury: A randomised controlled trial of stepping stones triple p plus acceptance and commitment therapy. Journal of Child Psychology and Psychiatry, 55, 1172–1183.

Brown, K. W., Creswell, J. D., Ryan, R. M. (2015). Handbook of mindfulness: Theory, research, and practice. New York: Guilford Publications.

Brown, K. W., Ryan, R. M. (2003). The benefits of being present: Mindfulness and its role in psychological well-being. Journal of Personality and Social Psychology, 84, 822–848. doi:10.1037/0022-3514.84.4.822

Brown, S. L., Nesse, R. M., Vinokur, A. D., Smith, D. M. (2003). Providing social support may be more beneficial than receiving it: Results from a prospective study of mortality. Psychological Science, 14, 320–327. doi:10.1111/1467-9280.14461

Brück, M. von (2007). Einführung in den Buddhismus. Frankfurt a. M./Leipzig: Verlag der Weltreligionen.

Buber, M. (2008). Ich und Du. Stuttgart: Reclam.

Burke, C. A. (2010). Mindfulness-based approaches with children and adolescents: A preliminary review of current research in an emergent field. Journal of Child and Family Studies, 19, 133–144.

Burpee, L. C., Langer, E. J. (2005). Mindfulness and marital satisfaction. Journal of Adult Development, 12, 43–51.

Cahn, B. R., Polich, J. (2006). Meditation states and traits: EEG, ERP, and neuroimaging studies. Psychological Bulletin, 132, 180–211. doi:10.1037/0033-2909.132.2.180

Carmody, J., Baer, R. A. (2008). Relationships between mindfulness practice and levels of mindfulness, medical and psychological symptoms and well-being in a mindfulness-based stress reduction program. Journal of Behavioral Medicine, 31, 23–33.doi:10.1007/s10865-007-9130-7

Carmody, J., Baer, R. A. (2009). How long does a mindfulness-based stress reduction program need to be? A review of class contact hours and effect sizes for psychological distress. Journal of Clinical Psychology, 65, 627–638. doi:10.1002/jclp.20555

Carson, J. W., Carson, K. M., Gil, K. M., Baucom, D. H. (2004). Mindfulness-based relationship enhancement. Behavior Therapy, 35, 471–494. doi:10.1016/S0005-7894(04)80028–5

Carter, C. S. (2014). Oxytocin pathways and the evolution of human behavior. Annual Review of Psychology, 65, 17–39. doi:10.1146/annurev-psych-010213-115110

Cartwright, D. (2010). Containing states of mind: Exploring Bion's ›container model‹ in psychoanalytic psychotherapy. New York: Taylor & Francis.

CCSCBE (2019). SEEL – Social, Emotional and Ethical Learning. Booklet. India: Emory University, Center for Contemplative Science and Compassion-Based Ethics.

Cecchin, G. (1987). Hypothesizing, circularity, and neutrality revisited: an invitation to curiosity. Family Process, 26, 405–413. doi:10.1111/j.1545-5300.1987.00405.x

Chandrakirti (2004). Introduction to the middle way. Boston: Shambhala Publications.

Chiesa, A., Serretti, A. (2009). Mindfulness-based stress reduction for stress management in healthy people: A review and meta-analysis. Journal of Alternative and Complementary Medicine, 15, 593–600. doi:10.1089/acm.2008.0495

Chödrön, P. (2001). Tonglen: Der tibetische Weg mit sich selbst und anderen Freundschaft zu schließen. Freiburg: Arbor.

Cillessen, L., Johannsen, M., Speckens, A. E. M., Zachariae, R. (2019). Mindfulness-based interventions for psychological and physical health outcomes in cancer patients and survivors: A systematic review and meta-analysis of randomized controlled trials. Psychooncology. doi:10.1002/pon.5214

Coatsworth, J. D., Duncan, L. G., Greenberg, M. T., Nix, R. L. (2010). Changing parent's mindfulness, child management skills and relationship quality with their youth: Results from a randomized pilot intervention trial. Journal of Child and Family Studies, 19, 203–217.

Cohen, J. A. S., Semple, R. J. (2010). Mindful parenting: A call for research. Journal of Child and Family Studies, 19, 145–151.

Crepaldi, G. (2018). Containing. Gießen: Psychosozial.

Dagyab Kyabgön Rinpoche (2010). Tibetischer Buddhismus im Westen. Frankfurt a. M.: Tibethaus Deutschland e. V.

Dalai Lama (2003). The path to bliss: A practical guide to stages of meditation. Boulder: Snow Lion.

Dalai Lama (2004). Der buddhistische Weg zum Glück. Das Herz-Sutra. Frankfurt a. M.: O. W. Barth.

Dalai Lama (2005). Die Essenz der Meditation (Bd. 2). München: Wilhelm Heyne.

Dalai Lama (2009). Einführung in den Buddhismus: Die Harvard-Vorlesungen. Freiburg: Herder.

Dalai Lama (2013). Illuminating the Path to Enlightenment: A Commentary on Atisha Dipamkara Shrijnana's »A Lamp for the Path to Enlightenment« and Lama Je Tsong Khapa's »Lines of Experience«: Lincoln, MA: Lama Yeshe Wisdom Archive.

Dalai Lama, Ekman, P. (2008). Emotional awareness: Overcoming the obstacles to psychological balance and compassion. New York: Holt Paperbacks.

Davidson, R. J., Kaszniak, A. W. (2015). Conceptual and methodological issues in research on mindfulness and meditation. American Psychologist, 70, 581–592.

Davis, M. H. (1983). The effects of dispositional empathy on emotional reactions and helping: A multidimensional approach. Journal of Personality, 51, 167–184. doi:https://doi.org/10.1111/j.1467-6494.1983.tb00860.x

Davis, M. H., Mitchell, K. V., Hall, J. A., Lothert, J., Snapp, T., Meyer, M. (1999). Empathy, expectations, and situational preferences: Personality influences on the decision to participate in volunteer helping behaviors. Journal of Personality, 67, 469–503.

Day, M. A., Jensen, M. P., Dawn, M. E., Beverly, E. T. (2014). Toward a theoretical model for mindfulness-based pain management. The Journal of Pain, 15, 691–703. doi:https://doi.org/10.1016/j.jpain.2014.03.003

Depue, R. A., Morrone-Strupinsky, J. V. (2005). A neurobehavioral model of affiliative bonding: Implications for conceptualizing a human trait of affiliation. Behavioral and Brain Sciences, 28, 313–395.

Desbordes, G., Negi, L. T., Pace, T. W. W., Wallace, B. A., Raison, C. L., Schwartz, E. L. (2012). Effects of mindful-attention and compassion mediation training on amygdala response to emotional stimuli in an ordinary, non-meditative state. Neuroscience, 6. doi:10.3389/fnhum.2012.00292

Dhillon, A., Sparkes, E., Duarte, R. V. (2017). Mindfulness-based interventions during pregnancy: A systematic review and meta-analysis. Mindfulness, 8, 1421–1437. doi:10.1007/s12671-017-0726-x

Di Fabio, A., Kenny, M. E. (2016). Promoting well-being: The contribution of emotional intelligence. Frontiers in Psychology, 7, 1182. doi:10.3389/fpsyg.2016.01182

Ditzen, B., Hoppmann, C., Klumb, P. (2008). Positive couple interactions and daily cortisol: on the stress-protecting role of intimacy. Psychosomatic Medicine, 70, 883–889. doi:10.1097/PSY.0b013e318185c4fc

Ditzen, B., Schaer, M., Gabriel, B., Bodenmann, G., Ehlert, U., Heinrichs, M. (2009). Intranasal oxytocin increases positive communication and reduces cortisol levels during couple conflict. Biological Psychiatry, 65 (9), 729–731. doi: 10.1016/j.biopsych.2008.10.011

Dixon-Gordon, K. L., Bernecker, S. L., Christensen, K. (2015). Recent innovations in the field of interpersonal emotion regulation. Current Opinions in Psychology, 3, 36–42.

Dodds, S. E., Pace, T. W. W., Bell, M. L., Fiero, M., Negi, L. T., Raison, C. L., Weihs, K. L. (2015). Feasibility of Cognitively-Based Compassion Training (CBCT) for breast cancer survivors: A randomized, wait list controlled pilot study. Supportive Care in Cancer, 23, 3599–3608. doi:10.1007/s00520-015-2888-1

Dorsch (2014). Diskursives Denken. In M. A. Wirtz (Hrsg.), Dorsch – Lexikon der Psychologie (18. Aufl., S. 391). Bern: Hogrefe.

Duden (2018). Meditation. https://www.duden.de/node/95113/revision/95149 (Zugriff am 06.05.2020).

Dumas, J. E. (2005). Mindfulness-based parent training: Strategies to lessen the grip of automaticity in families with disruptive children. Journal of Clinical Child and Adolescent Psychology, 34, 779–791.

Duncan, L. G., Coatsworth, J. D., Greenberg, M. T. (2009). A model of mindful parenting: Implications for parent–child relationships and prevention research. Clinical Child and Family Psychology Review, 12, 255–270. doi:10.1007/s10567-009-0046-3

Dunne, J. D. (2004). Foundations of Dharmakirti's philosophy (Studies in Indian and Tibetan Buddhism). Cambridge, MA: Wisdom Publications.

Efklides, A. (2008). Metacognition. Defining its facets and levels of functioning in relation to self-regulation and co-regulation. European Psychologist, 13, 277–287. doi:10.1027/1016-9040.13.4.277

Epstein, N. B., Baldwin, L. M., Bishop, D. S. (1983). The McMaster family assessment device. Journal of Marital and Family Therapy, 9, 171–180. doi:10.1111/j.1752-0606.1983.tb01497.x

Ermann, M. (2014). Der Andere in der Psychoanalyse. Die intersubjektive Wende. Stuttgart: Kohlhammer.

Evans, S., Ling, M., Hill, B., Rinehart, N., Austin, D., Sciberras, E. (2018). Systematic review of meditation-based interventions for children with ADHD. European Child & Adolescent Psychiatry, 27, 9–27.

Feldman, C., Kuyken, W. (2011). Compassion in the landscape of suffering. Contemporary Buddhism, 12, 143–155. doi:https://doi.org/10.1080/14639947.2011.564831

Feldman, G., Dunn, E., Stemke, C., Bell, K., Greeson, J. (2014). Mindfulness and rumination as predictors of persistence with a distress tolerance task. Personality and Individual Differences, 56. doi:10.1016/j.paid.2013.08.040

Foerster, H. von (1974). Kybernetik eine Erkenntnistheorie. In Kybernetik und Bionik. Berichtswerk über den 5. Kongress der Deutschen Gesellschaft für Kybernetik, Nürnberg, 28.-30.03.1973. Hrsg. von W. D. Keidel (S. 27–46). München: Olgenbourg.

Foerster, H. von (1981). Observing systems. Seaside, CA: Inter-systems Publications.

Fonagy, P. (2018). What makes a difference? Supporting families in caring for children. In P. Leach (Ed.), Transforming infant wellbeing. Research, policy and practice for the first 1001 critical days. New York: Routledge.

Fonagy, P., Target, M. (2007). Psychoanalyse und die Psychopathologie der Entwicklung. Stuttgart: Klett Cotta.

Forschungsnetzwerk Achtsamkeit in der Bildung (2019). https://www.netzwerk-achtsamkeit-in-der-bildung.de/ueber/kooperation/ (Zugriff am 06.05.2020).

Fox, K. C., Dixon, M. L., Nijeboer, S., Girn, M., Floman, J. L., Lifshitz, M., … Christoff, K. (2016). Functional neuroanatomy of meditation: A review and meta-analysis of 78 functional neuroimaging investigations. Neuroscience Biobehavioral Reviews, 65, 208–228. doi:10.1016/j.neubiorev.2016.03.021

Fox, K. C., Nijeboer, S., Dixon, M. L., Floman, J. L., Ellamil, M., Rumak, S. P., … Christoff, K. (2014). Is meditation associated with altered brain structure? A systematic review and meta-analysis of morphometric neuroimaging in meditation practitioners. Neuroscience and Biobehavioral Reviews, 43, 48–73. doi:10.1016/j.neubiorev.2014.03.016

Fuchs, T. (2009). Das Gehirn – ein Beziehungsorgan: Eine phänomenologisch-ökologische Konzeption. Stuttgart: Kohlhammer.

Fuchs, T. (2017). Ecology of the brain. The phenomenology and biology of the embodied mind. Oxford: Oxford University Press.

Fuchs, T. (2018). Leib – Raum – Person. Entwurf einer philosophischen Anthropologie. Stuttgart: Klett-Cotta.

Gadenne, V. (2019). Karl Poppers kritischer Rationalismus heute. In G. Franco (Hrsg.), Handbuch Karl Popper. Wiesbaden: Springer.

Galante, J., Galante, I., Bekkers, M. J., Gallacher, J. (2014). Effect of kindness-based meditation on health and well-being: a systematic review and meta-analysis. Journal of Consulting and Clinical Psychology, 82, 1101–1114. doi:10.1037/a0037249

Gallese, V. (2001). The ›shared manifold‹ hypothesis. From mirror neurons to empathy. Journal of Consciousness Studies, 8, 33–50.

Gallese, V., Fadiga, L., Fogassi, L., Rizzolatti, G. (1996). Action recognition in the premotor cortex. Brain, 119, 593–609.

Gambrel, L. E., Piercy, F. P. (2015a). Mindfulness-based relationship education for couples expecting their first child-part 1: A randomized mixed-methods program evaluation. Journal of Marital and Family Therapy, 41, 5–24.

Gambrel, L. E., Piercy, F. P. (2015b). Mindfulness-based relationship education for couples expecting their first child-part 2: Phenomenological findings. Journal of Marital and Family Therapy, 41, 25–41.

Gehart, D. R. (2012). Mindfulness and acceptance in couple and family therapy. New York: Springer.

Geisler, U., Muttenhammer, J. (2016). Achtsamkeitsübungen mit Kindern und Jugendlichen in der Psychotherapie. Paderborn: Junfermann Verlag.

Gentile, D. A., Sweet, D. M., He, L. (2020). Caring for others cares for the self: An experimental test of brief downward social comparison, loving-kindness, and interconnectedness contemplations. Journal of Happiness Studies, 21, 765–778.

Germer, C., Barnhofer, T. (2017). Mindfulness and compassion. Similarities and differences In P. Gilbert (Ed.), Compassion: Concepts, research and applications (pp. 69–86). London: Routledge.

Gilbert, P. (2009). Introducing compassion-focused therapy. Advances in Psychiatric Treatment, 15, 199–208.

Gilbert, P. (2010). Compassion Focused Therapy: Distinctive features. London: Routledge.

Gilbert, P. (2013). Compassion Focused Therapy. Paderborn: Junfermann.

Gilbert, P. (2014). The origins and nature of compassion focused therapy. British Journal of Clinical Psychology, 53, 6–41. doi:10.1111/bjc.12043

Gilbert, P., McEwan, K., Mitra, R., Franks, L., Richter, A., Rockliff, H. (2008). Feeling safe and content: A specific affect regulation system? Relationship to depression, anxiety, stress, and self-criticism. The Journal of Positive Psychology, 33, 182–191. doi:10.1080/17439760801999461

Glasersfeld, E. von (1985). Wissen, Sprache und Wirklichkeit. Wiesbaden: Vieweg+Teubner.

Gleichgerrcht, E.,Decety, J. (2013). Empathy in clinical practice: How individual dispositions, gender, and experience moderate empathic concern, burnout, and emotional distress in physicians. PLoS One, 8, e61526. doi:10.1371/journal.pone.0061526

Godfrin, K. A., van Heeringen, C. (2010). The effects of mindfulness-based cognitive therapy on recurrence of depressive episodes, mental health and quality of life: A randomized controlled study. Behaviour Research and Therapy, 48, 738–746. doi:10.1016/j.brat.2010.04.006

Goetz, J. L., Keltner, D., Simon-Thomas, E. (2010). Compassion: An evolutionary analysis and empirical review. Psychological Bulletin, 136, 351.

Goldberg, S. B., Tucker, R. P., Greene, P. A., Davidson, R. J., Wampold, B. E., Kearney, D. J., Simpson, T. L. (2018). Mindfulness-based interventions for psychiatric disorders: A systematic review and meta-analysis. Clinical Psychological Review, 59, 52–60. doi:10.1016/j.cpr.2017.10.011

Goldin, P. R., Morrison, A. S., Jazaieri, H., Heimberg, R. G., Gross, J. J. (2017). Trajectories of social anxiety, cognitive reappraisal, and mindfulness during an RCT of CBGT versus MBSR for social anxiety disorder. Behavior Research and Therapy, 97, 1–13. doi:10.1016/j.brat.2017.06.001

Goleman, D., Senge, P. (2014). The Triple Focus: A new approach to education. Florence, MA: More Than Sound.

Greenberg, L. S., Goldman, R. N. (2008). Emotion-focused couples therapy: The dynamics of emotion, love, and power. Washington: American Psychological Association.

Grevenstein, D., Bluemke, M., Schweitzer, J., Aguilar-Raab, C. (2019a). Better family relationships––higher well-being: The connection between relationship quality and health related resources. Mental Health & Prevention, 14, 200160. doi:10.1016/j.mph.2019.200160

Grevenstein, D., Schweitzer, J., Aguilar-Raab, C. (2019b). How children and adolescents evaluate their families: Psychometric properties and factor structure of the Evaluation of Social Systems (EVOS) Scale. Journal of Child and Family Studies, 28, 17–29. doi:10.1007/s10826-018-1254-6

Grevenstein, D., May, H., Schweitzer, J., Aguilar-Raab, C. (under review). Increased relationship quality in couples relieves individual suffering following systemic therapy: A hierarchical mediation analysis.

Gross, J. J. (2015). Emotion regulation: Current status and future prospects. Psychological Inquiry, 25, 1–26.

Grossman, P. (2008). On measuring mindfulness in psychosomatic and psychological research. Journal of Psychosomatic Research, 64, 405–408. doi:https://doi.org/10.1016/j.jpsychores.2008.02.001

Grossman, P. (2011). Defining mindfulness by how poorly I think I pay attention during everyday awareness and other intractable problems for psychology's (re)invention of mindfulness: comment on Brown et al. (2011). Psychological Assessment, 23, 1034–1040doi:10.1037/a0022713

Grossman, P., Deuring, G. (2020). Examining Porges' «Polyvagal« suppositions. https://www.researchgate.net/project/Examining-Porges-Polyvagal-suppositions (Zugriff am 06.05.2020).

Grossman, P., Tiefenthaler-Gilmer, U., Raysz, A., Kesper, U. (2007). Mindfulness training as an intervention for fibromyalgia: Evidence of postintervention and 3-year follow-up benefits in well-being. Psychotherapy and Psychosomatics, 76, 226–233. doi:10.1159/000101501

Guajardo, N. R., Snyder, G., Petersen, R. (2009). Relationships among parenting practices, parental stress, child behaviour, and children's social-cognitive development. Infant and Child Development: An International Journal of Research and Practice, 18, 37–60.

Gutman, L. M., Feinstein, L. (2010). Parenting behaviours and children's development from infancy to early childhood: Changes, continuities and contributions. Early Child Development and Care, 180, 535–556.

Gyatso, L., Woodhouse, G. (2011). Tsongkhapa's praise for dependent relativity. Somerville, MA: Wisdom Publications.

Haimerl, C. J., Valentine, E. R. (2001). The effect of contemplative practice on intrapersonal, interpersonal, and transpersonal dimensions of the self-concept. Journal of Transpersonal Psychology, 33, 37–52.

Haken, H. (1981). Chaos and order in nature. Berlin: Springer.

Haken, H., Schiepek, G. (2010). Synergetik in der Psychologie. Selbstorganisation verstehen und gestalten. Göttingen: Hogrefe.

Hare, B. (2017). Survival of the friendliest: Homo sapiens evolved via selection for prosociality. Annual Review of Psychology, 68, 155–186. doi:10.1146/annurev-psych-010416-044201

Hayes, S. C., Strosahl, K. D., Wilson, K. G. (2011). Acceptance and commitment therapy: The process and practice of mindful change. New York: Guilford Press.

Herpertz-Dahlmann, B., Resch, F., Schulte-Markwort, M., Warnke, A. (2008). Entwicklungspsychiatrie. Stuttgart: Schattauer.

Hirschfeld, R. M., Montgomery, S. A., Keller, M. B. (2000). Social functioning in depression: A review. Journal of Clinical Psychiatry, 61, 268–275.

Hodgins, H. S., Adair, K. C. (2010). Attentional processes and meditation. Consciousness and Cognition, 19, 872–878. doi:10.1016/j.concog.2010.04.002

Hofmann, S. G., Grossman, P., Hinton, D. E. (2011). Loving-kindness and compassion meditation: Potential for psychological interventions. Clinical Psychological Review, 31, 1126–1132. doi:10.1016/j.cpr.2011.07.003

Hofmann, S. G., Sawyer, A. T., Witt, A. A., Oh, D. (2010). The effect of mindfulness-based therapy on anxiety and depression: A meta-analytic review. Journal of Consulting and Clinical Psychology, 78, 169–183. doi:10.1037/a0018555

Holt-Lunstad, J. (2018). Why social relationships are important for physical health: A systems approach to understanding and modifying risk and protection. Annual Review of Psychology, 69, 437–458.doi:10.1146/annurev-psych-122216-011902

Holt-Lunstad, J., Smith, T. B., Layton, J. B. (2010). Social relationships and mortality risk: A meta-analytic review. PLoS Medicine, 7, e1000316. doi:10.1371/journal.pmed.1000316

Hopkins, J. (1995). Emptiness Yoga – The Tibetan middle way. Ithaca: Snow Lion.

Hopkins, J. (2008). Tsong-kha-pa's Final Exposition of Wisdom. Boston: Shambhala.

Hopwood, T. L., Schutte, N. S. (2017). A meta-analytic investigation of the impact of mindfulness-based interventions on post traumatic stress. Clinical Psychological Review, 57, 12–20. doi:10.1016/j.cpr.2017.08.002

Horn, A. B., Maercker, A. (2016). Intra- and interpersonal emotion regulation and adjustment symptoms in couples: The role of co-brooding and co-reappraisal. BMC Psychology, 4, 51. doi:10.1186/s40359-016-0159-7

Hupfeld, J., Ruffieux, N. (2011). Validierung einer deutschen Version der Self-Compassion Scale (SCS-D). Zeitschrift für Klinische Psychologie und Psychotherapie: Forschung und Praxis, 40, 115–123. doi:10.1026/1616-3443/a000088

Hutcherson, C. A., Seppala, E. M., Gross, J. J. (2008). Loving-kindness meditation increases social connectedness. Emotion, 8, 720.

Insel, T., Cuthbert, B., Garvey, M., Heinssen, R., Kozak, M., Pine, D. S., … Wang, P. (2010). Research Domain Criteria (RDoC): Toward a new classification framework for research on mental disorders. American Journal of Psychiatry, 167. doi:10.1176/appi.ajp.2010.09091379

Jacobson, E. H. K., Wilson, K. G., Kurz, A. S., Kellum, K. K. (2018). Examining self-compassion in romantic relationships. Journal of Contextual Behavioral Science, 8, 69–73.

James, W. (1890). The principles of psychology. Chapter 11: The varieties of attention. https://psychclassics.yorku.ca/James/Principles/prin11.htm

Janssen, M., Heerkens, Y., Kuijer, W., van der Heijden, B., Engels, J. (2018). Effects of Mindfulness-Based Stress Reduction on employees' mental health: A systematic review. PLoS One, 13, e0191332. doi:10.1371/journal.pone.0191332

Jazaieri, H., McGonigal, K., Lee, I. A., Jinpa, T., Doty, J. R., Gross, J. J., Goldin, P. R. (2018). Altering the trajectory of affect and affect regulation: The impact of compassion training. Mindfulness, 9, 283–293. doi: 10.1007/s12671-017-0773-3

Jha, A. P., Krompinger, J., Baime, M. J. (2007). Mindfulness training modifies subsystems of attention. Cognitive, Affective & Behavioral Neuroscience, 7, 109–119. doi:10.3758/cabn.7.2.109

Jinpa, T., Weiss, L. (2013). Übungsbeschreibung »Augenkontaktübung / »Eyes on«. In T. Singer, M. Bolz (Hrsg.), Mitgefühl: In Alltag und Forschung (S. 466–467). Leipzig: Max-Planck-Institut für Kognitions- und Neurowissenschaften.

Jones, K. C., Welton, S. R., Oliver, T. C., Thoburn, J. W. (2011). Mindfulness, spousal attachment, and marital satisfaction: A mediated model. The Family Journal, 19, 357–361. doi:10.1177/1066480711417234

Jordan, J. J., McAuliffe, K., Warneken, F. (2014). Development of in-group favoritism in children's third-party punishment of selfishness. Proceedings of the National Academy of Sciences, 111, 12710–12715. doi:10.1073/pnas.1402280111

Jordan, M. R., Amir, D., Bloom, P. (2016). Are empathy and concern psychologically distinct? Emotion, 16, 1107–1116. doi:https://doi.org/10.1037/emo0000228

Kabat-Zinn, J. (1990). Full catastrophe living. Using the wisdom of your body and mind to face stress, pain and illness. New York: Delacorte.

Kabat-Zinn, J. (2003). Mindfulness-based interventions in context: Past, present, and future. Clinical Psychology: Science and Practice, 10, 144–156. doi:10.1093/clipsy/bpg016

Kabat-Zinn, M., Kabat-Zinn, J. (2014). Mit Kindern wachsen. Die Praxis der Achtsamkeit in der Familie. Freiburg: Arbor.

Kaltwasser, V. (2013). Achtsamkeit in der Schule: Stille-Inseln im Unterricht: Entspannung und Konzentration. Weinheim: Beltz.

Kearney, R. S., Achten, J., Parsons, N. R., Costa, M. L. (2011). The comprehensive cohort model in a pilot trial in orthopaedic trauma. BMC Medical Research Methodology, 11, 39. doi:10.1186/1471-2288-11-39

Kerzin, B. (2019). Nagarjuna's Wisdom: A practitioner's guide to the middle way: Wisdom Publications.

Khoury, B., Sharma, M., Rush, S. E., Fournier, C. (2015). Mindfulness-based stress reduction for healthy individuals: A meta-analysis. Journal of Psychosomatic Research, 78, 519–528. doi:10.1016/j.jpsychores.2015.03.009

Kibéd, V. von, Sparrer, I. M. (2005). Ganz im Gegenteil: Tetralemmaarbeit und andere Grundformen systemischer Strukturaufstellungen – für Querdenker und solche, die es werden wollen. Heidelberg: Carl-Auer.

Kiesler, D. J. (1983). The 1982 Interpersonal Circle: A taxonomy for complementarity in human transactions. Psychological Review, 90, 185–214. doi:https://doi.org/10.1037/0033-295X.90.3.185

Kindl-Beilfuß, C. (2019). Fragen können wie Küsse schmecken. Systemische Fragetechniken für Anfänger und Fortgeschrittene. Heidelberg: Carl-Auer.

Kirby, J. N. (2016). The role of mindfulness and compassion in enhancing nurturing family environments. Clinical Psychology: Science and Practice, 23, 142–157. doi: 10.1111/cpsp.12149

Kirby, J. N. (2017). Compassion interventions: The programmes, the evidence, and implications for research and practice. Psychology and Psychotherapy: Theory, Research and Practice, 90, 432–455. doi:10.1111/papt.12104

Kirby, J. N., Tellegen, C. L., Steindl, S. R. (2017). A meta-analysis of compassion-based interventions: Current state of knowledge and future directions. Behavior Therapy, 48, 778–792. doi:https://doi.org/10.1016/j.beth.2017.06.003

Kirschner, H., Kuyken, W., Wright, K., Roberts, H., Brejcha, C., Karl, A. (2019). Soothing your heart and feeling connected: A new experimental paradigm to study the benefits of self-compassion. Clinical Psychological Science, 7, 545–565. doi: 10.1177/2167702618812438

Klimecki, O. M., Leiberg, S., Ricard, M., Singer, T. (2014). Differential pattern of functional brain plasticity after compassion and empathy training. Social Cognitive Affective Neuroscience, 9, 873–879. doi:10.1093/scan/nst060

Kok, B. E., Coffey, K. A., Cohn, M. A., Catalino, L. I., Vacharkulksemsuk, T., Al-goe, S. B., … Fredrickson, B. L. (2013). How positive emotions build physical health: Perceived positive social connections account for the upward spiral between positive emotions and vagal tone. Psychological Science, 24, 1123–1132. doi: 10.1177/0956797612470827

Kok, B. E., Fredrickson, B. L. (2014). Wellbeing begins with «we« the physical and mental health benefits of interventions that increase social closeness. In A. Huppert, C. L. Cooper (Eds.), Interventions and policies to enhance wellbeing: Wellbeing: A complete reference guide (Vol. 6, pp. 1–29).Indianapolis: Wiley & Sons.

Kok, B. E., Singer, T. (2017). Phenomenological fingerprints of four meditations: Differential state changes in affect, mind-wandering, meta-cognition, and interoception before and after daily practice across 9 months of training. Mindfulness, 8, 218–231.

Koole, S. L., Tschacher, W. (2016). Synchrony in psychotherapy: A review and an integrative framework for the therapeutic alliance. Frontiers in Psychology, 7. doi:10.3389/fpsyg.2016.00862

Kramer, G. (2007). Insight Dialogue. The interpersonal path to freedom. Boston: Shambhala.

Kramer, G., Meleo-Meyer, F., Turner, M. L. (2008). Cultivating mindfulness in relationship: Insight dialogue and the interpersonal mindfulness program. In S. F. Hick, T. Bien (Eds.), Mindfulness and the therapeutic relationship (pp. 195–214). New York: Guilford Press.

Kriz, J. (1999). Systemtheorie für Psychotherapeuten, Psychologen und Mediziner. Wien: Facultas Universitätsverlag.

Kröger, C., Heinrichs, N., Hahlweg, K. (2009). Kompetenz-, Kommunikations- und Problemlösetraining. In M. Hautzinger; P. Pauli (Hrsg.), Psychotherapeutische Methoden. Göttingen: Hofgrefe.

Kumazaki, T. (2016). Theory of mind and Verstehen (understanding) methodology. History of Psychiatry, 27, 253–267. doi:10.1177/0957154x16650791

Lakhan, S. E., Schofield, K. L. (2013). Mindfulness-based therapies in the treatment of somatization disorders: A systematic review and meta-analysis. PLoS One, 8, e71834. doi:10.1371/journal.pone.0071834

Lamothe, M., Boujut, E., Zenasni, F., Sultan, S. (2014). To be or not to be empathic: The combined role of empathic concern and perspective taking in understanding burnout in general practice. BMC Family Practice, 15, 15. doi:10.1186/1471-2296-15-15

Langri, T. J., Weiss, L. (2013). Compassion Cultivation Training (CCT). In T. Singer, M. Bolz (Eds.), Compassion: Bridging Theory and Practice (pp. 441–451). Leipzig: Max Planck Institute for Human Cognitive and Brain Sciences.

Lauche, R., Cramer, H., Dobos, G., Langhorst, J., Schmidt, S. (2013). A systematic review and meta-analysis of mindfulness-based stress reduction for the fibromyalgia syndrome. Journal of Psychosomatic Research, 75, 500–510. doi:10.1016/j.jpsychores.2013.10.010

Laurent, H. K., Hertz, R., Nelson, B., Laurent, S. M. (2016). Mindfulness during romantic conflict moderates the impact of negative partner behaviors on cortisol responses. Hormones and Behavior, 79, 45–51. doi:10.1016/j.yhbeh.2016.01.005

Lazarus, R. S., Folkman, S. (1984). Stress, appraisal, and coping. New York: Springer.

Leaviss, J., Uttley, L. (2015). Psychotherapeutic benefits of Compassion-focused Therapy: An early systematic review. Psychological Medicine, 45, 927–945. doi:10.1017/s0033291714002141

Luders, E., Thompson, P. M., Kurth, F. (2015). Larger hippocampal dimensions in meditation practitioners: differential effects in women and men. Frontiers Psychology, 6, 186. doi:10.3389/fpsyg.2015.00186

Lutz, A., Slagter, H. A., Dunne, J. D., Davidson, R. J. (2008). Attention regulation and monitoring in meditation. Trends in Cognitive Sciences, 12, 163–169. doi: https://doi.org/10.1016/j.tics.2008.01.005

Lutz, W. (2003). Efficacy, effectiveness, and expected treatment response in psychotherapy. Journal of Clinical Psychology, 59, 745–750. doi:10.1002/jclp.10169

Lynch, T. R., Trost, W. T., Salsman, N., Linehan, M. M. (2007). Dialectical Behavior Therapy for Borderline Personality Disorder. Annual Review of Clinical Psychology, 3, 181–205. doi: https://doi.org/10.1146/annurev.clinpsy.2.022305.095229

Mascaro, J. S., Kelley, S., Darcher, A., Negi, L. T., Worthman, C., Miller, A., Raison, C. (2018). Meditation buffers medical student compassion from the deleterious effects of depression. Journal of Positive Psychology, 13, 133–142. doi:10.1080/17439760.2016.1233348

Mascaro, J. S., Rilling, J. K., Negi, L. T., Raison, C. L. (2013). Compassion meditation enhances empathic accuracy and related neural activity. Social Cognitive and Affective Neuroscience, 8, 48–55. doi:10.1093/scan/nss095

Maslow, A. H. (2017). A theory of human motivation. Hawthorne: BN Publishing.

Maslow, A. (2020). Self-actualization. http://www.sps70.org/SelfActualization082515.pdf (Zugriff am 06.05.2020).

Matos, M., Duarte, C., Duarte, J., Pinto-Gouveia, J., Petrocchi, N., Basran, J., Gilbert, P. (2017). Psychological and physiological effects of compassionate mind training: A pilot randomised controlled study. Mindfulness, 8, 1699–1712. doi: 10.1007/s12671-017-0745-7

Maturana, H. R. (1978). Biology of language: The epistemology of reality. In G. A. Miller, E. Lenneberg (Eds.), Psychology and biology of language and thought: Essays in honor of Eric Lenneberg (pp. 27–63). New York: Academic Press.

Maturana, H. R., Varela, F. J. (1990). Der Baum der Erkenntnis. München: Goldmann.

May, C. J., Weyker, J. R., Spengel, S. K., Finkler, L. J., Hendrix, S. E. (2014). Tracking longitudinal changes in affect and mindfulness caused by concentration and loving-kindness meditation with hierarchical linear modeling. Mindfulness, 5, 249–258.

Michalak, J., Heidenreich, T., Ströhle, G., Nachtigall, C. (2008). Die deutsche Version der Mindful Attention and Awareness Scale (MAAS) Psychometrische Befunde zu einem Achtsamkeitsfragebogen. Zeitschrift für Klinische Psychologie und Psychotherapie, 37, 200–208. doi:10.1026/1616-3443.37.3.200

Michalak, J., Zarbock, G., Drews, M., Otto, D., Mertens, D., Ströhle, G., … Heidenreich, T. (2016). Erfassung von Achtsamkeit mit der deutschen Version des Five Facet Mindfulness Questionnaires (FFMQ-D). Zeitschrift für Gesundheitspsychologie, 24, 1–12. doi:10.1026/0943-8149/a000149

Miller, P. H. (2003). Theorien der Entwicklungspsychologie. Heidelberg: Spektrum.

Moffitt, T. E., Arseneault, L., Belsky, D., Dickson, N., Hancox, R. J., Harrington, H., … Ross, S. (2011). A gradient of childhood self-control predicts health, wealth, and public safety. Proceedings of the National Academy of Sciences, 108, 2693–2698.

Morelli, S. A., Lieberman, M. D., Zaki, J. (2015). The Emerging study of positive empathy. Social and Personality Psychology Compass, 9, 57–68. doi:10.1111/spc3.12157

Nash, J. D., Newberg, A., Awasthi, B. (2013). Toward a unifying taxonomy and definition for meditation. Frontiers in Psychology, 4. doi:10.3389/fpsyg.2013.00806

Neff, K. D. (2003). The development and validation of a scale to measure self-compassion. Self and Identity, 2, 223–250. doi:10.1080/15298860390209035

Neff, K. D., Beretvas, S. N. (2013). The role of self-compassion in romantic relationships. Self and Identity, 12, 78–98. doi:10.1080/15298868.2011.639548

Newberg, A., Waldman, M. R. (2013). Die Kraft mitfühlender Kommunikation. Wie Worte unser Leben ändern können. München: Kailash.

Niven, K. (2017). The four key characteristics of interpersonal emotion regulation. Current Opinion of Psychology, 17, 89–93.

Nowak, M. A. (2013). Kooperative Intelligenz. Das Erfolgsgeheimnis der Evolution. München: C. H. Beck.

O'Brien, M. P., Gordon, J. L., Bearden, C. E., Lopez, S. R., Kopelowicz, A., Cannon, T. D. (2006). Positive family environment predicts improvement in symptoms and social functioning among adolescents at imminent risk for onset of psychosis. Schizophrenia Research, 81, 269–275.

Olson, D. H. (2000). Circumplex model of marital and family systems. Journal of Family Therapy, 22, 144–167. doi:10.1111/1467-6427.00144

Osterwalder, F. (1995). ›Kopf Herz Hand‹ – Slogan oder Argument? In J. Oelkers, F. Osterwalder (Hrsg.), Pestalozzi-Umfeld und Rezeption (S. 338–371). Weinheim: Beltz.

Ozawa-de Silva, B., Negi, G. L. T. (2013). Cognitively-based compassion-training (CBCT): Protokoll und Schlüsselkonzepte. In T. Singer, M. Bolz (Hrsg.), Mitgefühl in Alltag und Forschung (S. 434–457). München: Max-Planck-Gesellschaft.

Pace, T. W. W., Negi, L. T., Adame, D. D., Cole, S. P., Sivilli, T. I., Brown, T. D., Teresa, I. Sivilli, T. I., Brown, T. D., Issa, M. J., Raison, C. L. (2009). Effect of compassion meditation on neuroendocrine, innate immune and behavioral responses to psychosocial stress. Psychoneuroendocrinology, 34, 87–8. doi:10.1016/j.psyneuen.2008.08.011

Pace, T. W. W., Negi, L. T., Dodson-Lavelle, B., Ozawa-de Silva, B., Reddy, S. D., Cole, S. P., Danese, A., Craighead, L. W., Raison, C. L. (2013). Engagement with cognitively-based compassion training is associated with reduced salivary C-reactive protein from before to after training in foster care program adolescents. Psychoneuroendocrinology, 38, 294–299. doi:10.1016/j.psyneuen.2012.05.019

Pace, T. W. W., Negi, L. T., Sivilli, T. I., Issa, M. J., Cole, S. P., Adame, D. D., Raison, C. L. (2010). Innate immune, neuroendocrine and behavioral responses to psychosocial stress do not predict subsequent compassion meditation practice time. Psychoneuroendocrinology, 35, 310–315. doi:10.1016/j.psyneuen.2009.06.008

Patañjali (2003). Das Yogasutra. Von der Erkenntnis zur Befreiung. Stuttgart: Theseus.

Peljor, T. (2019). Die Vier Edlen Wahrheiten. https://www.tenzinpeljor.de/PDF/Die-Vier-Edlen-Wahrheiten.pdf (Zugriff am 06.05.2020).

Perdue, D. E. (1992). Debate in Tibetan Buddhism. Boulder: Snow Lion Publication.

Piaget, J. (2000). Psychologie der Intelligenz. Stuttgart: Klett-Cotta.

Pons (2019). Meditation. https://de.pons.com/ %C3 %BCbersetzung/deutsche-rechtschreibung/Meditation (Zugriff Jan. 2019).

Porges, S. W. (2007). The polyvagal perspective. Biological Psychology, 74, 116–143. doi: 10.1016/j.biopsycho.2006.06.009

Porges, S. W. (2017). Vagal pathways. In E. M. Seppälä, E. Simon-Thomas, S. L. Brown, M. C. Worline, C. D. Cameron, J. R. Doty (Eds.), Oxford library of psychology. The Oxford handbook of compassion science (pp. 189–202). Oxford: Oxford University Press.

Pörksen, B. (2015). Schlüsselwerke des Konstruktivismus. Wiesbaden: Springer.

Powell, P. A., Roberts, J. (2017). Situational determinants of cognitive, affective, and compassionate empathy in naturalistic digital interactions. Computers in Human Behavior, 68, 137–148. doi:https://doi.org/10.1016/j.chb.2016.11.024

Premack, D., Woodruff, G. (1978). Does the chimpanzee have a theory of mind? Behavioral and Brain Sciences, 1, 515–526.

Prosky, P. (2016). From systems theory to compassion: Further steps to an ecology of mind. Human Systems: The Journal of Therapy, Consultation and Training, 27, 169–178.

Pruitt, I. T., McCollum, E. E. (2010). Voices of experienced meditators: The impact of meditation practice on intimate relationships. Contemporary Family Therapy, 32, 135–154. doi:10.1007/s10591-009-9112-8

PubMed (2019a). Compassion. https://pubmed.ncbi.nlm.nih.gov/?term=compassion (Zugriff am 07.05.2020).

PubMed (2019b). Mindfulness. https://pubmed.ncbi.nlm.nih.gov/?term=mindfulness (Zugriff am 07.05.2020).

PubMed (2019c). Meditation. https://pubmed.ncbi.nlm.nih.gov/?term=Meditation (Zugriff am 07.05.2020).

Raichle, M. E., MacLeod, A. M., Snyder, A. Z., Powers, W. J., Gusnard, D. A., Shulman, G. L. (2001). A default mode of brain function. Proceedings of the National Academy of Sciences, 98, 676–682.doi: 10.1073/pnas.98.2.676

Ramseyer, F., Tschacher, W. (2011). Nonverbal synchrony in psychotherapy: coordinated body movement reflects relationship quality and outcome. Journal of Consulting and Clinical Psychology, 79, 284–295. doi:10.1037/a0023419

Rapp, D. (2012). Temperament und Empathie: Der vermittelnde Einfluss der frühen Beziehungsgestaltung auf das Zusammenspiel von Temperament und Empathie. http://othes.univie.ac.at/23464/1/2012-10-29_0608475.pdf (Zugriff am 07.05.2020).

Reddemann, L. (2016a). Imagination als heilsame Kraft: Ressourcen und Mitgefühl in der Behandlung von Traumafolgen (19. Aufl.). Stuttgart: Klett-Cotta.

Reddemann, L. (2016b). Mitgefühl, Trauma und Achtsamkeit in psychodynamischen Therapien. Göttingen: Vandenhoeck & Ruprecht.

Reddy, S. D., Negi, L. T., Dodson-Lavelle, B., Ozawa-de Silva, B., Pace, T. W. W., Cole, S. P., … Craighead, L. W. (2013). Cognitive-Based Compassion Training: A promising prevention strategy for at-risk adolescents. Journal of Child and Family Studies, 22, 219–230.

Rehman, U. S., Gollan, J., Mortimer, A. R. (2008). The marital context of depression: Research, limitations, and new directions. Clinical Psychological Review, 28, 179–198. doi:10.1016/j.cpr.2007.04.007

Reis, H. T., Maniaci, M. R.,Rogge, R. D. (2014). The expression of compassionate love in everyday compassionate acts. Journal of Social and Personal Relationships, 31, 651–676.

Retzlaff, R. (2019). Spiel-Räume. Lehrbuch der systemischen Therapie mit Kindern und Jugendlichen. Stuttgart: Klett-Cotta.

Ribur Rinpoche (2014). How to generate Bodhicitta. Lincoln, MA: Lama Yeshe Wisdom Archive for Amitabha Buddhist Centre.

Rizzolatti, G., Fadiga, L., Gallese, V., Fogassi, L. (1996). Premotor cortex and the recognition of motor actions. Brain Research. Cognitive Brain Research, 3, 131–141.

Robles, T. F., Slatcher, R. B., Trombello, J. M., McGinn, M. M. (2014). Marital quality and health: A meta-analytic review. Psychological Bulletin, 140, 140–187. doi:10.1037/a0031859

Ronkin, N. (2018). Abhidharma. In: The Stanford encyclopedia of philosophy (Summer 2018 ed.).https://plato.stanford.edu/entries/abhidharma/ (Zugriff am 07.05.2020).

Rouleau, C. R., Garland, S. N., Linda, E. (2015). The impact of mindfulness-based interventions on symptom burden, positive psychological outcomes, and biomarkers in cancer patients. Cancer Management Research, 7, 121–131. doi:10.2147/CMAR.S64165

Rugenstein, K. (2019). Freie Assoziation und gleichschwebende Aufmerksamkeit: Arbeiten mit der psychoanalytischen Methode. Göttingen: Vandenhoeck & Ruprecht.

Salzberg, S. (1995). Lovingkindness: The revolutionary art of happiness. Boston: Shambala.

Samten, N., Garfield, J. L. (2006). Ocean of reasoning: A great commentary on Nâgârjuna's Mulamadhyamakakârikâ: Oxford University Press on Demand.

Scharmer, C. O. (2015). Theorie U. Von der Zukunft her führen: Presencing als soziale Technik. Heidelberg: Carl Auer.

Scheurl-Defersdorf, M. R. (2014). In der Sprache liegt die Kraft! Klar reden, besser leben. Freiburg: Herder.

Schlippe, A. von, Schweitzer, J. (2012). Lehrbuch der systemischen Therapie und Beratung I: Das Grundlagenwissen. Göttingen: Vandenhoeck & Ruprecht.

Schmidt, S. (2016). Eine systemische Perspektive auf die Praxis der Achtsamkeit. Kontext: Zeitschrift für Systemische Therapie und Familientherapie, 47, 335–353.

Schmidt-Atzert, L., Amelang, M. (2012). Psychologische Diagnostik (Bd. 5). Berlin: Springer.

Schmidt-Atzert, L., Büttner, G., Bühner, M. (2004). Theoretische Aspekte von Aufmerksamkeits-/Konzentrationsdiagnostik. Göttingen: Hogrefe.

Schneider, A. (2020). Retrieved from http://www.sasserlone.de/zitat/3538/viktor.frankl/,

Schoebi, D., Randall, A. K. (2015). Emotional dynamics in intimate relationships. Emotion Review, 7, 342–348. doi:10.1177/1754073915590620

Schulz von Thun, F. (2020). https://www.schulz-von-thun.de/veroeffentlichungen.

Scott-Sheldon, L. A. J., Gathright, E. C., Donahue, M. L., Balletto, B., Feulner, M. M., DeCosta, J., Cruess, D. G., Wing, R. R., Michael, P. C., Salmoirago-Blotcher, E. (2019). Mindfulness-Based Interventions for adults with cardiovascular disease: A Systematic review and meta-analysis. Annals of Behavioral Medicine, 54 (1), 67–73.

Searle, J. R. (2000). Consciousness. Annual Review of Neuroscience, 23, 557–578. doi:10.1146/annurev.neuro.23.1.557

Sedlmeier, P., Eberth, J., Schwarz, M., Zimmermann, D., Haarig, F., Jaeger, S., Kunze, S. (2012). The psychological effects of meditation: A meta-analysis. Psychological Bulletin, 138, 1139–1171. doi:10.1037/a0028168

Segal, Z. V., Williams, J. M. G., Teasdale, J. D. (2013). Mindfulness-based cognitive therapy for depression (2nd ed.). New York: Guilford Press.

Seikkula, J., Trimble, D. (2005). Healing elements of therapeutic conversation: Dialogue as an embodiment of love. Family Process, 44, 461–475.

Shantideva (2005). Anleitungen auf dem Weg zur Glückseligkeit. Bodhicaryavatara: Die erste Originalübertragung aus dem Tibetischen. Frankfurt a. M.: Fischer.

Shapiro, S. L., Carlson, L. E., Astin, J. A., Freedman, B. (2006). Mechanisms of mindfulness. Journal of Clinical Psychology, 62, 373–386.

Shonin, E., van Gordon, W., Griffiths, M. D. (2014). Loving-kindness and compassion meditation in psychotherapy. Psychology of Religion and Spirituality, 6, 123–127.

Shonin, E., van Gordon, W., Compare, A., Zangeneh, M., Griffiths, M. D. (2015). Buddhist-derived loving-kindness and compassion meditation for the treatment of psychopathology: A systematic review. Mindfulness, 6, 1161–1180. doi:10.1007/s12671-014-0368-1

Shonin, E., van Gordon, W., Griffiths, M. D. (2015). Does mindfulness work? British Medical Journal, 351, h6919.

Siderits, M., Katsura, S. (2013). Nāgārjuna's Middle Way – Mūlamadhyamakakārikā. Boston: Wisdom Publications.

Siegel, D. J. (2011). Mindsight: The new science of personal transformation. New York: Bantam Books Trade Paperbacks.

Siegel, D. J. (2019). Mindsight. https://www.drdansiegel.com/

Siegel, D. J., Hartzell, M. (2003). Parenting from the inside out. New York: Tarcher/Penguin.

Simon, F. B. (2015). Einführung in Systemtheorie und Konstruktivismus. Heidelberg: Carl-Auer.

Simon, F. B., Rech-Simon, C. (2013). Zirkuläres Fragen: Systemische Therapie in Fallbeispielen. Ein Lehrbuch. (10. Aufl.). Heidelberg: Carl-Auer.

Simons, D. J., Chabris, C. F. (1999). Gorillas in our midst: Sustained inattentional blindness for dynamic events. Perception, 28, 1059–1074.

Singer, T., Bolz, M. (2013). Mitgefühl in Alltag und Forschung. http://www.compassion-training.org/?page=download&lang=de (Zugriff: Juli 2019).

Singer, T., Frith, C. (2005). The painful side of empathy. Nature Neuroscience, 8, 845–846. doi:10.1038/nn0705-845

Singer, T., Klimecki, O. M. (2014). Empathy and compassion. Current Biology, 24, R875–R878. doi:10.1016/j.cub.2014.06.054

Singh, N. N., Singh, A. N., Lancioni, G. E., Singh, J., Winton, A. S., Adkins, A. D. (2010). Mindfulness training for parents and their children with ADHD increases the children's compliance. Journal of Child and Family Studies, 19, 157–166.

Smetana, J. G., Campione-Barr, N., Metzger, A. (2006). Adolescent development in interpersonal and societal contexts. Annual Review of Psychology, 57, 255–284. doi:10.1146/annurev.psych.57.102904.190124

Sprecher, S., Fehr, B. (2005). Compassionate love for close others and humanity. Journal of Social and Personal Relationships, 22, 629–651. doi:10.1177/0265407505056439

Stack, D. M., Serbin, L. A., Enns, L. N., Ruttle, P. L., Barrieau, L. (2010). Parental effects on children's emotional development over time and across generations. Infants & Young Children, 23, 52–69.

Stierlin, H. (1994). Individuation und Familie – Studien zur Theorie und therapeutischen Praxis. Berlin: Suhrkamp.

Storch, M., Cantieni, B., Hüther, G., Tschacher, W. (2010). Embodiment. Die Wechselwirkung von Körper und Psyche verstehen und nutzen. Bern: Huber.

Strauß, B. (2014). Bindung. Gießen: Psychosozial.

Strauss, C., Cavanagh, K., Oliver, A., Pettman, D. (2014). Mindfulness-Based Interventions for people diagnosed with a current episode of an anxiety or depressive disorder: A meta-analysis of randomised controlled trials. PLoS ONE, 9, 1–13. doi:10.1371/journal.pone.0096110

Strauss, C., Lever Taylor, B., Gu, J., Kuyken, W., Baer, R., Jones, F., Cavanagh, K. (2016). What is compassion and how can we measure it? A review of definitions and measures. Clinical Psychological Review, 47, 15–27. doi:10.1016/j.cpr.2016.05.004

Ströhle, G., Nachtigall, C., Michalak, J., Heidenreich, T. (2010). Die Erfassung von Achtsamkeit als mehrdimensionales Konstrukt: Die deutsche Version des Kentucky Inventory of Mindfulness Skills (KIMS-D). Zeitschrift für Klinische Psychologie und Psychotherapie: Forschung und Praxis, 39, 1–12. doi:https://doi.org/10.1026/1616-3443/a000001

Sydow, K. von, Beher, S., Retzlaff, R., Schweitzer-Rothers, J. (2007). Die Wirksamkeit von Systemischer Therapie/Familientherapie. Göttingen: Hogrefe.

Sydow, K. von, Beher, S., Schweitzer, J., Retzlaff, R. (2010). The efficacy of systemic therapy with adult patients: A meta-content analysis of 38 randomized controlled trials. Family Process, 49, 457–485.

Sydow, K. von, Retzlaff, R., Beher, S., Haun, M. W., Schweitzer, J. (2013). The efficacy of systemic therapy for childhood and adolescent externalizing disorders: A systematic review of 47 RCT. Family Process, 52, 576–618.

Tang, Y.-Y., Hölzel, B. K., Posner, M. I. (2015). The neuroscience of mindfulness meditation. Nature Reviews Neuroscience, 16, 213–225. doi:10.1038/nrn3916

Teasdale, J. D., Segal, Z. V., Williams, J. M., Ridgeway, V. A., Soulsby, J. M., Lau, M. A. (2000). Prevention of relapse/recurrence in major depression by Mindfulness-based Cognitive Therapy. Journal of Consulting and Clinical Psychology, 68, 615–623.

Tomasello, M., Vaish, A. (2013). Origins of Human Cooperation and Morality. Annual Review of Psychology, 64, 231–255. doi: https://doi.org/10.1146/annurev-psych-113011-143812

Transzendentale Meditation (2020). Retrieved from https://www.tm.org/

Trautwein, F.-M., Naranjo, J. R., Schmidt, S. (2014). Meditation effects in the social domain: Self-other connectedness as a general mechanism? In S. Schmidt, H. Walach (Eds.), Studies in neuroscience, consciousness and spirituality: Vol. 2. Meditation – Neuroscientific approaches and philosophical implications (pp. 175–198). New York: Springer International Publishing. https://doi.org/10.1007/978-3-319-01634-4_10.

Tschacher, W., Giersch, A., Friston, K. (2017). Embodiment and schizophrenia: A Review of Implications and Applications. Schizophrenia Bulletin, 43, 745–753.

Tschacher, W., Grawe, K. (1996). Selbstorganisation in Therapieprozessen – Die Hypothese und empirische Prüfung der »Reduktion von Freiheitsgraden« bei der Entstehung von Therapiesystemen. Zeitschrift für klinische Psychologie, 25, 55–60.

Tschacher, W., Munt, M. (2013). Das Selbst als Attraktor: Das psychologische Selbst aus systemtheoretischer und achtsamkeitsbasierter Sicht. Psychotherapie in Psychiatrie, Psychotherapeutischer Medizin und Klinischer Psychologie, 18, 18–37.

Tschacher, W., Ramseyer, F. (2009). Modeling psychotherapy process by time-series panel analysis (TSPA). Psychotherapy Research, 19, 469–481. doi:10.1080/10503300802654496

Tschacher, W., Scheier, C., Hashimoto, Y. (1997). Dynamical analysis of schizophrenia courses. Biological Psychiatry, 41, 428–437.

Tschacher, W., Schiepek, G., Brunner, E. J. (2012). Self-organization and clinical psychology: Empirical approaches to synergetics in psychology. Heidelberg: Springer

Tschacher, W., Storch, M. (2012). Die Bedeutung von embodiment für Psychologie und Psychotherapie. Psychotherapie in Psychiatrie, Psychotherapeutischer Medizin und Klinischer Psychologie, 17, 259–267.

Valham, K. (1998). Lam Rim Outlines: Beginners meditation guide. Somerville: Wisdom Publications.

Varela, F. J. (1993). the embodied mind: Cognitive science and human experience. Cambridge: MIT Press.

Varela, F. J., Thompson, E., Rosch, E. (1995). Der mittlere Weg der Erkenntnis: Der Brückenschlag zwischen wissenschaftlicher Theorie und menschlicher Erfahrung. München: Goldmann.

Vogd, W. (2014). Welten ohne Grund. Heidelberg: Carl-Auer-Systeme.

Vøllestad, J., Nielsen, M. B., Nielsen, G. H. (2012). Mindfulness- and acceptance-based interventions for anxiety disorders: A systematic review and meta-analysis. British Journal of Clinical Psychology, 51, 239–260. doi:10.1111/j.2044-8260.2011.02024.x

Wachs, K., Cordova, J. V. (2007). Mindful relating: Exploring mindfulness and emotion repertoires in intimate relationships. Journal of Marital and Family Therapy, 33, 464–481. doi:10.1111/j.1752-0606.2007.00032.x

Walach, H., Buchheld, N., Buttenmüller, V., Kleinknecht, N., Grossmann, P., Schmid, S. (2004). Empirische Erfassung der Achtsamkeit – Die Konstruktion des Freiburger Fragebogens zur Achtsamkeit (FFA) und weitere Validierungsstudien. In T. Heidenreich, J. Michalak (Hrsg.), Achtsamkeit und Akzeptanz in der Psychotherapie. Ein Handbuch. Tübingen: dgvt.

Walach, H., Buchheld, N., Buttenmüller, V., Kleinknecht, N., Schmidt, S. (2006). Measuring mindfulness—the Freiburg Mindfulness Inventory (FMI). Personality and Individual Differences, 40, 1543–1555. doi.org/10.1016/j.paid.2005.11.025

Watzlawick, P., Bavelas, J. B., Jackson, D. D. (1967). Pragmatics of human communication: A study of interactional patterns, pathologies, and paradoxes. New York: Norton.

Watzlawick, P., Beavin, J. (1967). Some formal aspects of communication. American Behavioral Scientist, 10, 4–8. doi:10.1177/0002764201000802

Watzlawick, P., Beavin, J. H., Jackson, D. D. (2016). Menschliche Kommunikation: Formen, Störungen, Paradoxien. Göttingen: Hogrefe.

Weng, H. Y., Schuyler, B., Davidson, R. J. (2017). The Impact of Compassion Meditation Training on the Brain and Prosocial Behavior. Cambridge: Oxford University Press.

West, M. A. (2012). Effective teamwork: Practical lessons from organizational research (3. ed.). Malden, MA: Blackwell.

Wiener, N. (1948). Cybernetics or control and communication in the animal and the machine. Cambridge: University Presses.

Wilke, H. (1993). Systemtheorie. Stuttgart: Fischer.

Willard, C., Saltzman, A. (2017). Teaching mindfulness skills to kind and teens. New York: Guilford Press.

Williams, J. M. G., Crane, C., Barnhofer, T., Brennan, K., Duggan, D. S., Fennell, M. J., … Rohr, I. R. v. (2014). Mindfulness-based cognitive therapy for preventing relapse in recurrent depression: a randomized dismantling trial. Journal of Consulting and Clinical Psychology, 82, 275.

Williams, W. C., Morelli, S. A., Ong, D. C., Zaki, J. (2018). Interpersonal emotion regulation: Implications for affiliation, perceived support, relationships, and well-being. Journal of Personality and Social Psychology, 115, 224–254.

Winter, F., Aguilar-Raab, C., Blank, P., Schaller, G., Vogel, E., Mander, J. (2019). Wirkfaktoren in der Gruppentherapie: Fragebogen zur Messung der therapeutischen Perspektive. Psychotherapie, Psychosomatik, Medizinische Psychologie, Online first.doi: 10.1055/a-1012-2078

Yalom, I. D. (1995). The theory and practice of group psychotherapy. New York: Basic Books.

Yates, C. J., Matthew, I., Graves, J. (2017). Handbuch Meditation. München: Arkana.

Younge, J. O., Wery, M. F., Gotink, R. A., Utens, E. M. W. J., Michels, M., Rizopoulos, D., van Rossum, E. F. C., Hunink, M. G. M., Roos-Hesselink, J. W. (2015). Web-based mindfulness intervention in heart disease: A randomized controlled trial. PLoS One, 10 (12), e0143843. doi:10.1371/journal.pone.0143843

Zaki, J. (2020). Integrating empathy and interpersonal emotion regulation. Annual Review of Psychology, 71, 517–540. doi:10.1146/annurev-psych-010419-050830

Zaki, J., Williams, W. C. (2013). Interpersonal emotion regulation. Emotion, 13, 803–810. doi:10.1037/a0033839

Zylowska, L., Ackerman, D. L., Yang, M. H., Futrell, J. L., Horton, N. L., Hale, T. S., … Smalley, S. L. (2007). Mindfulness meditation training in adults and adolescents with ADHD: A feasibility study. Journal of Attention Disorders, 11, 737–746.

Weiterführende Literaturempfehlungen

Achtsamkeit, Mitgefühl, Weisheit und Ethik

Bents, H., Gschwendt, M., Mander, J. (Hrsg.) (2020). Achtsamkeit und Selbstmitgefühl. Anwendungen in der psychotherapeutischen Praxis. Berlin/Heidelberg: Springer.

Brach, T. (2013). Mit dem Herzen eines Buddha: Heilende Wege zu Selbstakzeptanz und Lebensfreude. München: Knaur.

Brähler, C. (2015). Selbstmitgefühl entwickeln: Liebevoller werden mit sich selbst. München: Scorpio.

Chödrön, P. (2020). Das Unwillkommene willkommen heißen: Mit offenem Herzen Verletzungen, Traumata und Ängste überwinden. München: Arkana.

Dalai Lama (2000). Das Buch der Menschlichkeit: Eine neue Ethik für unsere Zeit. Bergisch-Gladbach: Bastei Lübbe.

Dalai Lama (2011). Rückkehr zur Menschlichkeit: Neue Werte in einer globalisierten Welt. Köln: Bastei Lübbe.

Germer, C. (2015). Der achtsame Weg zum Selbstmitgefühl: Wie man sich von destruktiven Gedanken und Gefühlen befreit. München: arbor.

Kabat-Zinn, J., Kesper-Grossman, U. (2004). Die heilende Kraft der Achtsamkeit. München: arbor.

Kabat-Zinn, J. (2013). Gesund durch Meditation: Das große Buch der Selbstheilung mit MBSR. München: Knaur.
Kabat-Zinn, J. (2015). Im Alltag Ruhe finden: Meditationen für ein gelassenes Leben. München: Knaur.
Kornfield, J. (2017). Frag den Buddha und geh den Weg des Herzens. Was uns bei der spirituellen Suche unterstützt. München: Kösel.
Neff, K. (2012). Selbstmitgefühl. Wie wir uns mit unseren Schwächen versöhnen und uns selbst der beste Freund werden. München: Kailash.
Rinpoche, T. (2012). Öffne dein Herz und lausche: Den inneren Funken entdecken. München: arkana.
Santorelli, S. (2009). Zerbrochen und doch ganz: Die heilende Kraft der Achtsamkeit. München: arbor.
Teasdale J., Williams, M., Segal, Z. (2015). Das MBCT-Arbeitsbuch: Ein 8-Wochen-Programm zur Selbstbefreiung von Depressionen und emotionalem Stress. München: arbor.

Buddhismus

Brück, M. von (2007). Einführung in den Buddhismus. Berlin: Suhrkamp.
Gäng, P. (2002). Was ist Buddhismus. Frankfurt a. M.: Campus.
Dalai Lama (2017). Mit weitem Herzen: Die Kraft des Mitgefühls stärken. Bielefeld: Theseus.
Dalai Lama (2018). Die Vier Edlen Wahrheiten. Die Grundlage buddhistischer Praxis. Frankfurt a. M.: Fischer.
Dagyab Kyabgön Rinpoche (2010). Tibetischer Buddhismus im Westen. Edition Tibethaus.
Khensur Jampa Tegchok (2004). Leerheit und Abhängiges Entstehen. Die Essenz der buddhistischen Philosophie. Kaltern: Diamant.
Yongey Mingyur Rinpoche (2007). Buddha und die Wissenschaft vom Glück: Ein tibetischer Meister zeigt, wie Meditation den Körper und das Bewusstsein verändert. München: Goldmann.

Systemische Ansätze und systemisches Arbeiten

Kindl-Beilfuß, C. (2019). Fragen können, wie Küsse schmecken. Systemische Fragetechniken für Anfänger und Fortgeschrittene. Heidelberg: Carl Auer.
Ochs, M., Borcsa, M., Schweitzer, J. (2020). Systemic research in individual, couple, and family therapy and counseling. Heidelberg: Springer.
Ochs, M., Schweitzer, J. (2012). Handbuch Forschung für Systemiker. Göttingen: Vandenhoeck & Ruprecht.
Retzlaff, R. (2019). Familien-Stärken. Resilienz, Behinderung und systemische Therapie. Stuttgart: Klett-Cotta.
Schlippe, A. von, Schweitzer, J. (2016). Lehrbuch der systemischen Therapie und Beratung I: Das Grundlagenwissen. Göttingen: Vandenhoeck & Ruprecht.
Schweitzer, J., Schlippe, A. von (2015). Lehrbuch der systemischen Therapie und Beratung II: Das störungsspezifische Wissen. Göttingen: Vandenhoeck & Ruprecht.
Simon, F. B. (2015). Einführung in die Systemtheorie und Konstruktivismus. Heidelberg: Carl Auer Verlag.
Sydow, K. von, Beher, S., Retzlaff, R., Schweitzer, J. (2007). Die Wirksamkeit der Systemischen Therapie/Familientherapie. Göttingen/Bern: Hogrefe.

Weiterführende Links und Online-Ressourcen[40]

Hintergrundinformationen und Texte zu buddhistischen Themen
https://studybuddhism.com/de

E-Book zu Mitgefühl (Max-Planck-Gesellschaft)
http://www.compassion-training.org/

Webseiten zum Thema Achtsamkeit und Mitgefühl von Organisationen mit Sitz in den USA
http://ccare.stanford.edu/
https://ggsc.berkeley.edu/
https://centerhealthyminds.org/
https://self-compassion.org/
https://www.presencing.org/

Webseiten zum Thema Achtsamkeit und Mitgefühl von Organisationen mit Sitz in Großbritannien
https://www.compassionatemind.co.uk/
https://oxfordmindfulness.org/

Homepage vom Zentrum für Achtsamkeit mit Sitz in den Niederlanden, Angebote für Familien, Eltern, Kinder und Jugendliche
https://centrumvoormindfulness.nl/en

Webseiten zum Thema Achtsamkeit, Mitgefühl und Ethik von Verbänden, Instituten und Organisationen mit Sitz in Deutschland
http://mbsr-verband.de/
https://www.arbor-seminare.de/
https://ave-institut.de/
https://www.mbsr-freiburg.de/
https://achtsamkeit.univie.ac.at/netzwerk/
https://ethik-heute.org/

40 Die Autorin übernimmt trotz sorgfältiger Auswahl und Kontrolle keine Haftung für die Inhalte externer Links und der hier genannten Webseiten. Für die Inhalte sind ausschließlich die Betreiber verantwortlich. Die Liste stellt lediglich eine Auswahl dar und ist nicht erschöpfend. Die hier darstellende Reihenfolge hat keine wertenden oder inhaltlichen Gründe.

Homepage der Dachorganisation Buddhistinnen und Buddhisten in Deutschland
https://www.buddhismus-deutschland.de/

Homepage des Kultur- und Bildungsinstituts in Frankfurt a. M. unter der Schirmherrschaft des S. H. Dalai Lama
https://www.tibethaus.com/home.html

Webseiten der Emory Universität (USA) mit den Programmen CBCT® und SEE-Learning
https://compassion.emory.edu/index.html
https://seelearning.emory.edu/

Homepage vom SEE Learning im deutschsprachigen Raum
https://www.see-learning.de/ bzw. https://www.see-learning.ch/

Offizielle Homepage S. H. Dalai Lama
https://www.dalailama.com/

Trainingsapps
https://www.headspace.com/de
https://www.7 mind.de/
https://themindfulnessapp.com/

Webseiten systemischer Verbände in Deutschland
https://www.dgsf.org/
https://systemische-gesellschaft.de/

Anhang

Anhang A: 51 Geistesfaktoren[41]

I. *Immer begleitende Geistesfaktoren (5)*
   1. *Empfindung (tib. tshor ba)*
   2. *Unterscheidung (tib. 'du shes)*
   3. *Absicht (Wille) (tib. sems pa)*
   4. *Aufmerksamkeit (tib. yid la byed pa)*
   5. *Berührung (tib. reg pa)*

II. *Objektfeststellende Geistesfaktoren (5)*
   1. *Anstreben (Streben) (tib. 'dun pa)*
   2. *Feste Überzeugung (Wertschätzung) (tib. mos pa)*
   3. *Vergegenwärtigung (tib. dran pa)*
   4. *Meditative Stabilisation (tib. ting nge 'dzin)*
   5. *Unterscheidende Weisheit (tib. shes rab)*

III. *Heilsame Geistesfaktoren (11)*
   1. *Vertrauen (tib. dad pa)*
   2. *Schamgefühl (tib. ngo tsha shes pa)*
   3. *Anstand (tib. khrel yod pa)*
   4. *Anhaftungslosigkeit (ohne Anhaftung) (tib. ma chags pa)*
   5. *Hasslosigkeit (tib. zhe sdang med pa)*
   6. *Nichtunwissenheit (tib. gti mug med pa)*
   7. *Enthusiasmus (Tatkraft) (tib. brtson'grus)*
   8. *Geschmeidigkeit (tib. shin tu sbyangs pa)*
   9. *Achtsamkeit (Gewissenhaftigkeit) (tib. bag yod)*
   10. *Gleichmut (tib. btang snyoms)*
   11. *Nichtverletzen (tib. rnam par mi ›tshe ba)*

41 Studienunterlagen des Tibethaus Deutschland 2017. © Tibethaus Deutschland. Mit freundlicher Genehmigung des Tibethaus Deutschland e.V.

IV. Hauptfaktoren (der konfliktererzeugenden Geistesfaktoren) (6)

1. *Anhaftung (tib. 'dod chags)*
2. *Ärger (tib. khong khro),*
3. *Stolz (tib. nga rgyal)*
4. *Unwissenheit (tib. ma-rig-pa)*
5. *verblendeter Zweifel (tib. the tshom)*
6. *Ansichten (tib. lta ba nyon mongs can)*

V. Nebenfaktoren (der konfliktererzeugenden Geistesfaktoren) (20)

1. *Zorn (tib. khro ba)*
2. *Unversöhnlichkeit (tib. khon 'dzin)*
3. *Verbergen (tib. chab pa)*
4. *Gehässigkeit (tib. 'tshig pa)*
5. *Neid/Eifersucht (tib. phrag dog)*
6. *Geiz (tib. ser sna)*
7. *Täuschung (tib. skyu)*
8. *Verhehlen (tib. g.yo)*
9. *Selbstgefälligkeit (tib. rgyags pa)*
10. *Böswilligkeit (tib. rnam par 'tshe ba)*
11. *Schamlosigkeit (tib. ngo tsha med pa)*
12. *Anstandslosigkeit (tib. khrel med pa)*
13. *Dumpfheit (tib. rmugs pa)*
14. *Erregung (tib. rgod pa)*
15. *Fehlendes Vertrauen (tib. ma dad pa)*
16. *Faulheit (tib. le lo)*
17. *Nichtgewissenhaftigkeit (tib. bag med)*
18. *Vergesslichkeit (tib. brjed ngas)*
19. *Mangelnde Wachsamkeit (tib. shes bzhin ma yin pa)*
20. *Ablenkung (tib. rnam g yeng)*

VI. Veränderliche/wandelbare Geistesfaktoren (4)

1. *Schlaf (tib. gnyid)*
2. *Reue (tib. 'gyod pa)*
3. *Grobes Untersuchen (tib. rtog pa)*
4. *Feines Untersuchen (tib. dpyod pa)*

Anhang B: Übersichten deutschsprachiger Fragebögen zu Achtsamkeit und Mitgefühl

Übersicht: Instrumente zur Erfassung von Achtsamkeit (deutsche, validierte Versionen)

Titel mit Abkürzung	Autor*in/Jahr	Eigenschaft/ Zustand	Dimensionen
Comprehensive Inventory of Mindfulness Experiences, CHIME	(Bergomi, Tschacher, u. Kupper 2013b; 2014)	Trait	1. Gewahrsein gegenüber inneren Erfahrungen 2. Gewahrsein gegenüber äußeren Erfahrungen 3. Bewusstes Handeln, Gegenwärtigkeit 4. Annehmende, nichturteilende, mitfühlende Haltung 5. Nichtreaktive, dezentrierte Orientierung 6. Offene, nichtvermeidende Haltung 7. Relativierung 8. Einsichtsvolles Verstehen
FFMQ-D; Five Facet Mindfulness Questionnaire, FFMQ	(Baer et al., 2008; Michalak et al., 2016)	Trait	Fünf Faktoren in Bezug auf selbstberichtete Achtsamkeit: 1. Beobachten 2. Beschreiben 3. Mit Aufmerksamkeit handeln 4. Akzeptieren ohne Bewertung 5. Nichtreaktivität
Freiburger Achtsamkeitsfragebogen FFA	(Walach et al., 2004; Walach, Buchheld, Buttenmüller, Kleinknecht u. Schmidt, 2006)	Trait	Achtsamkeit
KIMS-D; Kentucky Inventory of Mindfulness Skills, KIMS	(Baer, Smith u. Allen, 2004; Ströhle, Nachtigall, Michalak u. Heidenreich, 2010)	Trait	Vier Fähigkeiten in Bezug auf Achtsamkeit: 1. Beobachten 2. Beschreiben 3. Bewusstes Handeln 4. Urteilsfrei die Dinge hinnehmen
MAAS-D; Mindful Attention Awareness Scale, MAAS	(Brown u. Ryan, 2003; Michalak, Heidenreich, Ströhle u. Nachtigall, 2008)	Trait	Achtsamkeit

Übersicht: Instrumente zur Erfassung von Mitgefühl (deutsche, validierte Versionen)

Titel mit Abkürzung	Autor*in/Jahr	Eigenschaft/ Zustand	Dimensionen
CLS-D; Compassionate Love Scale, CLS	(Aguilar-Raab, Winter, Warth, Ditzen u. Jarczok, in preparation; Sprecher u. Fehr, 2005)		Mitfühlende Liebe
SCS-D; Self-Compassion Scale, SCS	(Hupfeld u. Ruffieux, 2011; Neff, 2003)		1. Selbstbezogene Freundlichkeit 2. Selbstverurteilung 3. Vebindende Humanität 4. Isolation 5. Achtsamkeit 6. Überidentifizierung

Anhang C: Auswahl an Fragebögen zu Achtsamkeit, Mitgefühl und Beziehungsqualität

CHIME[42]

Dieser Fragebogen umfasst Aussagen, die sich auf verschiedene Aspekte der Achtsamkeit im Alltag beziehen. Bitte antworten Sie spontan, ohne lange darüber nachzudenken. Es gibt keine »richtigen« oder »falschen« und keine »guten« oder »schlechten« Antworten. Ihre persönliche Erfahrung ist uns wichtig. Bitte beantworten Sie jede Frage. Bitte beziehen Sie die Aussagen auf die letzten zwei Wochen.

		Fast nie	Selten	Eher selten	Eher häufig	Häufig	Fast immer
01	Wenn sich meine Stimmung verändert, nehme ich das sofort wahr.	1	2	3	4	5	6
02	Im Auf und Ab des Lebens bin ich mir gegenüber warmherzig.	1	2	3	4	5	6
03	Ich bemerke im Alltag, wenn eine bestimmte Situation erst durch meine negative Einstellung ihr gegenüber schwierig wird.	1	2	3	4	5	6
04	Es ist mir klar, dass sich meine Bewertungen von Situationen oder Personen leicht verändern können.	1	2	3	4	5	6
05	Beim Sitzen oder Liegen nehme ich meine Körperempfindungen wahr.	1	2	3	4	5	6
06	Ich muss darüber schmunzeln, wenn ich sehe, wie ich mir manchmal die Dinge als viel komplizierter vorstelle, als sie eigentlich sind.	1	2	3	4	5	6
07	Ich gehe hart mit mir selber um, wenn ich Fehler mache.	1	2	3	4	5	6
08	Wenn ich belastende Gedanken oder Vorstellungen habe, fühle ich mich relativ schnell danach wieder ruhig.	1	2	3	4	5	6
09	Ich nehme Farben und Formen in der Natur deutlich und bewusst wahr.	1	2	3	4	5	6
10	Ich zerbreche oder verschütte Dinge aus Unachtsamkeit oder weil ich an anderes denke.	1	2	3	4	5	6
11	Ich sehe meine Fehler und Schwierigkeiten, ohne mich zu verurteilen.	1	2	3	4	5	6

42 Siehe die Homepage der Erstautorin https://claudiabergomi.net/.

		Fast nie	Selten	Eher selten	Eher häufig	Häufig	Fast immer
12	Es fällt mir leicht, mich darauf zu konzentrieren, was ich tue.	1	2	3	4	5	6
13	Wenn ich belastende Gedanken oder Vorstellungen habe, kann ich sie einfach bemerken, ohne gleich auf sie zu reagieren.	1	2	3	4	5	6
14	Wenn ich mit anderen Personen spreche, nehme ich wahr, welche Gefühle ich dabei erlebe.	1	2	3	4	5	6
15	Wenn ich es mir selber unnötig schwer gemacht habe, kann ich das mit einer Spur Humor wahrnehmen.	1	2	3	4	5	6
16	In schwierigen Situationen kann ich einen Moment innehalten, ohne sofort zu reagieren.	1	2	3	4	5	6
17	Im Alltag werde ich durch viele Erinnerungen, Bilder oder Träumereien abgelenkt.	1	2	3	4	5	6
18	Wenn ich Auto oder Zug fahre, bin ich mir meiner Umgebung, z. B. der Landschaft, bewusst.	1	2	3	4	5	6
19	Ich versuche beschäftigt zu bleiben, damit mir bestimmte Gedanken und Gefühle nicht bewusst werden.	1	2	3	4	5	6
20	Wenn ich in Gedanken und Gefühlen gefangen bin, dauert es nicht lang, bis ich das merke und mich wieder davon distanzieren kann.	1	2	3	4	5	6
21	Ich achte auf Empfindungen, wie z. B. Wind in meinem Haar oder Sonnenschein auf meinem Gesicht.	1	2	3	4	5	6
22	Ich versuche mich abzulenken, wenn ich unangenehme Gefühle erlebe.	1	2	3	4	5	6
23	Im Alltag ist mir bewusst, dass viele Gedanken Interpretationen sind, die nicht unbedingt der Realität entsprechen.	1	2	3	4	5	6
24	Ich kann darüber schmunzeln, wenn ich sehe, wie ich aus einer kleinen Schwierigkeit ein Problem gemacht habe.	1	2	3	4	5	6
25	Ich kann meine Gedanken und Gefühle beobachten, ohne mich in ihnen zu verstricken.	1	2	3	4	5	6
26	Beim Lesen muss ich Abschnitte wiederholt lesen, weil ich an etwas anderes gedacht habe.	1	2	3	4	5	6
27	Ich nehme Geräusche in meiner Umgebung bewusst wahr, wie z. B. zwitschernde Vögel oder vorbeifahrende Autos.	1	2	3	4	5	6
28	Ich nehme meine Gefühle und Gedanken wahr und kann sie gleichzeitig mit etwas Distanz betrachten.	1	2	3	4	5	6

		Fast nie	Selten	Eher selten	Eher häufig	Häufig	Fast immer
29	Ich nehme Veränderungen in meinem Körper deutlich wahr, z. B. schnelleres oder langsameres Atmen.	1	2	3	4	5	6
30	Ich mag es nicht, wenn ich ärgerlich oder ängstlich bin, und versuche, solche Gefühle beiseite zu schieben.	1	2	3	4	5	6
31	Mir ist im Alltag bewusst, dass meine Sicht der Dinge subjektiv ist und den Tatsachen nicht entsprechen muss.	1	2	3	4	5	6
32	Auch wenn ich einen großen Fehler gemacht habe, gehe ich mit mir auf eine verständnisvolle Art um.	1	2	3	4	5	6
33	Wenn ich Schmerzen habe, versuche ich diese Wahrnehmung möglichst zu vermeiden.	1	2	3	4	5	6
34	Es ist mir im Alltag bewusst, wie ich mich gerade fühle.	1	2	3	4	5	6
35	Es ist mir im Alltag bewusst, dass sich eigene Meinungen, die ich zurzeit sehr ernst nehme, deutlich verändern können.	1	2	3	4	5	6
36	Ich nehme mir meine Fehler und Schwächen übel.	1	2	3	4	5	6
37	Wenn ich mir unnötig das Leben schwer mache, wird mir das bald danach klar.	1	2	3	4	5	6

FFMQ[43]

Bitte schätzen Sie jede der folgenden Aussagen anhand der vorgegebenen Skala ein. Kreuzen Sie an, wie stark die Aussage nach Ihrer Meinung im Allgemeinen auf Sie zutrifft.

		Nie oder sehr selten zutreffend	Selten zutreffend	Manchmal zutreffend	Oft zutreffend	Sehr oft oder immer zutreffend
01	Wenn ich gehe, dann nehme ich ganz bewusst wahr, wie sich die Bewegungen meines Körpers anfühlen.	1	2	3	4	5
02	Ich kann meine Gefühle gut in Worte fassen.	1	2	3	4	5
03	Ich kritisiere mich dafür, irrationale oder unangebrachte Gefühle zu haben.	1	2	3	4	5
04	Ich nehme meine Gefühle und Empfindungen wahr, ohne auf sie reagieren zu müssen.	1	2	3	4	5
05	Wenn ich etwas tue, dann schweifen meine Gedanken ab und ich bin leicht abzulenken.	1	2	3	4	5
06	Wenn ich dusche oder bade, bin ich mir des Gefühls des Wasser auf meinem Körper bewusst.	1	2	3	4	5
07	Es fällt mir leicht, meine Überzeugungen, Meinungen und Erwartungen in Worte zu fassen.	1	2	3	4	5
08	Ich achte nicht darauf, was ich tue, da ich tagträume, mir Sorgen mache oder anderweitig abgelenkt bin.	1	2	3	4	5
09	Ich beobachte meine Gefühle, ohne mich in ihnen zu verlieren.	1	2	3	4	5
10	Ich sage mir, dass ich nicht das fühlen sollte, was ich fühle.	1	2	3	4	5
11	Ich bemerke, wie Lebensmittel und Getränke meine Gedanken, meine Körperempfindungen und meine Gefühle beeinflussen.	1	2	3	4	5
12	Es fällt mir schwer, das, was ich denke, in Worte zu fassen.	1	2	3	4	5
13	Ich bin leicht abgelenkt.	1	2	3	4	5

43 Siehe folgende Webseite zum Herunterladen des Fragebogens: https://www.achtsamkeits-institut-ruhr.de/wp-content/uploads/2017/12/Fragebogen-FFMQ-deutsch.pdf.

		Nie oder sehr selten zutreffend	Selten zutreffend	Manchmal zutreffend	Oft zutreffend	Sehr oft oder immer zutreffend
14	Ich glaube, dass einige meiner Gedanken unnormal sind und dass ich nicht so denken sollte.	1	2	3	4	5
15	Ich achte auf Empfindungen, wie zum Beispiel Wind in meinem Haar oder Sonnenschein auf meinem Gesicht.	1	2	3	4	5
16	Ich habe Schwierigkeiten, die richtigen Worte zu finden, um meine Gefühle auszudrücken.	1	2	3	4	5
17	Ich urteile darüber, ob meine Gedanken gut oder schlecht sind.	1	2	3	4	5
18	Ich finde es schwierig, auf das konzentriert zu bleiben, was im gegenwärtigen Augenblick passiert.	1	2	3	4	5
19	Wenn ich belastende Gedanken oder Vorstellungen habe, kann ich von diesen Abstand nehmen und bin mir der Gedanken oder Vorstellungen bewusst, ohne dass ich von ihnen überwältigt werde.	1	2	3	4	5
20	Ich achte auf Geräusche, wie beispielsweise das Ticken von Uhren, Vogelzwitschern oder das Geräusch vorüberfahrender Autos.	1	2	3	4	5
21	In schwierigen Situationen kann ich innehalten, ohne sofort zu reagieren.	1	2	3	4	5
22	Körperliche Empfindungen sind für mich schwer zu beschreiben, weil mir die richtigen Worte dazu fehlen.	1	2	3	4	5
23	Es sieht so aus, als würde ich »automatisch funktionieren«, ohne viel Bewusstsein für das, was ich tue.	1	2	3	4	5
24	Wenn ich belastende Gedanken oder Vorstellungen habe, beruhige ich mich kurz danach wieder.	1	2	3	4	5
25	Ich sage mir, dass ich nicht so denken sollte, wie ich denke.	1	2	3	4	5
26	Ich nehme Gerüche und Düfte der Dinge wahr.	1	2	3	4	5
27	Sogar wenn ich schrecklich verärgert bin, kann ich das in Worte fassen.	1	2	3	4	5
28	Ich hetzte durch Aktivitäten, ohne wirklich aufmerksam für sie zu sein.	1	2	3	4	5

		Nie oder sehr selten zutreffend	Selten zutreffend	Manchmal zutreffend	Oft zutreffend	Sehr oft oder immer zutreffend
29	Wenn ich belastende Gedanken oder Vorstellungen habe, kann ich sie einfach nur wahrnehmen, ohne auf sie zu reagieren.	1	2	3	4	5
30	Ich denke, dass manche meiner Gefühle schlecht oder unangebracht sind und dass ich sie nicht haben sollte.	1	2	3	4	5
31	Ich bemerke visuelle Elemente sowohl in der Kunst als auch in der Natur, zum Beispiel Farben, Formen, Strukturen oder Muster aus Licht und Schatten.	1	2	3	4	5
32	Ich habe die natürliche Tendenz, meine Erfahrungen in Worte zu fassen.	1	2	3	4	5
33	Wenn ich belastende Gedanken oder Vorstellungen habe, registriere ich sie nur und lasse sie wieder ziehen.	1	2	3	4	5
34	Ich erledige Aufträge oder Aufgaben automatisch, ohne mir bewusst zu sein, was ich tue.	1	2	3	4	5
35	Wenn ich belastende Gedanken oder Vorstellungen habe, bewerte ich mich selbst entweder als gut oder schlecht, abhängig vom Inhalt des Gedankens/der Vorstellung.	1	2	3	4	5
36	Ich achte darauf, wie sich meine Gefühle auf meine Gedanken und mein Verhalten auswirken.	1	2	3	4	5
37	Ich kann ziemlich genau beschreiben, wie ich mich im Moment gerade fühle.	1	2	3	4	5
38	Ich merke, wie ich Dinge tue, ohne auf sie zu achten.	1	2	3	4	5
39	Ich missbillige mich, wenn ich unvernünftige Ideen habe.	1	2	3	4	5

MAAS-D[44]

Unten finden Sie eine Sammlung von Aussagen zu tagtäglichen Erlebnissen. Bitte geben Sie mittels der Skala 1 bis 6 an, wie häufig oder selten Sie derzeit jedes dieser Erlebnisse haben. Bitte antworten Sie so, wie Sie diese Dinge derzeit wirklich erleben, und nicht, wie Sie denken, dass Sie die Dinge erleben sollten. Bitte behandeln Sie jede Aussage unabhängig von den anderen Aussagen.

		Fast immer	Sehr häufig	Eher häufig	Eher selten	Sehr selten	Fast nie
01	Ich könnte ein Gefühl haben und mir dessen erst irgendwann später bewusst werden.	1	2	3	4	5	6
02	Ich zerbreche oder verschütte Dinge aus Achtlosigkeit, ohne den Dingen Aufmerksamkeit zu schenken oder weil ich an anderes denke.	1	2	3	4	5	6
03	Ich finde es schwierig, auf das konzentriert zu bleiben, was im gegenwärtigen Augenblick passiert.	1	2	3	4	5	6
04	Ich neige dazu, schnell zu gehen, um dorthin zu kommen, wo ich hingehe, ohne darauf zu achten, was ich unterwegs erlebe.	1	2	3	4	5	6
05	Ich neige dazu, Gefühle körperlicher Anspannung oder Unwohlsein nicht wahrzunehmen, bis sie meine Aufmerksamkeit vollständig in Anspruch nehmen.	1	2	3	4	5	6
06	Ich vergesse den Namen einer Person fast sofort, nachdem er mir erstmals gesagt wurde.	1	2	3	4	5	6
07	Es sieht so aus, als würde ich »automatisch funktionieren«, ohne viel Bewusstsein für das, was ich tue.	1	2	3	4	5	6
08	Ich hetze durch Aktivitäten, ohne wirklich aufmerksam für sie zu sein.	1	2	3	4	5	6
09	Ich bin so auf das Ziel konzentriert, das ich erreichen möchte, dass ich den Kontakt dazu verliere, was ich hier und jetzt tue, um dieses Ziel zu erreichen.	1	2	3	4	5	6
10	Ich erledige Aufträge oder Aufgaben automatisch, ohne mir bewusst zu sein, was ich tue.	1	2	3	4	5	6
11	Ich bemerke, wie ich jemandem nur mit einem Ohr zuhöre, während ich gleichzeitig etwas anderes tue.	1	2	3	4	5	6

44 Siehe folgende Webseite zum Herunterladen des Fragebogens: https://www.psycharchives.org/bitstream/20.500.12034/406/1/PT_9006040_MAAS_Fragebogen.pdf.

		Fast immer	Sehr häufig	Eher häufig	Eher selten	Sehr selten	Fast nie
12	Ich fahre zu Orten wie von einem »Autopiloten« gesteuert und frage mich dann, wie ich dort hingekommen bin.	1	2	3	4	5	6
13	Ich bemerke, dass ich gedankenverloren der Zukunft oder der Vergangenheit nachhänge.	1	2	3	4	5	6
14	Ich merke, wie ich Dinge tue, ohne auf sie zu achten.	1	2	3	4	5	6
15	Ich esse eine Kleinigkeit, ohne mir bewusst zu sein, dass ich esse.	1	2	3	4	5	6

FFA[45]

Dieser Fragebogen soll Ihre Achtsamkeit erfassen. Bitte beziehen Sie dabei die Aussagen auf die letzten ____ Tage. Kreuzen Sie bitte bei jeder Frage die Antwort an, die am besten auf Sie zutrifft. Wir möchten Sie bitten, so ehrlich und spontan wie möglich zu antworten. Es gibt keine »richtigen« oder »falschen« und keine »guten« oder »schlechten« Antworten. Ihre persönlichen Erfahrungen sind uns wichtig.

		Fast nie	Eher selten	Relativ oft	Fast immer
01	Ich bin offen für die Erfahrung des Augenblicks.	1	2	3	4
02	Ich erkenne, dass ich nicht mit meinen Gedanken identisch bin.	1	2	3	4
03	Ich spüre in meinen Körper hinein, sei es beim Essen, Kochen, Putzen, Reden.	1	2	3	4
04	Wenn ich merke, dass ich abwesend war, kehre ich sanft zur Erfahrung des Augenblicks zurück.	1	2	3	4
05	Ich kann mich selbst wertschätzen.	1	2	3	4
06	Ich nehme wahr, wie sich meine Gefühle im Körper ausdrücken.	1	2	3	4
07	Ich bleibe mit unangenehmen, schmerzhaften Empfindungen und Gefühlen in Kontakt.	1	2	3	4
08	Ich achte auf die Motive meiner Handlungen.	1	2	3	4
09	Ich lasse mich von meinen Gedanken und Gefühlen leicht wegtragen.	1	2	3	4
10	Ich merke, dass ich nicht auf alles reagieren muss, was mir gerade in den Sinn kommt.	1	2	3	4
11	Ich beobachte meine Gedanken, ohne mich mit ihnen zu identifizieren.	1	2	3	4
12	Ich beobachte meine Gedanken, wie sie kommen und gehen.	1	2	3	4
13	Ich verliere mich im Inhalt meiner Gedanken.	1	2	3	4
14	Ich bin mir der Flüchtigkeit und Vergänglichkeit meiner Erfahrungen bewusst.	1	2	3	4
15	Ich betrachte Dinge aus mehreren Perspektiven.	1	2	3	4
16	Ich sehe, wie ich mir selbst Leiden schaffe.	1	2	3	4

45 Siehe folgende Webseite zum Herunterladen des Fragebogens: https://chs-institute.org/news/16-freiburger-fragebogen-zur-achtsamkeit-ffa.html.

KIMS-D

Schätzen Sie bitte jede der folgenden Aussagen mithilfe der bereitgestellten Skala (»trifft nie oder sehr selten zu« = 1; »trifft selten zu« = 2, »trifft manchmal zu« = 3; »trifft oft zu« = 4; »trifft sehr oft oder immer zu« = 5) ein. Wählen Sie dabei die Ziffer aus, die im Allgemeinen am besten/ehesten auf Sie zutrifft. Bitte antworten Sie spontan, ohne lange darüber nachzudenken, und so, wie Sie die Dinge tatsächlich erleben und nicht, wie Sie sie gerne erleben würden.

		Trifft nie oder sehr selten zu	**Trifft selten zu**	**Trifft manchmal zu**	**Trifft oft zu**	**Trifft sehr oft oder immer zu**
01	Ich nehme Veränderungen meines Körpers wahr, beispielsweise ob eine Atmung sich verlangsamt oder beschleunigt.	1	2	3	4	5
02	Ich kann meine Gefühle gut in Worte fassen.	1	2	3	4	5
03	Wenn ich etwas tue, dann schweifen meine Gedanken ab, und ich bin leicht abzulenken.	1	2	3	4	5
04	Ich kritisiere mich dafür, irrationale oder unangebrachte Gefühle zu haben.	1	2	3	4	5
05	Ich achte darauf, ob meine Muskeln ge- oder entspannt sind.	1	2	3	4	5
06	Es fällt mir leicht, meine Überzeugungen, Meinungen und Erwartungen in Worte zu fassen.	1	2	3	4	5
07	Ich konzentriere mich nur auf das, was ich gerade tue, und auf nichts anderes.	1	2	3	4	5
08	Ich neige dazu, meine Wahrnehmungen als richtig oder falsch zu bewerten.	1	2	3	4	5
09	Wenn ich gehe, dann nehme ich ganz bewusst wahr, wie sich die Bewegungen meines Körpers anfühlen.	1	2	3	4	5
10	Ich bin gut darin, Wörter zu finden, die meine Sinneswahrnehmungen ausdrücken, zum Beispiel den Geschmack, Geruch oder Klang von Dingen.	1	2	3	4	5
11	Ich fahre Auto wie von einem »Autopiloten« gesteuert, ohne darauf zu achten, was ich tue.	1	2	3	4	5
12	Ich sage mir, dass ich nicht das fühlen sollte, was ich fühle.	1	2	3	4	5
13	Wenn ich dusche oder bade, bin ich mir des Gefühls des Wassers auf meinem Körper bewusst.	1	2	3	4	5

		Trifft nie oder sehr selten zu	Trifft selten zu	Trifft manchmal zu	Trifft oft zu	Trifft sehr oft oder immer zu
14	Es fällt mir schwer, das, was ich denke, in Worte zu fassen.	1	2	3	4	5
15	Wenn ich lese, richte ich all meine Aufmerksamkeit auf das, was ich lese.	1	2	3	4	5
16	Ich glaube, dass einige meiner Gedanken unnormal sind und ich nicht so denken sollte.	1	2	3	4	5
17	Ich bemerke, wie Speisen und Getränke meine Gedanken, meine Körperempfindungen und meine Gefühle beeinflussen.	1	2	3	4	5
18	Ich habe Schwierigkeiten, die richtigen Worte zu finden, um meine Gefühle auszudrücken.	1	2	3	4	5
19	Wenn ich etwas tue, dann bin ich davon völlig eingenommen und denke an nichts anderes mehr.	1	2	3	4	5
20	Ich urteile darüber, ob meine Gedanken gut oder schlecht sind.	1	2	3	4	5
21	Ich achte auf Empfindungen wie zum Beispiel Wind in meinem Haar oder Sonnenschein auf meinem Gesicht.	1	2	3	4	5
22	Körperliche Empfindungen sind für mich schwer zu beschreiben, weil mir die richtigen Worte dazu fehlen.	1	2	3	4	5
23	Ich achte nicht darauf, was ich tue, weil ich tagträume, mir Sorgen mache oder anderweitig abgelenkt bin.	1	2	3	4	5
24	Ich neige dazu, meine Erfahrungen als wertvoll bzw. wertlos zu beurteilen.	1	2	3	4	5
25	Ich achte auf Geräusche, wie beispielweise das Ticken von Uhren, Vogelzwitschern oder das Geräusch vorüberfahrender Autos.	1	2	3	4	5
26	Sogar wenn ich schrecklich verärgert bin, kann ich das in Worte fassen.	1	2	3	4	5
27	Bei der Hausarbeit, zum Beispiel beim Wäschewaschen, neige ich dazu, an andere Dinge zu denken oder Tagträumen nachzuhängen.	1	2	3	4	5
28	Ich sage mir, dass ich nicht so denken sollte, wie ich denke.	1	2	3	4	5
29	Ich nehme Gerüche und Düfte der Dinge wahr.					
30	Ich bleibe mir meiner Gefühle absichtlich bewusst.	1	2	3	4	5

		Trifft nie oder sehr selten zu	Trifft selten zu	Trifft manchmal zu	Trifft oft zu	Trifft sehr oft oder immer zu
31	Ich neige dazu, mehrere Dinge gleichzeitig zu tun, anstatt mich nur auf eine Sache zu konzentrieren.	1	2	3	4	5
32	Ich denke, dass manche meiner Gefühle schlecht oder unangebracht sind und ich sie nicht haben sollte.	1	2	3	4	5
33	Ich bemerke visuelle Elemente sowohl in der Kunst als auch in der Natur, z. B. Farben, Formen, Struktur oder Muster aus Licht und Schatten.	1	2	3	4	5
34	Ich habe die natürliche Tendenz, meine Erfahrungen in Worte zu fassen.	1	2	3	4	5
35	Wenn ich arbeite, dann bin ich mit meinen Gedanken zum Teil bei anderen Dingen, zum Beispiel, was ich später tun werde oder was ich lieber tun würde.	1	2	3	4	5
36	Ich missbillige mich, wenn ich unvernünftige Ideen habe.	1	2	3	4	5
37	Ich achte darauf, wie sich meine Gefühle auf meine Gedanken und mein Verhalten auswirken.	1	2	3	4	5
38	Wenn ich etwas tue, werde ich so davon eingenommen, dass meine ganze Aufmerksamkeit darauf gerichtet ist.	1	2	3	4	5
39	Ich bemerke, wenn sich meine Stimmung ändert.	1	2	3	4	5

CLS-D

Im Folgenden bitten wir Sie zu beurteilen, welche Gefühle Sie gegenüber Ihrer Partnerin/Ihrem Partner empfinden. Dafür bitten wir Sie, zunächst den Vornamen Ihrer Partnerin/Ihres Partners in das offene Feld einzutragen:

Welche Gefühle empfinden Sie Ihrer Partnerin/Ihrem Partner gegenüber?

		Stimmt gar nicht						Stimmt vollkommen
01	Wenn ich sie/ihn traurig sehe, spüre ich das Bedürfnis, ihr/ihm zur Seite zu stehen.	1	2	3	4	5	6	7
02	Ich verwende viel Zeit dafür, mir Sorgen um das Wohlergehen von ihr/ihm zu machen.	1	2	3	4	5	6	7
03	Wenn ich mitbekomme, dass sie/er eine schwierige Zeit durchmacht, empfinde ich starkes Mitgefühl für sie/ihn.	1	2	3	4	5	6	7
04	Es ist leicht für mich, den Schmerz (und die Freude) von ihr/ihm nachzuempfinden.	1	2	3	4	5	6	7
05	Wenn sie/er Hilfe braucht, würde ich fast alles tun, um ihr/ihm zu helfen.	1	2	3	4	5	6	7
06	Ich spüre große mitfühlende Liebe für sie/ihn.	1	2	3	4	5	6	7
07	Lieber würde ich leiden, als sie/ihn leiden zu sehen.	1	2	3	4	5	6	7
08	Wenn die Möglichkeit bestünde, bin ich bereit, Opfer zu bringen, damit sie/er seine Ziele erreichen kann.	1	2	3	4	5	6	7
09	Ich neige dazu, Mitgefühl für sie/ihn zu empfinden.	1	2	3	4	5	6	7
10	Eine der Tätigkeiten, die meinem Leben am meisten Bedeutung geben, ist ihr/ihm zu helfen.	1	2	3	4	5	6	7
11	Ich würde mich eher mit Tätigkeiten beschäftigen, die ihr/ihm helfen als mit solchen, die mir selbst helfen würden.	1	2	3	4	5	6	7
12	Ich habe ihr/ihm gegenüber häufig liebevolle Gefühle, wenn sie/er bedürftig erscheint.	1	2	3	4	5	6	7
13	Ich fühle eine uneigennützige Fürsorge für sie/ihn.	1	2	3	4	5	6	7
14	Ich akzeptiere sie/ihn, auch wenn sie/er Dinge tut, die ich für falsch halte.	1	2	3	4	5	6	7
15	Wenn sie/er in Schwierigkeiten steckt, empfinde ich für gewöhnlich starke Zärtlichkeit und Fürsorge.	1	2	3	4	5	6	7
16	Ich versuche eher, sie/ihn zu verstehen, anstatt sie/ihn zu verurteilen.	1	2	3	4	5	6	7

		Stimmt gar nicht						Stimmt vollkommen
17	Ich versuche mich in ihre/seine Lage hineinzuversetzen, wenn sie/er in Schwierigkeiten steckt.	1	2	3	4	5	6	7
18	Ich fühle mich glücklich, wenn ich merke, dass sie/er glücklich ist.	1	2	3	4	5	6	7
19	Sie/Er kann darauf vertrauen, dass ich (für sie/ihn) da bin, wenn sie/er mich braucht.	1	2	3	4	5	6	7
20	Ich möchte gern Zeit mit ihr/ihm verbringen, um Wege zu finden, ihr/sein Leben zu bereichern.	1	2	3	4	5	6	7
21	Ich wünsche mir sehr, freundlich und gut zu ihr/ihm zu sein.	1	2	3	4	5	6	7

SCS-D[46]

Geben Sie bei jeder Aussage an, wie oft Sie sich in der beschriebenen Art und Weise verhalten.

		Sehr selten	Selten	Gelegent-lich	Oft	Sehr oft
01	Ich missbillige und verurteile meine eigenen Fehler und Schwächen.	1	2	3	4	5
02	Wenn ich mich niedergeschlagen fühle, neige ich dazu, nur noch auf das zu achten, was nicht in Ordnung ist.	1	2	3	4	5
03	Wenn die Dinge bei mir schlecht laufen, sehe ich diese Schwierigkeiten als Teil des Lebens, den jeder einmal durchlebt.	1	2	3	4	5
04	Wenn ich über meine Fehler und Mängel nachdenke, neige ich dazu, mich vom Rest der Welt getrennt und abgeschnitten zu fühlen.	1	2	3	4	5
05	Ich versuche mit mir selbst liebevoll umzugehen, wenn es mir emotional schlecht geht.	1	2	3	4	5
06	Wenn ich bei etwas versage, was mir wichtig ist, werde ich von Gefühlen der Unzulänglichkeit aufgezehrt.	1	2	3	4	5
07	Wenn ich völlig am Ende bin, rufe ich mir in Erinnerung, dass es vielen anderen Menschen auf der Welt genauso geht.	1	2	3	4	5
08	In wirklich schwierigen Zeiten neige ich dazu, streng mit mir selbst zu sein.	1	2	3	4	5
09	Wenn mich etwas aufregt, versuche ich meine Gefühle im Gleichgewicht zu halten.	1	2	3	4	5
10	Wenn ich mich auf irgendeine Art unzulänglich fühle, versuche ich mich daran zu erinnern, dass die meisten Leute solche Gefühle der Unzulänglichkeit haben.	1	2	3	4	5
11	Ich bin intolerant und unduldsam gegenüber denjenigen Seiten meiner Persönlichkeit, die ich nicht mag.	1	2	3	4	5
12	Wenn ich eine sehr schwere Zeit durchmache, schenke ich mir selbst die Zuwendung und Einfühlsamkeit, die ich brauche.	1	2	3	4	5
13	Wenn es mir schlecht geht, neige ich dazu zu glauben, dass die meisten anderen Menschen wahrscheinlich glücklicher sind als ich.	1	2	3	4	5

46 Siehe folgende Webseite zum Herunterladen des Fragebogens: https://self-compassion.org/wp-content/uploads/2018/05/GermanSCS.pdf.

		Sehr selten	Selten	Gelegent-lich	Oft	Sehr oft
14	Wenn etwas Unangenehmes passiert, versuche ich einen ausgewogenen Überblick über die Situation zu erlangen.	1	2	3	4	5
15	Ich versuche, meine Fehler als Teil der menschlichen Natur zu sehen.	1	2	3	4	5
16	Wenn ich Eigenschaften bei mir feststelle, die ich nicht mag, dann deprimiert mich das.	1	2	3	4	5
17	Wenn ich bei etwas scheitere, das mir wichtig ist, versuche ich die Dinge nüchtern zu betrachten.	1	2	3	4	5
18	Wenn ich wirklich zu kämpfen habe, neige ich zur Ansicht, dass andere es sicherlich einfacher haben.	1	2	3	4	5
19	Ich gehe freundlich mit mir um, wenn ich Kummer und Leid erfahre.	1	2	3	4	5
20	Wenn mich etwas aufregt, werde ich von meinen Gefühlen förmlich mitgerissen.	1	2	3	4	5
21	Wenn ich Leid erfahre, kann ich mir gegenüber ein wenig kaltherzig sein.	1	2	3	4	5
22	Wenn es mir schlecht geht, versuche ich meinen Gefühlen mit Neugierde und Offenheit zu begegnen.	1	2	3	4	5
23	Ich akzeptiere meine Fehler und Schwächen.	1	2	3	4	5
24	Wenn etwas Unangenehmes passiert, neige ich dazu, den Vorfall völlig zu übertreiben.	1	2	3	4	5
25	Wenn mir etwas für mich Wichtiges misslingt, glaube ich oft, dass nur ich allein versage.	1	2	3	4	5
26	Ich versuche verständnisvoll und geduldig gegenüber jenen Zügen meiner Persönlichkeit zu sein, die ich nicht mag.	1	2	3	4	5

Mit EVOS können Sie eines Ihrer für Sie wichtigen *sozialen Systeme* (Paarbeziehung, Familie oder Arbeitsteam o. a.) einschätzen. Er ist überall anwendbar, wo zwei oder mehr Menschen miteinander verbunden sind, zusammenleben oder arbeiten.

Bitte entscheiden Sie sich beim Beantworten für eines Ihrer folgenden sozialen Systeme:

Ihre Paarbeziehung □

Ihre Familie □ ________________ (Mitgliederzahl)

Ihr Arbeitsteam □ ________________ (Mitgliederzahl)

Sonstiges/Welches ________________________ □ ________________ (Mitgliederzahl)

Sie sind Mitglied dieses Systems (Paarbeziehung, Familie, Arbeitsteam o. a.) seit:

____________ (z. B. März 2012)

Bitte denken Sie bei jeder Aussage an *nur eines Ihrer sozialen Systeme* (*entweder* Ihre Paarbeziehung, Ihre Familie *oder* Ihr Arbeitsteam o. a.) in den *letzten 14 Tagen.* Bitte beantworten Sie *alle* Aussagen mit *einem* Kreuz, selbst wenn Sie sich Ihrer Einschätzung nicht völlig sicher sind.

	nicht gut	**eher nicht gut**	**eher gut**	**gut**
1. Wie wir miteinander reden, finde ich …	☹	😐	🙂	😀
2. Unseren Zusammenhalt finde ich …	☹	😐	🙂	😀
3. Was wir füreinander tun, finde ich …	☹	😐	🙂	😀
4. Die Stimmung unter uns finde ich …	☹	😐	🙂	😀
5. Wie wir verabreden, was getan werden soll, finde ich …	☹	😐	🙂	😀
6. Wie wir erkennen, was uns beim Erreichen unserer Ziele hilft, finde ich …	☹	😐	🙂	😀
7. Wie wir Entscheidungen treffen, finde ich …	☹	😐	🙂	😀
8. Wie wir neue Lösungswege finden, finde ich …	☹	😐	🙂	😀
9. Wie wir uns auf Veränderungen einstellen, finde ich …	☹	😐	🙂	😀
10. Ich denke, dass wir (die Systemmitglieder) diese Fragen ähnlich beantworten.	**stimmt nicht** □	**stimmt eher nicht** □	**stimmt eher** □	**stimmt genau** □

Stichwortverzeichnis

Achtfache Pfad 12, 34, 56
Achtsamkeit 10, 12–15, 25, 33–35, 38, 40, 45, 47, 54–76, 85, 88 ff., 92, 125, 134, 142, 144, 148 f., 151, 153 f., 156, 161–166, 173, 178, 192 f., 196 f., 203, 226, 229 f., 232
Allparteilichkeit 116
Anbindung 139, 141, 147, 167, 173, 178, 193, 198, 220
Atemfokussierung 72, 149, 173
Automatismus 72, 179

Bedürfnis 14, 20, 77 f., 80, 104, 106, 139, 141, 144, 150, 153–156, 183, 206 f., 211, 216, 220, 226 ff.
Bewusstsein 15, 19, 25 f., 28, 32 f., 35, 37–39, 41 f., 44 f., 59 f., 68, 74 f., 101, 126, 154, 178, 186
Beziehungsqualität 67, 105, 122, 127, 152 f., 161 f., 164
bhavana 17, 21, 39, 87
Bindung 75 ff., 79 f., 97, 114, 138, 141, 156, 161
Buddhanatur 23, 33

CBCT 62, 85, 87 f., 91, 156 f., 159, 175, 178, 183, 205, 208

Daseinskreislauf 17, 24, 26 f., 33 f. 56
De-Identifikation 91, 142
Dialog 32, 63, 154, 157, 192, 197–200, 202, 219, 221 f., 224, 226, 228
Dyade 192, 196 f., 202 f., 210, 219, 221
Dynamik 37, 43, 97 f., 107 f., 112, 114 f., 117, 120, 123, 126 f., 129, 132 f., 149 f.

Einsicht 10, 18, 22, 33, 38, 50, 52, 54 ff., 75, 86, 128, 131, 133, 146, 160, 202
Embodiment 102, 126
emergent 94, 97, 101, 109, 129
Emergenz 203
Emotionsregulation 66 f., 74, 77, 88 f., 91, 153, 162
Empathie 48, 79 ff., 87, 91, 156 ff., 162, 199 f.
Ethik 33 f., 52, 56, 61, 159 f.

Familie(n) 13, 39, 77, 89, 95 f., 104, 107, 112, 118, 121, 126, 128, 138 f., 141 f., 146, 153 f., 156, 158, 161 f., 165, 173, 181, 210, 222 ff., 226, 231

Gefühlsansteckung 79, 127
Geist 10, 12, 15 f., 18–28, 30, 32–35, 37, 40–45, 47, 49 f., 54–59, 61–63, 85 f., 90, 102, 126 f., 129, 131, 143, 145, 148, 155, 166, 172, 186 ff., 190, 206, 208, 213 f., 217
Geistesfaktoren 23, 44
Glieder des Abhängigen Entstehens 20, 23, 25, 29, 41, 45, 56, 126, 131, 136
Glück/glücklich 18–22, 26, 35, 41, 87, 136 ff., 153, 161 f., 166, 198, 211, 214, 227, 231
gom 17, 40, 58
Gruppe 14, 65, 68, 72, 78, 85 f., 88, 155–158, 160, 164, 192, 196, 202 f.

Haltung 12, 21 ff., 26 f., 34, 37, 46, 49–51, 58, 60 f., 63, 65, 70, 74 f., 78, 84, 89, 91, 107, 116 f., 125, 142 f., 145, 148 ff., 153, 155, 157 f., 160, 162, 164, 166, 168, 172 f., 175 ff., 179 ff., 183–186, 188 ff., 193–197, 199–202, 204, 206, 208, 210, 213–216, 218 f., 221 f., 224, 226, 230

Identifikation 48, 74 f.,78, 81, 84, 88, 91, 114, 140, 142, 152, 157
Interdependenz 10, 91, 111, 125, 138, 160

Intersubjektivität 76 f., 81
Intervention 13, 59, 64, 66, 68, 81, 85, 88, 110 ff., 118 f., 151, 156, 162, 164 ff., 229

Karma 19, 24–27, 40, 44, 56, 135
karmische Eindrücke 23
Klarheit 41, 44, 47, 55, 63, 66, 71, 86, 104, 114, 133, 151, 155, 173, 197
kognitive Prozesse 42, 45
Konstruktivismus 99, 139
Kontext 9, 12–15, 21, 28, 32, 37, 41 ff., 45, 47 f., 50, 52, 60 f., 64, 69, 71 f., 74–77, 79, 85, 89, 92, 95, 101–104, 106, 109 ff., 117 f., 120–123, 126–130, 132–135, 137 f., 140–142, 145, 147, 149, 152 ff., 156 ff., 161, 164 ff., 177, 192 f., 196, 202, 204, 216, 219, 224 f.
Körper 15, 18 f., 23 ff., 27 f., 30, 35, 37, 39 f., 43 f., 52, 55, 62 ff., 66, 68, 70, 73 f., 77, 86, 90, 102 f., 119, 126 f., 131, 137, 139, 144, 150, 154 f., 157, 160, 165, 167 f., 170–182, 184–190, 193–224, 226
Kybernetik 94 ff., 104, 108, 129, 160

Leerheit 14, 20, 22, 24, 27 f., 30, 32, 36, 41, 44, 48 f., 54 f., 125 f., 128, 131, 133 f., 136, 148, 151
Leiden 12, 15, 17 f., 20, 22, 27 f., 33, 47, 81, 83 f., 87, 113, 128, 132, 136, 144 ff., 153, 156, 183, 209, 212 f.
Lösungsorientierung 146

MBCT 64
MBI 64
MBSR 14, 64–66, 72, 181
Mentalisierung 43, 79 ff.
Metakognition 60, 68, 72, 131, 144
Mitgefühl 12 f., 15, 21 f., 39 ff., 47 f., 52, 69, 71, 76, 79, 81–92, 125, 134, 142, 147–153, 156–166, 183, 199 f., 208–215, 226, 229 f., 232
Mitleid 79, 81 f., 84
Motivation 9, 13, 23, 35, 40 f., 43, 47–51, 56, 60 f., 75, 82 ff., 87, 91, 101, 133, 135,, 152, 167 f., 174, 193 f., 198, 206, 208, 211, 214 f., 220, 224, 229
Muster 10, 25, 43, 64 f., 68, 73, 80, 86, 94, 97 f., 101, 109, 118 f., 126–128, 131 f., 143, 146, 148, 150, 169, 199 f., 216

Neutralität 116, 149 f.

Offenes Gewahrsein 178

Paare 13, 104, 153 f., 156 f., 162, 164 f., 192, 196, 203
Perspektivenerweiterung 84, 142, 221
Perspektivenübernahme 80, 156
Perspektivenveränderung 75, 143
Phänomen 16, 18 ff., 22, 24, 28 ff., 35, 38, 44, 48 f., 54 ff., 93 f., 100, 125, 127, 131 ff.
Präsenz 142, 154, 168, 179 f., 199 f.
Praxis 9 ff.,13 f., 34–36, 41 f., 47–52, 54 ff., 58–61, 63, 65 ff., 71, 75, 85, 90 ff., 107 ff., 116 f., 120, 123 ff., 129 ff., 133, 135, 139, 142, 147–152, 154, 158, 164–188, 191 f., 194, 196, 198, 202–208, 210 f., 213–216, 219 f., 222–225
Psyche 18, 42 f.

Realität 16, 20, 23, 29, 49, 99, 112 f., 149, 178, 185 ff.
Resilienz 13, 48, 88, 91, 148, 175, 208, 229
Resonanz 79 f., 86, 106, 115, 127, 150, 157, 192, 196, 205, 227
Ressource(n) 77, 83 f., 91, 105, 108, 114, 119, 135, 138, 145, 147 f., 152, 158, 161, 175 f., 193, 207, 216, 229
Rolle 13 f., 30, 38, 61, 65, 75, 78, 81, 87, 90, 96, 103 f., 109, 111, 114 ff., 125, 131, 149 f., 153 f., 160, 174, 192–198, 200, 202, 204, 219, 222–225
Rückkopplung 94 f., 115, 153
Ruhiges Verweilen 52, 56, 59, 71

säkular 10, 12, 14 f., 40, 57, 64, 67, 76, 85 ff., 92, 125, 153, 161, 166
Samsara 17, 33
Schule/Schulen 12, 16, 19, 44, 56, 64, 71
Setting 37 f., 84 f., 158
Shamatha 54, 56
Sinneswahrnehmung 60, 167 f.
Skandhas 18, 126
soziale Interaktion 157, 162, 165
Stabilität 41, 47, 49, 55, 63, 86, 97, 114, 132 f., 173, 188, 217
Struktur 17, 44, 68, 76 f., 81, 95–98, 101 f., 109, 114 f., 118, 120 f., 123, 125, 127 ff., 131 ff., 138, 143, 145 207
Synergetik 96 f.
Synergie 12, 13, 125, 152

System 10, 12, 15, 18, 38 f., 44, 51 f., 73, 77, 90, 93–98, 100 ff., 104 f., 107–117, 119, 121–124, 126–132, 134 f., 137, 140 ff., 144–147, 150 ff., 164–167, 205, 226, 229, 231
Systemtheorie 73, 94, 96, 127

Technik 14 f., 17, 34, 37 f., 47, 55, 60 f., 70, 87, 91, 112, 115, 117 ff., 128 f., 132, 142, 147 f., 151 f.
Theory of Mind 79 f.

Übung 13, 34, 50, 54, 56 f., 60, 65 f., 70, 76, 92, 124 f., 128 f., 131, 133, 138, 152, 154, 156 ff., 165 f., 173, 175–181, 183 f., 186, 188, 190, 192 f., 196 f., 202–206, 208, 210–213, 215, 219, 221, 224, 226

Veränderung 13, 15 f., 18, 22 f., 33, 40, 48, 50, 52, 63, 65, 68, 70, 75, 77 f., 81, 84, 88 f., 93, 95–99, 101, 105, 107, 109, 111–114, 121 ff., 128, 130, 134, 136, 138 f., 143, 145, 148, 151 f., 155, 176 f., 183, 185, 215, 217, 219 f.
Verbindung 21, 32, 50, 52, 55 f., 68, 73, 76, 86, 91, 102, 118, 120, 139, 152, 181 f., 187, 213, 218, 226, 228 f.
Vier Edlen Wahrheiten 12, 17, 27, 33, 35 f., 41, 69, 92, 146
Vipashyana 54, 56

Wahrheit 10, 12, 17–19, 21 f., 27–30, 32–37, 41, 47, 52, 56, 69, 92, 98, 100, 104, 120, 133, 136 f., 146
Wandel 16, 18, 22, 41, 45, 75, 84, 96, 126, 132, 146, 148 f., 151, 177, 180, 185–187, 217
Wechselwirkung 118
Weisheit 33 f., 47–49, 56, 69, 92, 147 f., 214, 232
Werte 15, 30, 69, 75, 77, 109 f., 143 f., 147–149, 151, 154, 159, 216, 223
werten 14, 62 f., 66, 70, 74 f., 85, 99 f., 144, 150, 153, 174, 192–195, 197, 224
Wirkmechanismen 66, 71, 87, 89, 101, 145, 153
Wohlbefinden 20, 39, 41, 48, 68, 76 f., 82, 84, 86, 88–92, 102, 106, 108, 137 f., 152, 157 f., 161–165, 168, 176 f., 183 f., 207 f., 210 f.